完全版

ベッドサイドを科学する

看護に生かす物理学 改訂第4版

平田雅子 著

元・神戸市看護大学短期大学部 物理学教授
神戸市看護大学・大学院兼任

Gakken

はじめに

　本書の礎である拙著『ベッドサイドを科学する』の最初の版が上梓されたのが1987年. ひょっとしたら，若い読者の皆さまのなかには，ちょうどそのころに生まれたという方もおられるのではないでしょうか. 看護学生の皆さまは，もちろんまだお生まれではありません. 当時の看護基礎教育において，物理学は必要な科目でありながら川を隔てた対岸にあるような，何となく漠とした対象であったように思います. なぜなら，物理学と看護学とのつながりが曖昧な状態で，とても興味をもてる内容ではなかったからです.

　そこで，看護師や看護学生の皆さまにとって必要かつ有益な物理学と看護学の間に，何とか橋を架けることができないだろうか，と考えました. そんな思いを抱きながら，当時の『ベッドサイドを科学する』の筆を進めていたのが，まるで昨日のことのように蘇ってきます.

　それから約35年のときが経過しました. 現在，当時と比べて看護学の変化には目を見張るものがあります. 四年制大学の充実や大学院の重点化という教育機構の高度化・多様化，そして看護の現場におけるさまざまな技術の革新……これらは，その変化の両側面かもしれません. このような時代の趨勢から，看護学はきわめて学際的な学問へと発展し，それにかかわる者には幅広く，かつ深い技術や知識の習得，特に根拠の大切さが求められるようになってきました.

　一方，物理学は必修科目から選択科目に変化しましたが，「看護物理学」「看護工学」「看護サイエンス」などと名前を変えつつ，専門学校から大学・大学院といった広範な教育現場で積極的に取り上げられるようになり，看護領域における物理学の必要性は，現在では多くの人の認めるところとなりました. いまや物理学と看護学の間には確かな架け橋が構築された，と感じとることができます.

　しかし架け橋は，一度築けばそれで完了，という訳にはいきません. 時間の経過や環境の変化によって，随時，補修や架け替えが必要になります。前述の『ベッドサイドを科学する』，そしてその後の『New ベッドサイドを科学する』(2000年)，『完全版 ベッドサイドを科学する』(2009年)と版を重ねてきましたが，看護学における大きな変化に伴い，さらなる加筆の必要が生じました. そうして生まれたのが本書です. ただし，はじめから本書を100％理解しようと思わず，分かりやすいところや興味あるところ，必要なところから取り組みましょう.

　本書を上梓するにあたりまして本書がいままで以上に多くの皆さま方に愛され，物理学の原理・原則を知ることで看護におけるさまざまな疑問の解決，今後の改善・改良につなげていこうという流れが，より深く浸透することを願ってやみません. そして何よりも，この勝れて学際的な看護界に生きる自覚と誇りをもって邁進していただきたく思います.

　最後になりましたが，今回のリニューアルに際して最初の『ベッドサイドを科学する』の時代から，一連の本書のシリーズに根気よくお付き合いくださった学研メディカル秀潤社(旧 学習研究社メディカル出版事業部)の皆さまにはひとかたならぬお世話になりました. この場を借りて，深い感謝の意を表させていただきたく思っております. 大変有り難うございました.

2021年9月吉日

平田雅子

CONTENTS

PART2 検査・治療・処置に関する物理学

1

身体/身体ケアに関する物理学

1. 移動動作に必要な 力の加減

　看護とサイエンスのつながりは多岐にわたり，かつ，非常に深いかかわりをもつものですが，「ボディメカニクスにおけるサイエンス」といえば，やはり「力学」で，そのなかでもとくに「力の加減」と「トルク（回転効果）」の知識が必要となるでしょう．

　体位変換をはじめ多くの看護技術は，力学的根拠を知らなくても行えます．また，従来は体位変換の手技・手法に重点をおいた授業であったといわれています．

　けれども，「後世に技術を伝える」ことはできても，原理・原則を知らなければ，技術の改善をすることはできません．また，他の技術への応用も，力学的根拠を知ってはじめて可能となるのではないでしょうか．

　ここでは，まず，「力の加減とその応用場面」を学びます．

スカラー（量）とベクトル（量）

　図1はどれも物体に2と3の力が働いていますが，合計の値は簡単には求まりません．また，

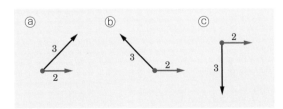

図1　ベクトルの表し方

もし「2の力に続き3の力が働いている」といっても，どれを指しているのかわかりませんが，「3の力が真下に働いている」といえば，ⓒを指していることがわかります．

　つまり，力は大きさ（3）と方向（真下）を示さなければ，状況が把握できないことになります．

　リンゴの数，お金，人数などは，3コ，100円，5人のように，大きさのみが必要な量で，これをスカラー（量）といいます．それに対し力のように，大きさと方向を必要とする量をベクトル（量）といいます．速度を表す量もベクトル（量）です．

　スカラーは大きさのみ必要なので，加減が可能ですが，ベクトルは方向も考えねばならないので，簡単に加減はできません．

作図の約束

　それでは，ベクトルの加減はどうすればよいのでしょうか？

　それは，作図が最も簡単なのですが，ベクトルに必要な大きさと方向を，図の上で次のようにして表す，という約束が必要です．

　・大きさ（直線の長さ）
　・方向（矢印）

　だから，図2のⓐは（大きさ1の力を，仮に1cmの直線で表すと仮定したら），それぞれ，大きさ5の力が真下へ，大きさ3の力が右方向へ働くことを示します．

しかし，これだけでは十分ではありません．

なぜなら，もし手前に，または向こう向きに力が働くとき，矢印では表せないからですが，これにも約束があり，手前に働くときは⊙，向こう向きに働くときは⊗という記号を用います．ベクトルを矢羽根に見立てたとき，手前から見ると，矢の先端が見えるので⊙を，向こう向きに見るとき，十文字の羽根が見えるので⊗を使用するのです（図2ⓑ）．

だから，あとに述べる仰臥位から側臥位への体位変換で，膝を手前に倒すとき，図2ⓒのように記せばよいのです．

最後にもう1つ約束があって，ベクトルはF（太い文字），スカラーはF（細い文字）で区別をするということです．ベクトルなのにF（細い文字）で表したり，$|F|$のように絶対値の符号を用いると，ベクトルの大きさだけを論じることになります．

* kg や g は質量の単位ですので，力や重さには"kg 重"（または"g 重"）という単位を使わなくてはいけません（重さは weight なので，本書では kg 重の代わりに kgw という表示法を用いる）．その理由は，質量と重量（重さ）とは，本質的に異なるものだからです．

質量は，物体そのものが内部にもっている物質の量ですから，地球上にあっても，月面上にあっても，質量の値に変化は生じません．ところが，重さを測ってみると，月面上では 1/6 に減ってしまいます．理由は，月における重力の大きさが地球における重力の 1/6 しかないからです．

つまり，質量は重力の影響など受けない物質固有の量であるのに，重量は場所などによって異なり，不変の量ではありません．そのため，両者を別のものとして表示する必要があり，上記のような異なった単位を用いるのです．重さは重力という作用によって生じる力なので，力と重さには同じ単位を使えます．

しかし，看護の本では力や重さにも習慣上 kg や g を用いてある場合が大半ですし，また，（同じ重力の働く地球上で）看護を行ううえでは支障をきたしませんので，とくに看護の場に関するところでは，力や重さにも kg や g を用いる場合もあります（これらについては，あとに詳しく述べます）．

力のつりあい

それでは，ベクトルの加法と減法を，力というベクトルを念頭におきながら考えてみましょう．ベクトルには力だけでなく速度などがありますが，看護に最も関係の深いベクトルは力です．力を加えることを力の合成といい，合成された力を

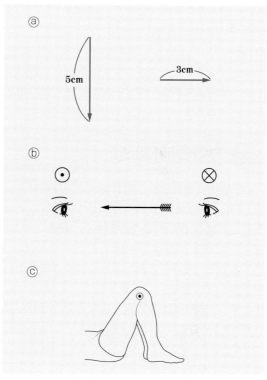

図2 ベクトルの表し方

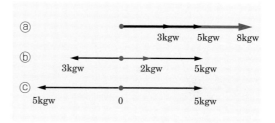

図3 同一線上に働く力

合力といいますが，力の合成に入る前に力のつりあいの条件から始めましょう．

はじめに簡単な例をあげます．図3ⓐは物体を右に 5kgw の力で引っ張り，もう1人もやはり右に 3kgw の力で引っ張ったことを示していますが，$5 + 3 = 8$(kgw)の力を右方向に受けることは明らかですね．また，図3ⓑのように 3kgw の力を左に加えたら，物体は $5 - 3 = 2$(kgw)の力を右に受けることもわかります．日常の経験を思い出してもそうでしょう．このことからベクトルといえども，方向が同じ，あるいは反対方向なら，スカラーと同じように加減ができ

ることがわかります．また，反対方向へ同じ大きさの力が働くと（力がつりあって）合力がゼロになる（図3ⓒ）ことから，力が働いていないのと同じことになることもわかります．だから，力のつりあう条件は大きさの等しい力が反対方向に働くことといえます．

力の合成（加法）

けれども，力はいつも同じ方向または反対方向（つまり同一直線上）に働くとはかぎりません．ほとんどの場合,互いに異なった方向に働きますし，また，力が3つも4つも働くことがあります．こうなるとスカラーと同じような計算はできないのです．

いま,点Pから点Qに向かって力F_1が働き（図

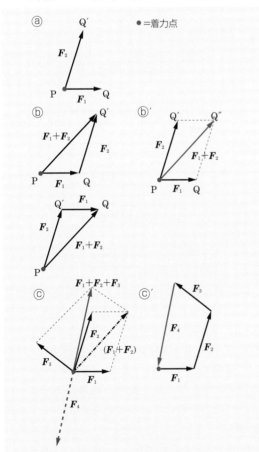

図4　力の合成

4ⓐ），同時に，やはりPからQ′に向かってF_2の力が働くなら（力の働いた点Pを着力点という），合計どれだけの力がPに働いたことになるのでしょうか．つまり，F_1+F_2の大きさと方向はどうなるのでしょう．

F_1とF_2が同時に働いたと考えず，F_1が働き次にF_2が働くと考えるなら，合力は図4ⓑ上のようになり，F_2が働き次にF_1が働くと考えても，どちらの合力も同じですね（図4ⓑ下）．

ベクトルの加法は，F_1とF_2を2辺とする平行四辺形を書いたとき，その対角線が答です．つまり，合力F_1+F_2の方向はPからQ″へ向かう方向になり，この場合，合力の大きさはF_1の約2.1倍であることが，矢印の長さを比べればわかります（図4ⓑ′）．

では3方から，F_1，F_2，F_3の力で引っ張られたらどうでしょうか（図4ⓒ）．前述の方法で順々に加えていけばよいのです．つまりF_1とF_2を求め（図の1点鎖線），それにF_3を加えます．赤い矢印で示したものが3つの合力で，4つでも5つでも同じように平行四辺形を書いていけばよいわけです．

では，4つ目の力（F_4）として，赤い矢印（3つの合力）と同じ大きさの力が反対方向に働いたら（赤い点線）はどうなるでしょうか．力のつりあう条件は，同じ大きさで方向が逆の力が働いたときであることは述べましたね．つまりこの場合がそうで，$F_1+F_2+F_3$とF_4は大きさが等しく逆方向ですので，合成したらゼロになります．$F_1+F_2+F_3+F_4(=0)$は4つの方向に4つの力が働いているにもかかわらず，合力がゼロになって物体は動かないことになります．

なお，多くの力が働いたとき平行四辺形をつくらず，図4ⓑで示したようにつぎつぎ力を加えてもよいのです．このときできた多角形が閉じられれば合力＝0を意味します（図4ⓒ′）．

加法の応用場面

ところで，合力は平行四辺形の対角線になるこ

とを図4で述べました.

　それでは，図5ⓐのような大きい物体に **A** と **B** の2つの力が働いたとき，どのように平行四辺形を作図して合力を求めればよいのでしょうか.

　いま，力のベクトル **X** の上下方向に延長した線(これを作用線という)上に **X** と同じ大きさをもつベクトル **X'** と **X"** を考えます(図5ⓑ).この3つのベクトルは大きさ，方向ともに等しいのですから，同じベクトルと考えてよいわけです.……ということは，「ベクトルは作用線上を動かしてもよい」ことを意味しています.だからこの場合，力のベクトルを2つの作用線の交点に移動させることによって，合力を求めることができます(図5ⓒ).

　力のベクトルを作用線上で移動させる考え方は，合力を求めるときだけでなく，いろいろな場合に役立ちますから，覚えておくと便利です.図5ⓓのようにバッグを肩に掛けたとき，肩に力が働くのは，バッグに働く重力が作用線上を移動して肩に作用すると考えられるからです.

　この考え方は図6の場合にも応用できます.ⓐのようにして，シーツを持ち上げて患者を移動させる場面に応用してみましょう.ⓑは左右から

同じ角度で同じ大きさの力を加えた場合で，合力は真上になりますが，ⓒやⓓでは患者は真上に持ち上がりません.また，ⓔは，ⓑと同じ条件ですから，合力は真上になりますが，小さい合力しか得られません.以上のことから，真上に大きい合

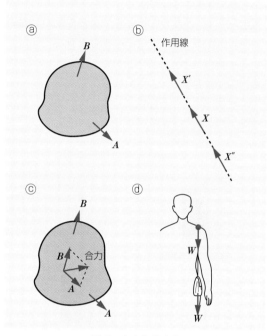

図5　合力を求める

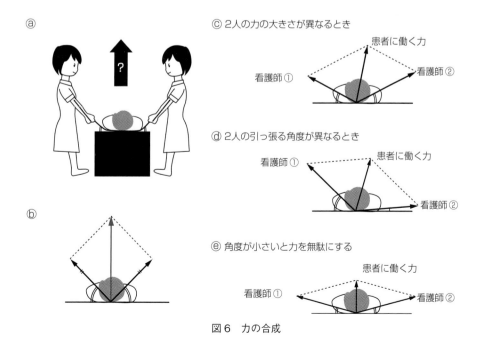

図6　力の合成

力を得るためには，同じ角度，同じ大きさの力を加えるとともに，その角度を大きくすることが大切ですね．だから，ナースはシーツを扇子折りにし，患者に近づいて行うのです．

臨床の場だけではなく，日常生活にこの考え方を応用してみましょう．

図7 ⓐは，2人で荷物を持つ場合ですが，おのおのが60°の方向に1kgwの力を加えた場合，

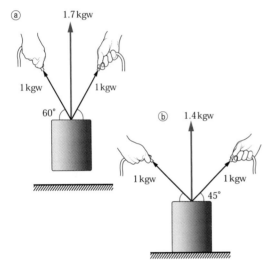

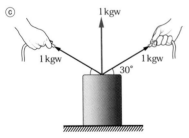

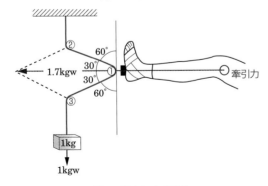

図7 加法の応用

図8 滑車による牽引

約1.7kgwの荷物を持ち上げることができることを示しています．図7ⓑとⓒは，45°と30°の場合で，1kgwの力を出しているにもかかわらず，それぞれの合力は，約1.4kgw，1kgwと減ってしまいます．とくにⓒの場合は，角度が小さすぎて2人で持っているにもかかわらず，1人ぶんの力にしかならないので，2人で持つ意味がありません．

重い荷物を2人で持つ場合，ひもを短くして身体を寄せ合うのは，持ち上げる角度を大きくするため，つまり大きい合力を得るためです．

また，図8は，滑車を使って足の牽引を行っている図ですが，ロープは斜めに引っ張っているのに，足は図のような水平方向の力を受けることがわかります．滑車②と③が固定してあるとき，滑車①を移動することにより角度が変化し，それによって水平方向に受ける力の大きさも変えられることになります．この角度の場合，おもりの約1.7倍の力を水平方向（左へ）に受けることがわかります．

力の分解（減法）

平行四辺形の対角線を求めることが加法なら，減法はどうしたらよいのでしょうか．

図9 ⓐで，$A + B = C$なら，$A = C - B$あるいは，$B = C - A$ですから，AやBを求めることはベクトルの減法ということになります．つまり，加法とは逆に，図から考えると対角線C

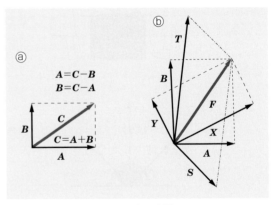

図9 力の分解

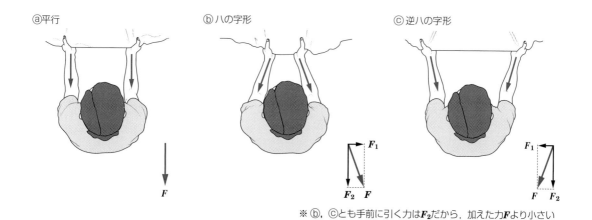

ⓐ平行　　　　　　　ⓑハの字形　　　　　　　ⓒ逆ハの字形

F

F_1
F_2 F

F_1
F F_2

※ ⓑ, ⓒとも手前に引く力はF_2だから, 加えた力Fより小さい

図10　患者の水平移動

をもつ平行四辺形の2辺を求めることになります(結果的には同じであっても, 数学におけるベクトルの減法とやや異なった説明方法と感じられるかもしれないが, 力の働く場面を念頭におくなら, この説明のほうが適切).

つまり, 減法によってAやBを求めることは, 図の上でCをAとBに分けることと同じで, これを力の分解といい, 分解された力の成分を分力といいます. 看護では力の合成より分解のほうがしばしば出てきますので, もう少し詳しく考えてみましょう.

図9ⓑは, 赤い矢印で示した力Fを分解したものですが, Fを$(X$と$Y)$, $(A$と$B)$, $(S$と$T)$……というふうに, 分解する方法(平行四辺形のつくり方)はいくらでもあります. それではどの分解法が正しいのか迷いますね. けれども, もし「Fを右方向と上方向の力に分解しなさい」といわれれば, $(A$と$B)$に分解する以外に答はありません. つまり, 2つの方向(ここでは右と上)を指定されれば, 分解法は$(A$とBの組み合わせのように)1つしかないわけです. また, 「右方向に→だけの大きさの力をもつような分解法は?」といわれても, やはり答は$(A$と$B)$以外にないわけで, 言い換えれば, 1つの方向と大きさを指定されても, 分解法は1つしかありません.

今後, 力の合成はもちろん分解も随所に出てくるでしょう. そのとき「○の方向と×の方向に力

を分解しなさい」とか, 「○の方向に△の大きさの力をもつように分解しなさい」という指定がありますから, 分解法はおのずと決まり, 分力を求めることができます. 分解すべき力を対角線にもつような平行四辺形を書き, その2辺が, 求める分力であることをもう一度確認しておきましょう.

🔵 減法の応用場面

図10ⓐは, ベッド上の患者を水平移動するとき, 腕を平行にして手前に引く様子を示したもので, ⓑやⓒのような, ハの字形, 逆ハの字形にはしません.

平行にしたら, 自分の引く力を100%有効に使うことができるのに, 斜めにすると横方向の不要な力(F_1)を生じて損をするからです.

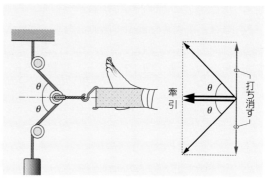

θ
θ

牽引

θ
θ

打ち消す

図11　牽引力の分解

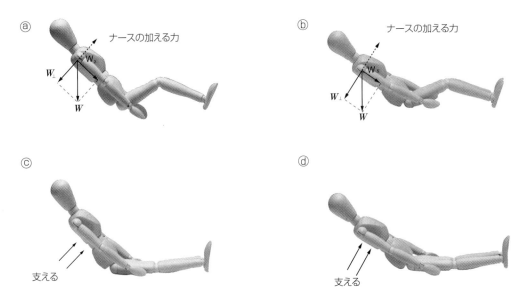

図12　患者を支えるときの力

　ついでに述べるなら，図8における牽引で滑車①の角度をどのように変えても，垂直方向の力に変化を及ぼさない理由は，ロープの牽引力を図11のように分解したとき，上下の力は打ち消しあうためであることがわかります.

　図12ⓐとⓑにおいて，患者の上半身に働く重力 W を上半身に平行な方向と垂直な方向に分解し，その分力をそれぞれ $W_∥$ と $W_⊥$ で表すと（∥は平行を，⊥は垂直を表す記号），患者を支えるためには，$W_⊥$ の大きさに等しい力を逆方向へナースが加えなければなりません.

　だから，挙上角の大きいほうが支える力が小さいので楽なことがわかります. 患者を手で支えるとき，ⓓよりⓒのほうが楽ですね.

　図13は，絆創膏をはがす場面であり，どれも加えた力 f を皮膚に沿った方向と皮膚に垂直方向に分解しています. 図13ⓐとⓑを比較すると，皮膚に沿った方向の力 A が，ⓐでは絆創膏をはがしたい方向（左方向）に働いているのに対し，ⓑでは逆になっています. したがって後者の場合，はがしにくいだけでなく，反対方向へ皮膚が引っ張られて痛みを増すことになります.

　図13ⓒは方向はⓐと同じですが，引っ張る角度が小さいため，皮膚に垂直方向の分力 B が小さくなっています. B は絆創膏を皮膚からはがそうとする力ですが，絆創膏の粘着力が強いときには皮膚も一緒に持ち上げる力として働きます. 皮膚の弱い人に図13ⓒのようにしてゆっくりとはがすのは，B を小さくして皮膚に与える痛みを小さくするためです.

　しかし，皮膚も絆創膏も直線状態ではなく変形するので，図13のようになりません. また，図13ⓒのように傾きを小さくして，ゆっくりはがすと持続時間が長くなりますね. だから，傾きを非常に小さくしつつ，はがす手前の皮膚をもう片方の手の指でそっと押さえて角度をつくるという工夫がなされているようです.

　ところで，背中などに貼った幅の広い絆創膏をはがす場合はどうでしょうか. 図14ⓐのように片手ではがすと，幅が広いので，一様な力が働かず，痛みも1箇所に集まりますね. けれども図14ⓑのように端から1/4の辺を両手でゆっくりはがすと図14ⓐの難点を解決することができます. もっと幅の広いとき，角を持って対角線の方向にはがしていくのは（図14ⓒ），縦にも横にも力が働くからですね.

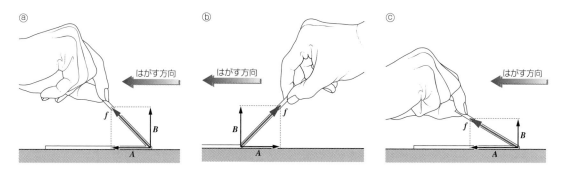

図13　絆創膏をはがすとき

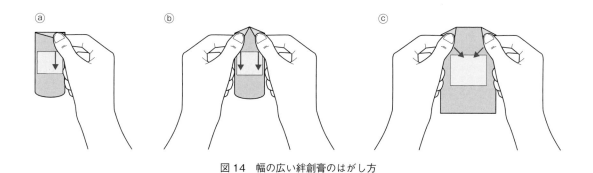

図14　幅の広い絆創膏のはがし方

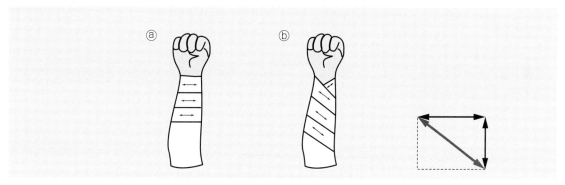

図15　ズレない包帯の巻き方

　包帯を巻くとき，場所にもよりますが，図15 ⓐのようではなくⓑのように巻きますね．ⓐは縦方向に力が加わりませんが，ⓑは，縦にも横にも力が加わるのでズレにくいからです．

 ## ファウラー位の状態では……

　『ファウラー位とは半坐位のことである』という

記述が多いのですが，その説明は書物，あるいは辞典によってもまちまちではないでしょうか．

　たとえば，『上半身を45°（15〜60°というのもある）くらい挙上し脚部を少し上げる（脚部のことは全くふれていないのもある）』．そして，『上半身の挙上角度をもう少し小さく（15〜30°）したのを，セミファウラー位』というのがあるかと思うと，『上半身を挙上したのがファウラー位で，さら

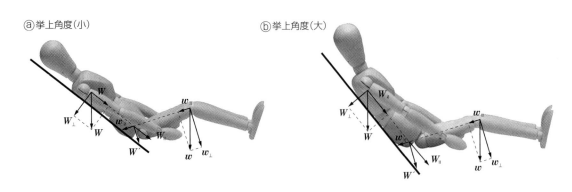

ⓐ挙上角度(小)　　　　　　　　　　　ⓑ挙上角度(大)

図16　ファウラー位における力の働き

に脚部を少し上げたのをセミファウラー位という』。あるいは逆に『上半身を挙上したのがセミファウラー位で，さらに脚部を少し上げたのをファウラー位という』という記述も見つかりました。

半坐位についても，half-sitting position と semi-sitting position の2通りで書かれていますから，ファウラー位の定義は，まだはっきりしないのかもしれません。定義にとらわれず，ここでは便宜上，上半身を挙上し，さらに脚部を少し上げた状態をファウラー位とします。そして，このとき患者はどのような力を受けるのか，力の加法と減法の復習を兼ねて考えてみましょう。

図16ⓐは，上半身を挙上したとき，上半身に働く重力 W がベッドに平行な分力 $W_{\parallel}$ と垂直な分力 $W_{\perp}$ に分けられることを示しています。ここで図16ⓐとⓑを比較すると，挙上角度が大きいほど $W_{\parallel}$ は大きく，逆に，角度が小さいほど $W_{\perp}$ は大きくなっています(脚部に働く力 w についても同じことがいえる)。

また，力のベクトルを作用線上で移動できるのですから，$W_{\parallel}(w_{\parallel})$ は腰に働く力として作用することがわかります。すると，上半身も脚部も上げたとき，両方からの影響が腰に及んで合力 W' が腰(殿部)に働くこと，そして挙上角度が大きいほどその力が大きくなることが図16ⓐ・ⓑから確認できます。

注意しなければならないこととして，挙上角度

の変化とともに，殿部に作用する力の大きさだけでなく，力の方向も変化するということです。脚部の角度はそのままで，上半身の挙上角度だけを変化させたのが図16ですが，脚部の角度も変化させると，もっと複雑に変化するでしょう。

ところで，上半身に働く重力の分力 $W_{\perp}$ が体圧として背中に働き，それは挙上角度が小さいほど大きく，腰に作用する $W_{\parallel}$ は角度が大きいほど大きくなることを図16で示しました。角度を大きくしたほうが呼吸が楽なのは，横隔膜が下がるという理由のほかに，背中の受ける圧迫が小さくなるからという理由もあるのかもしれません。けれども，腰にかかる力を小さくしたければ，角度は小さいほうが楽なので，挙上角度は大きいほうがよいのか小さいほうがよいのか，一概にはいえないことになります。疾患によって考えなければならないからです。したがって，「挙上最適角度は何度です」と決められない理由がわかります。

また，脚部を少し上げると楽なのは，脚部がベッドから受ける力 $w_{\perp}$ が仰臥位のときに比べて小さくなるだけでなく，上半身を挙上することによって下半身のほうへ滑ろうとする(褥瘡を引き起こすずれにつながります)のを，防ぐ効果もあるからです。

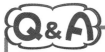

Q 看護の現場で『ギャッジベッド』とか『ベッドをギャッジアップする』という言葉が，それぞれ「上半身を挙上したベッド」「ベッドを挙上する動作」の意として，しばしば用いられていますが，ギャッジという綴りを辞書で調べても見つかりません．どう綴るのですか？

A 結論からいえば，『ギャッジ』という単語は正しくありません．
前者は「ギャッチベッド（または，ガッチベッド）」が正しいのであり，後者ではギャッジアップするという動詞がないからです．なぜなら，ギャッチ（または，ガッチ Gatch）はアメリカの外科医の名前で，「彼の考案した，患者を坐位または半坐位に保つことができるように背部と膝部が持ち上がるようになったベッドをギャッチベッドという」からなのです．だから，当然，ギャッジアップという単語はどんな英和辞書にも出ていないはずです．

 COFFEE BREAK ◦◦◦

ゴルフボールのディンプル（凹凸）

速度も大きさと方向が必要なので，ベクトルですね．だから，高い角度と低い角度に打ち出されたボールの速度は（図①），前者では水平方向の速度が小さいので，また後者では早く落下するので遠くまで届きません．計算によると，45°の角度が最も到達距離が長いのですが，空気抵抗があるとそう簡単ではないのです．

ゴルフボールの空気抵抗を減らし到達距離を伸ばす．そのために考案されたのが，ディンプルなのです．45°の方向に打ったとき，ツルツルのボールはディンプルボールの2/3くらいしか飛ばない，ま

た抵抗があるときは38°の方向が最大距離になる，という報告があります（図②）．ディンプル（dimple）の意味はえくぼですが，可愛い命名ですね．

ちなみに空気抵抗って邪魔もののようなイメージですが，役立ってもいるのですよ．雨粒が上空から落ちてくるとき，加速されて非常に大きい速度になるはずですが，空気抵抗が邪魔をして雨粒の落下速度を減少させ，やさしい等速度運動に変えているのです．

もし空気抵抗がなかったら，顔に雨粒が当たったとき，ものすごく痛いはずですし，打撃を受ける組織だってあるでしょう．

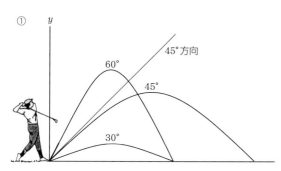

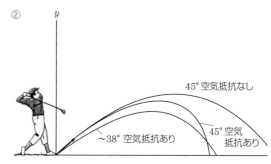

空気の抵抗がなければ最大到達距離は45°方向になりますが，空気抵抗があるときは45°より小さい仰角（45°弱）で最大になります．やり投げなどでも45°より小さい角ですね．

2.「単位系」と「力の単位」

　科学をあつかった書物には，難しい数式や，ややこしい文字，数が出てきて興味をそがれることが少なくありません．といって，全く無視しては，知らなければならない内容まで到達できません．

　とくに看護では，圧力の単位にパスカル(Pa)が，熱量の単位にジュール(J)という新しい単位が必要になりつつあります．これらを理解するためには，「力の単位」を学んでおくことが必要最低限の条件といえるでしょう．

　ここでは，力の単位だけでなく，看護の新しい単位の基盤となる国際単位系にも少しふれておきます．

単位系について

　日常生活において，私たちは物の量を表すときさまざまな単位を用います．看護でも，mg/dL，℃，mmHgなど，あげればきりがありませんが，一般的には，長さ，質量，時間の単位が基本となっています．しかし，長さといってもkm，m，cm，mm，さらにインチやフィートなどいろいろあります．質量にもkgやgはもちろんポンドやオンスが，時間にも秒，分，時間……と，ちょっと考えただけでもいくつか出てきます．

そのため，「長さにmを用いるときは質量にkg，時間には秒(s)の単位を用いること」，あるいは「長さにcmを用いるときは質量にg，時間には秒(s)の単位を用いること」という約束があります．

　この2通りの表示法は，頭文字をとって，それぞれ「MKS単位系」「CGS単位系」とよばれ(表1)，国際単位系(略称SI)では，MKS単位系を用いることになっていますが，ときと場合によっては，CGS単位系が用いられる場合もあります．

　他の単位はこれらを組み立てて表現することができます．たとえば面積の単位はcm^2やm^2，速度なら cm/s，m/s のようにです．

　もっと複雑な単位もあって，たとえば，後述するニュートン(N)という力の単位は，$kg \cdot m/s^2$のように表示されますが，やはり基本単位の乗除(これを基本単位の組み立てという)で表されます．だからこれらの単位を「基本単位」に対し，「組み立て単位」とよびます．

　血圧測定に用いるmmHgという圧力の単位や，栄養学に用いるkcalという熱量の単位を国際単位系で表すなら，それぞれパスカル(Pa)，キロジュール(kJ)となります．最近の看護系の教科書では，これらの単位の記述を目にすることが少なくありません．

　そして，その根底には，「力の単位はニュートンを用いる」という考えがあるのです．だから，ニュートンという力の単位については，看護とい

表1　基本単位

長さ	質量	時間	単位系の名
m	kg	s	MKS単位系
cm	g	s	CGS単位系

えども，知っておく必要があります．パスカルやジュールについてはあとで述べることにし，ここではニュートンについて詳述します．

その前に基本的な知識が必要です．

質量と重さ（重量）

力の単位を学ぶ前に質量と重さ（重量）の違いについて知る必要があります．

日常生活における基本単位は，長さ・質量・時間であり，質量には，kgまたはgを用いることも述べました．

では，質量とは何でしょうか．kgやgは重さの単位ではないのでしょうか．

質量とは物体のもつ物質の量のことですから，物体が地球上であれ，月・火星上であれ，どこにあっても物質の量，つまり質量の値に変化はありません．エレベーターに乗せても，質量の変化はありません．

ところが，もし，あなたが体重測定したら，月では重さが約1/6に，火星では約1/3に減少します．また，エレベーターに乗ったとき，動き出したり止まる瞬間，あなたの体重は変化します．

つまり，質量は物質固有の量ですから，いかなる場合も不変の量であるのに対し，重さは場所や状況によって変化する量であるという点で，両者は異なる量であることを心にとめておきましょう．

だから，質量には kg, gを用い，重さにはkgw, gw（キログラム重，グラム重と読みます．wはweightの頭文字）という単位を用いて区別する必要があるのです．

質量の意味，および重さとは異なることを学び

ましたが，それでは重さとは何でしょうか．

あなたが地球上でヘルスメーターに乗ったとき，針が振れて重さを示す理由は，あなたがヘルスメーターを押した，つまりあなたが地球から引っ張られる（引力を受ける）からです．その引力が大きいほど押す力が大きい（針の振れが大きい），重いことになります．つまり，引力の大きさが重さなので，引力のことを重力といい，重さは重力の大きさを意味します．

| 重さ | ＝ | 重力の大きさ |

ここでは，質量1kg(1g)の物体の重さ（重力の大きさ）は，1kgw(1gw)であることを知っておきましょう．

それでは，地球・月・火星で重さが異なる理由は何でしょうか．

それは，あなたを引っ張る力がそれぞれ異なるからです．

少し難しい言葉を用いると，「地球・月・火星があなたに及ぼす重力加速度の大きさが異なる」という説明になるのですが，加速度って何？　加速度が異なるとどうして重さが異なるの？　という疑問のために次にすすみましょう．

力の単位：ニュートン（N）とは

物体を加速するためには，押したり引いたりして力を加えなければなりません．

1kgの物体を1秒につき1m/sずつ加速するときに必要な力を考えてみましょう．つまり止まっていた物体の速度が，0m/s，1m/s，2m/s，

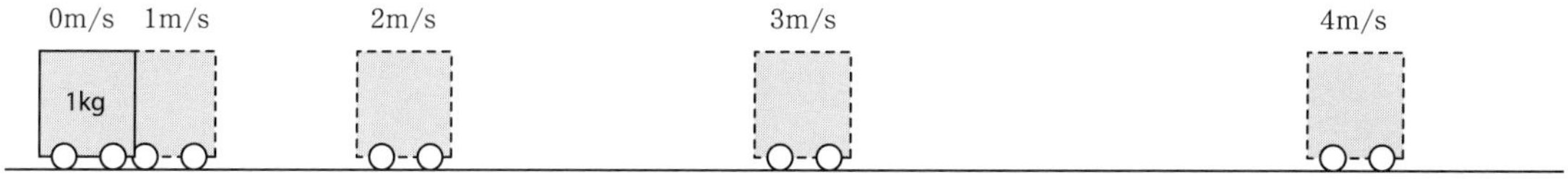

1秒ごとに1m/sずつ加速＝加速度は1m/s²　　力＝1kg×1m/s²＝1kg·m/s²＝1N

図1　ニュートンの第2法則

3m/s……と加速されるのですが，速度が1m/s
ずつ1秒ごとに増すのですから，加速される割
合(加速度)は 1m/s/s = 1m/s² となります.

ここで，

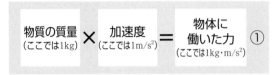

$$\underset{(ここでは1kg)}{物質の質量} \times \underset{(ここでは1m/s^2)}{加速度} = \underset{(ここでは1kg\cdot m/s^2)}{物体に働いた力} \quad ①$$

という『ニュートンの第2法則』が必要となります.

そして，右辺の kg・m/s² の単位をまとめて
N と書き，ニュートンとよびます．ですから，こ
の例では 1N の力が 1kg の物体に働いた結果，
物体は1秒ごとに 1m/s ずつ加速されることに
なります(図1).

1つ例をあげておきますと，500kg の車が 5m/s²
で加速して動き出したとすると，その瞬間働く力は

$$500kg \times 5m/s^2 = 2,500N$$

ということが①式で確認できます.

また，物体は地球の引力を受けて落下しますが，
手から離れる瞬間の速度は 0m/s でも，9.8m/s，
19.6m/s，29.4m/s……と速度は1秒ごとに 9.8m/s
ずつ増し，加速度は 9.8m/s² であることがわかって
います．ですから 1kg の物体が落下するとき，

$$1kg \times 9.8m/s^2 = 9.8N$$

の力が重力として下向きに働いているわけです
(図2 ⓐ).

この重力によって生じる加速度 = 9.8m/s² の
ことを重力加速度といい，g で表します.

$$g = 9.8m/s^2 \text{ を覚えておきましょう.}$$

そして，①式からわかるように質量 m の物体
に働く重力の大きさ = mg が，今後出てきても，
その意味がこれからわかるでしょう.

また，加速度の大きさが，地球のもつ 9.8m/s²
の約 1/6(月)，約 1/3(火星)では，重さがそれだ
け減少する理由も明らかです(図3).

質量 1kg の物体に働く重力の大きさは 1kgw
ですので，

$$1kgw = 1kg \times 9.8m/s^2 = 9.8N$$

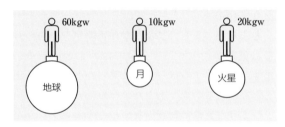

図3 地球・月・火星上の重力の大きさ

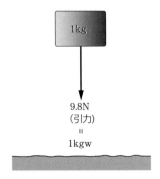

ⓐ 1kgの物体が落下するとき，
9.8Nの力が下向きに働く

9.8N
(引力)
＝
1kgw

1kgw=1kg×9.8m/s²=9.8kg・m/s²=9.8N

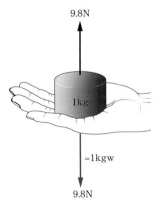

ⓑ 1kgの物体を支えるためには，
9.8Nの力が必要

9.8N

1kg

=1kgw

9.8N

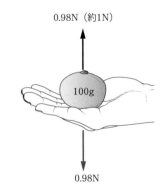

ⓒ 100gの物体を支える力は
約1Nの力である

0.98N (約1N)

100g

0.98N

図2 ニュートンの大きさ

になります.

　少し見方を変えると，1kg の物体を落とさないように手で支えるには 9.8N の力が必要ということになり，このとき，手の感じる力が 9.8N の大きさともいえます(図2⑥)．100g のみかん(0.1kg)を1つ手に載せたときに感じる力(手で支えるのに要する力)は，

$$0.1kg \times 9.8m/s^2 = 0.98N \fallingdotseq 1N(図2ⓒ)$$

ですから，1N の力とはあまり大きな力でないことが，実感としてとらえられると思います．

　以上の計算からもわかるように，力を kgw の単位または N の単位で表すとき，後者は約 10 倍の値になります．10 倍ニュートンという言葉を覚えておくと便利なことがあります．

力の単位：ダイン(dyn)とは

　力の単位ニュートンは，$kg \cdot m/s^2$ という単位ですから，MKS 単位系で表されていることがわかります．けれども，軽い物を持つときなど，kg よりも g を用いたほうが適切な場合もあります．そのときは，どうしたらよいのでしょうか．

　それは非常に簡単なことで，①式の単位をすべて CGS 単位系にしたらよいのです．つまり，CGS 単位系の力の単位は，$g \cdot cm/s^2$ となり，これを dyn(ダイン)とよびます．

　だから，1g の物体が落下するとき働く力は下

向きに，

$$1g \times 980cm/s^2 = 980g \cdot cm/s^2 = 980dyn$$

であり，1g の物体を手で支えるときに必要な力もやはり 980dyn ということになります(図4)．

　1円玉(1g)を支えるのに要する力が約 1,000dyn ですから，1dyn という力は大変小さい力です．

　また，図2ⓒを CGS 単位系で考えますと，

$$
\begin{aligned}
100gw &= 100g \times 980cm/s^2 \\
&= 98,000g \cdot cm/s^2 \\
&= 98,000dyn
\end{aligned}
$$

となります．つまり，

$$
\begin{aligned}
1N &= 1kg \cdot m/s^2 \\
&= 1,000g \cdot 100cm/s^2 \\
&= 10^5 g \cdot cm/s^2 \\
&= 10^5 dyn
\end{aligned}
$$

という関係が求められます．

単位の 10 の整数乗倍の接頭語

　長さの基本単位は m であることを述べましたが，日常生活において km や cm，mm などを用いることがしばしばあります．これらは m に k(キロ)，c(センチ)，m(ミリ)などの接頭語がつけられています．どのような接頭語があり，それぞれ何倍(10

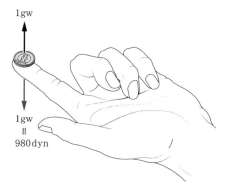

1gw

1gw
＝
980dyn

図4　dyn（ダイン）の大きさ

表2　単位の 10 の整数乗倍の接頭語

名称	記号	大きさ	名称	記号	大きさ
エクサ(exa)	E	10^{18}	デシ(deci)	d	10^{-1}
ペタ(peta)	P	10^{15}	センチ(centi)	c	10^{-2}
テラ(tera)	T	10^{12}	ミリ(mili)	m	10^{-3}
ギガ(giga)	G	10^{9}	マイクロ(micro)	μ	10^{-6}
メガ(mega)	M	10^{6}	ナノ(nano)	n	10^{-9}
キロ(kilo)	k	10^{3}	ピコ(pico)	p	10^{-12}
ヘクト(hecto)	h	10^{2}	フェムト(femto)	f	10^{-15}
デカ(deca)	da	10	アト(atto)	a	10^{-18}

の何乗倍)を意味するかも付記しておきます(表2).

ヘクト(h)，デカ(da)，デシ(d)，センチ(c)は別として，他の接頭語はすべて 10 の 3 乗ずつ変化していることがわかります．日常使用する接頭語は，せいぜいキロかミリですが，看護ではマイクロ(μ，100 万分の 1)やナノ(n，10 億分の 1)が必要になることがあるかもしれません．また，汚染の度合いを表す接頭語として，ピコ(p，ナノのさらに 1,000 分の 1 = 1 兆分の 1)を最近では目にすることが増えました．

一方，大きい数を表すメガ(M)やギガ(G)は，パソコンなどでおなじみでしょう．表中に色分けした接頭語は，1,000 倍ずつの変化ではありませんが，ヘクトは気圧を表す単位ヘクトパスカル，デシは容量を表す単位デシリットル，センチはいうまでもなく長さを表す単位センチメートル……というふうに用いられる便利な接頭語です．

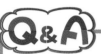

$\textbf{Q}$ この章で単位が 10^3 ずつ変わることを知りましたが，日本の単位について説明してください．

$\textbf{A}$ 日本では，一，十，百，千，万，億，兆，京……と続きますが，1 万 = 10^4，1 億 = 10^8……のように，10^4 ずつ単位が変わります．

まだまだ大きい単位は続き，……不可思議，無量大数となり，これは 10^{68} !! という大きい数になります．

小さいほうでは，10^{-1} ごとに単位が変わり，割，分，厘，毛，糸……刹那，六徳(りっとく)，虚空(こくう)と続きます．なかには塵とか埃という単位もあり，日本の単位は仏典からきた名前なのでしょう．

いずれにせよ，日常生活には無縁の単位ですね．

ちなみに，1 μ は 1 微(び)になります．

☕ COFFEE BREAK ① ●●●

根強いヤード・ポンド法

ゴルフをすればヤードが，G パンのウエストサイズにはインチが，毛糸屋さんに行ったらオンスが……というふうに，ヤード・ポンド法はまだ日本でさえ使われています．バターは半端な 450g という単位で売られていますが，これもポンド(1 ポンド = 約 450g)のなごりです．

お菓子づくりの好きな人なら，パウンドケーキの名前が，小麦粉・卵・砂糖・油脂を 1 ポンドずつ同量用いることに由来することもご存じでしょう．これでは味が濃厚すぎるので，最近では油脂の量は半分くらいに減っており，それでも同じ呼び名が使われていますが……．

看護にも，ポンド／インチ^2 という表示が，加圧蒸気滅菌に出てくることがあります．

1 ヤード = 3 フィート = 36 インチ = 約 91.4cm

1 ポンド = 16 オンス = 約 454g

くらいは，日本人といえども知っておいたほうがいいかもしれません．

国際単位法に反するヤード・ポンド法なんて……と思いつつ，ちょっとポンドの肩をもちたいときがあります．

たとえば……

Mischief comes by the pound and goes away by the ounce.

「禍はポンドでやってくるが，オンスで去る」では，意味がわかりませんね．実はすてきな訳があるのです．

「禍は束になって来るが，去るのは少しずつ」．これを，……by the kg and……by the g. と書いたら，何も訴えないでしょう．

ちなみに，このポンドの記号は lb(s)，漢字では封度．念のためですが，英国の貨幣単位のポンドの記号は£または L，漢字では磅．

☕ COFFEE BREAK②

似て非なる物①：質量と重量

一見同じように思えるけれど，実は正体は異なる物を「似て非なる物」と言いますが，看護でとくに間違いやすい物を取り上げました．これらについては，すでに本書で取り上げている内容もありますが，改めて問われると自信がなかったり，比較することによってさらに理解が深まる項目です．

質量とは，物体に含まれる物質の量，あるいは物体の動きにくさの度合いで，単位は kg または g です．

重量とは重さ（物体に働く重力の大きさ）です．われわれは重力の場にありますから，体重計にのると針が触れるのは，地球から物体に引力（重力）が働いており，その力の強さが針の示す体重です．

単位は kgw（weight）または gw ですが，kgw ではなく kgf（force）を用いることもあります．

ところで，日常生活（あるいは本書）において，重さ（あるいは重力の大きさ）であることがはっきりわかっているときは，質量と同じように kg や g を使用することが多いですね．体重は 50kg，お肉は 200g，定形郵便 25g までの重さなら 84 円（2020年現在），というふうにです．不都合はないからです．

それでは質量と重量の大きい違いは何なのでしょうか．

質量は物質の量なので重力の大きさが変わっても，大きさは変わりません．月でも無重力の宇宙でも同じ値です．

それに対して重量は物体に働く重力の大きさですから無重力の宇宙では重さはゼロになり，月・火星での重さは地球における重さの 1/6・1/3 になることを本書でも述べています．

同じ日本においても，釧路と沖縄では前者の方が重力の大きさが約 0.1％ 大きいため，同じ質量の物体でも釧路の方がすこし重くなるので「計量法」によって秤は区域で調節されているのです．

つまり，簡単にいえば次のようになるのです．
重力の大きさに左右されない　→ 質量
重力の大きさに左右される　→ 重量
最後に，質量 1kg の物体の地球上での重量（1kgw）はいくらでしょうか？　重量（重さ・重力の大きさ）は質量×重力加速度ですから，

$$1kg \times 9.8m/s^2 = 9.8kg \cdot m/s^2$$
$$= 9.8N（ニュートン）$$

約 10 倍 N ですね．

3. 体位変換に役立つトルクの知識

「ボディメカニクスにおけるサイエンス」に必要な力学の知識2つのうち,「力の加減」についてはすでに1章で述べました. ここでは, もう1つの知識である「トルク(回転効果[*])」について学びます.

看護技術のなかで回転を必要とする動作はしばしば出てきますが, 鉗子や鑷子(以下, ピンセットとよぶ)のように回転を伴う器具も出てきます. 転倒を考えるときも, 回転という現象を無視できません.

また, 日常生活のあちこちに, いわゆる「てこ」を応用した道具やしかけが, 大昔からいまもなお活用されています. てこの原理を知るには回転に関する知識が不可欠です.「回転の大きさ」の求め方を知ることによって, 鉗子やピンセットの先に生じる力, 腕を曲げて物を支えるとき上腕にかかる力などの大きさを具体的に求めることもできます.

[*]トルク(torque)とは「回転させる力」という意味ですが, 次第に「回転力」を表す言葉として用いられるようになりました. つまり, トルクは回転させる働きを意味する「力の能率」あるいは「力のモーメント」と同義語で, 機械などを扱う現場でよく使われています. 本書では, これらをトルクという言葉で統一して用います. もし,「てこ」のイメージに近づけたければ,「固定点」→「支点」,「着力点」→「力点(作用点の場合もある)」と考えてください.

トルクと「てこ」

図1 ⓐはドアの図ですが, このドアを上方から見たものがⓑです. ドアの回転を考えるとき, 大きい力を加えたほうが大きく回転するのは当然ですが, 同じ大きさの力を加えたときにはⒷのほうがⒶよりもずっと大きく回転します. つまり,

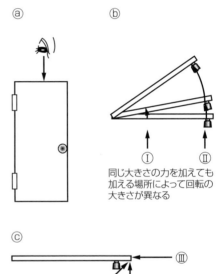

同じ大きさの力を加えても
加える場所によって回転の
大きさが異なる

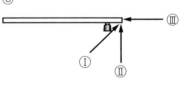

加えた力の方向によって
回転の大きさが異なる

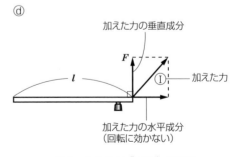

加えた力の垂直成分

加えた力

加えた力の水平成分
(回転に効かない)

図1　トルクと「てこ」の原理

ドアを固定してある場所を固定点といいます(ここでは，ドアの左側のすべての点が固定点になります).固定点から遠いところに力を加えたほうが有効で，ノブが端についているのもこのためです.図1ⓒは，①Ⅱ Ⅲとも同じ大きさの力を同じ場所に加えたものですが，力の方向が異なった場合です.①はドアに対し斜め方向に，Ⅱは垂直に，Ⅲはドアに平行(固定点の方向)に力を加えています.このときⅢはドアを回転させる働きをもたず，①とⅡではⅡのほうが大きく回転させることがわかります.

これらのことをまとめますと，固定点(てこでは支点とよぶ)から着力点(力のかかる点で，てこでは力点，作用点とよぶ)までの距離が長いほど，また，加えた力の垂直な成分が大きいほどトルクが大きくなります.ここで固定点と着力点を結ぶ線を腕といい，その2点間の距離を腕の長さということを覚えておいてください.そして，この回転の大きさをトルク(の大きさ)といいます.p.5で力を作用線上で移動できることを述べました.図1ⓓはⓒの①の力を移動し，腕に水平・垂直に分けた図です.回転作用をもつ力は，腕に垂直な力であることがわかります.したがって，トルクを式で表すと次のようになることがⓓを見るとわかるでしょう.

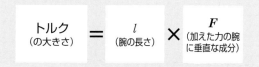

$$\underset{\text{(の大きさ)}}{\text{トルク}} = \underset{\text{(腕の長さ)}}{l} \times \underset{\substack{\boldsymbol{F}\\ \text{(加えた力の腕}\\ \text{に垂直な成分)}}}{\boldsymbol{F}}$$

つまり，てこは上式で表されるトルクのつりあいで成り立っているわけです.図2はカッターの場合ですが，固定点(支点)をOとしますと，$\overline{OA} = l_1$ が腕の長さで，$\boldsymbol{F}_1$ という力は垂直に加えられていますから，トルク $= l_1 \times \boldsymbol{F}_1$ となります.一方，紙の切り口Bと接しているところに生じる力を $\boldsymbol{F}_2$ としますと，ここに現れるトルクは $l_2 \times \boldsymbol{F}_2$ となります.$l_2 \times \boldsymbol{F}_2 = l_1 \times \boldsymbol{F}_1$ より $\boldsymbol{F}_2 = (l_1/l_2) \times \boldsymbol{F}_1$ です.l_1 のほうが l_2 よりも大きいので，l_1/l_2 は当然1より大きく，$\boldsymbol{F}_2$ は手で加えた力 $\boldsymbol{F}_1$ よりも大きい力を得ることになります.

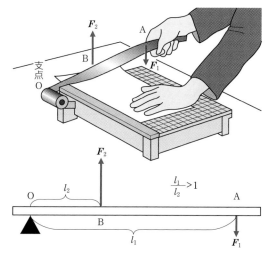

図2　カッターにおける「てこ」の原理

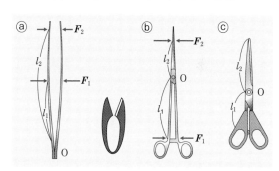

図3　ピンセット，和バサミ，鉗子，西洋バサミにおける「てこ」の原理

けれども，いつも大きい力を得られるとはかぎりません.図3ⓐは手術になくてはならないピンセットです.人間の加える力を $\boldsymbol{F}_1$，ピンセットの先に生じる力を $\boldsymbol{F}_2$ とすると，上記と同じ関係式が成り立ち，$\boldsymbol{F}_2 = (l_1/l_2) \times \boldsymbol{F}_1$ ですが，図2と異なり l_1/l_2 は1より小さいので，$\boldsymbol{F}_2$ は $\boldsymbol{F}_1$ より小さくなります.つまり，ピンセットでは力の点で損をしているのです.ピンセットで物を挟んで持ち上げようとしたとき，落としてしまうことが少なくないのはそれが理由です.

しかし，ピンセットの場合はこのほうが好都合な場合が多いのです.なぜなら，手元で大きい力を加えても先端では小さい力しか生じないので，ピンセットの先で手術部位を傷つけることも少ないのです.

図3ⓑは手術にしばしば用いられる鉗子です.

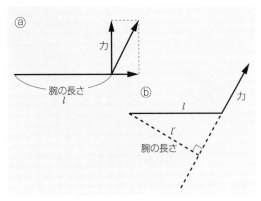

図4　力を分解する

これはピンセットと違って固定点Oが中央にあります. それでもトルクのつりあいは同じで, $l_2 \times F_2 = l_1 \times F_1$ が成り立ち, $F_2 = (l_1/l_2) \times F_1$ となります. ピンセットとは逆に l_1/l_2 が1より大きいので F_2 は F_1 より大きくなります. たしかに鉗子の先端には大きい力が生じるので, 管を挟んで流れをとめたりできますね.

　これとよく似た形をしている例として, 西洋バサミ (図3ⓒ) があります. 鉗子と異なる点は, l_1/l_2 が1より小さいので先端に大きい力が出ませんが, 固い物を切るとき根元を利用するのは l_1/l_2 を1より大きくして鉗子と同じ効果を得ているのです.

　鉗子では力で得をし, 根元で挟むほど大きい力を得ることができるのに対し, ピンセットは, どこを持っても自分の加えた力よりも小さい力しか得ることができません. ピンセットを用いてできるだけ大きい力を得るには, できるだけ先端を持ったほうがいいのですが, それでも, せいぜいあなたの加えた力と同じ大きさで, 和バサミも同じです.

　けれども先端はあなたの指を動かす距離の l_2/l_1 倍の距離だけ動きますから, 力で損をしても距離では得をしているのです.

　ここで念のために加えておきますと, トルクを計算する場合, 腕に対して垂直な力を求め……という表現をしましたが (図4ⓐ), l を図4ⓑのように分解して力と垂直な関係をつくってもよいの

です. このとき l' を「腕の長さ」といいます. 本来, 腕の長さというのは, 垂直な力の作用線までの距離を指しますが, トルクを求める場合, 図4ⓐのように力を分解したほうがイメージをつくりやすいので, 今後もことわらないかぎり, 力を分解する方法をとることにします. だからいままでどおり, 固定点から着力点までの距離を腕の長さとよびます.

身体にみられる「てこ」の原理

1 歯

　歯の矯正を行うとき, 小さい力を歯に加えて歯を支えている骨にその力を及ぼします. 図5は 50gw^* という小さな力を歯に加えた場合です. このとき, A, Bにはどんな力が及ぶでしょうか. Bを固定点と考えるなら, $50\text{gw} \times 3\text{cm} = F_1 \times 2\text{cm}$ で, Aに 75gw の力が左向きに働きます. ですから, Bでは差し引き右向きに 25gw の力が働くことになります.

　このように, 歯に加えた小さい力が, 歯を支えている骨にやはり同程度の小さい力を及ぼし, しだいに骨の組織が壊れて, 歯を回転させたり移動させるようにして歯の矯正が進むことになります.

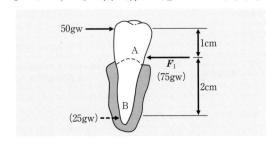

図5　歯の矯正と力の働き

2 頭部

　図6ⓐは頭部ですが, 水平に視線を向けたときに頭部が下方に傾くことを防いでいるのも, てこの原理にほかなりません.

　Gは頭部の重心** でトルコ鞍の近くにあります. そして頭部の重さすべてがこの場所にかかると考えてよいのです. 固定点に相当するのはO

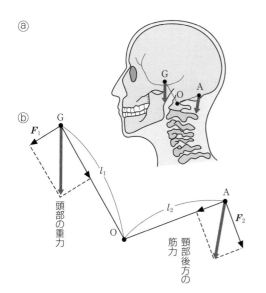

$$\underset{l_1 \times F_1}{\text{頭部が前へ傾こうとするトルク}} = \underset{l_2 \times F_2}{\text{頭部を支えようとするトルク}}$$

図6　頭部を支える力の働き

点（後頭顆の位置）です．重心に頭部の重さ（重力）が下方（矢印の方向）へ働きますから，頭部は下方へ傾こうとしますね．それを防いでくれるのがA点の頸部後方の筋で，この筋力がつりあいをつくることによって頭をまっすぐ保てるわけです．このときO点を固定点としてトルクがつりあうわけですが，頭部の重力も頸部後方の筋力も腕（固定点から着力点までを腕というわけだから，$\overline{OG}$あるいは$\overline{OA}$に相当する）に対して垂直に力が働いているわけではありません（いままでの例では，すべて力は腕に垂直に働いていた）．トルクを考えるとき忘れてならないのは，腕と力とが互いに直角関係にあるので，力を腕に垂直な成分と平行な成分に分ける必要があり（図6 ⓑ），

　　　　頭部の重さのつくるトルク
　　　　　$= \overline{OG} \times F_1 = l_1 \times F_1$

　　　　頸部後方の筋力のつくるトルク
　　　　　$= \overline{OA} \times F_2 = l_2 \times F_2$

この2つが等しいことになります．

　このように，頸部後方の筋には力が働き，常に緊張していることになります．座って居眠りしま

すと頭部が胸部上にうなだれることがしばしばありますが，これは居眠りによって筋の緊張が低下し，上式のつりあいが成り立たなくなるからだといえます．

3 前腕（荷物を持たないとき）

　図7は前腕の場合です．肘関節を固定点として前腕を上げ下げするとき，二頭筋に張力が働くことによって前腕が支えられます．

　前腕を棒のように考え，トルクの考え方を適用してみましょう（図7 ⓐ）．二頭筋の着力点が肘関節から5cm，前腕（質量1.2kgとする）の重心Gが肘関節から15cmのところにあると仮定します．Gにかかる力は前腕の重さ（重力）1.2kgwですが，この前腕を水平に支えるとき二頭筋に働く筋力をFとします．肘関節を固定点として二頭筋は前腕を（時計と逆方向に）回転させようとする働き（トルク $= 0.05\text{m} \times F$）があり，一方，前腕の重さは時計回りの方向へ腕を回転させようとする働き（トルク $= 0.15\text{m} \times 1.2\text{kgw}$）***があって，両者が等しいのですから，

　　$0.05\text{m} \times F = 0.15\text{m} \times 1.2\text{kgw}$

　　$\therefore F = 3.6\text{kgw}$

したがって，手に何も持っていないのに前腕を

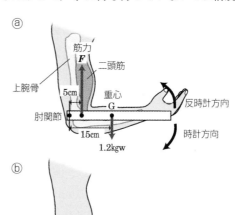

図7　手を支える力の働き

支えるためには，前腕の重さの3倍の力を二頭筋に加えなければならないことになり，前腕を1つのてこと考えると，このてこは力の点では損をすることになります．では，前腕を上方へ回転させてみましょう（図7⑥）．重心の位置は矢印❶だけ動かさなければいけないのに，筋は矢印❷の示すようにごくわずか動かすだけで足りるのです．この距離の比は，肘関節から重心までの距離と筋までの距離が3：1で，肘関節を中心にしてコンパスを動かすのと同じですから3：1になり，筋が動かす距離は重心が動かすべき距離の1/3ですむわけです．

つまり，二頭筋に加える力は3倍で損をしていますが，動かす距離は1/3ですみます．ここではふれませんが，このことは前腕を動かすとき，重心に働く力のする仕事も二頭筋のする仕事も，エネルギー的には，変わらないことを意味しています．

4 前腕（荷物を持ったとき）

図7では荷物を持たず前腕を水平に保つとき，二頭筋に働く力を計算しましたが，荷物を持ったらどうなるでしょうか．図8は，二頭筋の近くAに荷物をぶら下げたときと，手のひらBにぶら下げたときの図ですが，AとBではどのように筋力が変化するのか，また，どちらのほうが荷物の持ち方として楽なのかについて日常の経験を思い出しながら考えてみましょう．荷物の質量は簡単に考えることができるように1kgとします．O点は固定点（肘関節），C点は二頭筋の着力点，Gは前腕の重心を表し，それぞれの距離関係は図7と同じです．

まずAに荷物を持ったとき，二頭筋に働く力をF_Aとすると，腕を反時計方向へ回転させるトルク = $\overline{OC}$（5cm = 0.05m）× F_A，腕を時計方向へ回転させるトルク = $\overline{OA}$（10cm = 0.1m）× 1kgw + $\overline{OG}$（15cm = 0.15m）× 1.2kgw で，腕を水平に支えているということは両者が等しいのですから，

$$0.05m × F_A = 0.1m × 1kgw + 0.15m × 1.2kgw$$
$$∴ F_A = 5.6kgw$$

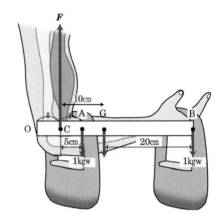

図8 荷物を持った場合の筋力の変化

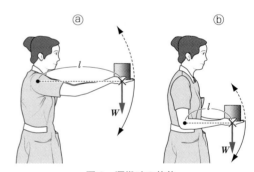

図9 運搬時の体位

となります．

一方，Bに荷物を持ったとき，筋力をF_Bとして同様の計算をしてみますと，トルクのつりあいから，

$$\overline{OC} × F_B = \overline{OG} × 1.2kgw + \overline{OB} × 1kgw$$
$$0.05m × F_B = 0.15m × 1.2kgw + 0.35m × 1kgw$$
$$∴ F_B = 10.6kgw$$

となります．

図7では，荷物を持たず前腕を水平に支えるだけで，筋力は3.6kgwの力を要したのですが，それを差し引くとAに1kgwの荷物を持ったら余分に2kgw（2倍）の力が，また，Bでは余分に7kgw（7倍）の力を必要とすることがわかります．これはいうまでもなく，AおよびBの固定点からの距離が，$\overline{OC}$のそれぞれ2倍および7倍になっ

ているからです.

ともあれ, 荷物を持つときには手のひらに載せず, 二頭筋の近くに載せたほうが楽であることは, 日常経験からだけではなく, この計算からもよくわかってもらえたと思います.

私たちが, 腕に物をぶら下げずに運ぶとき, 図9ⓐのようにせずⓑのように肘を曲げますが, 同じ重さ(同じ大きさの重力)が作用していてもⓐのほうが l が長いためトルクが大きくなり, 水平に保つために必要な(点線の)トルクも大きいので, 腕が疲れます.

ちなみに, ベッド上で患者を動かすとき, ベッドに肘をつき腕を患者の背中の下に入れますね. そして手のひらの部分で患者を支えるのではなく腕全体で支えますが, これも, 「l を短くする→患者のつくるトルクが小さくなる→ナースの疲れを少なくする」という意味があります. 疲労を考えるうえにも回転作用の考えが不可欠であることがおわかりと思います.

5 義手

もし, 前腕が義手ならどうなるでしょうか.

図10ⓐは前腕の重心をGとし, 荷物を手に持ったので前腕・荷物全体の重心の位置がG′に移動したことを示しています(かりに, 荷物が前腕と同じ重さなら, 両者の重心の真ん中がG′になります).

ⓑは前腕が義手の場合です. 実際の前腕よりもずっと軽くなるので, ⓐと同じ重さの荷物を持った場合, 全体の重心G′は荷物に近づき(肘より遠ざかり)ます. 腕の長さ(l)が長くなってトルクが大きくなり, 荷物を落とす危険があるかもしれま

せん. とくに荷物が重いときに注意が必要ですね.

6 三角筋

三角筋は, 肩関節を外側から覆って肩の丸みをつくっていますが, 主な作用は上腕の外転で, 大胸筋と拮抗しています.

図11において, 三角筋が上腕に及ぼす張力 T (腕を水平に保つために上腕を引っ張ろうとする力)を求めてみましょう.

腕の質量を 5kg, 手に質量 1kg の荷物を持ったとします.

また, 腕の長さを l としたとき, $\overline{AB}$(Bは三角筋の付着しているところ), $\overline{AG}$ (Gは腕の重心の位置)の長さをそれぞれ,

$$\overline{AB} = 0.2l, \quad \overline{AG} = 0.4l$$

とします.

水平に保つためにはA点のまわりのトルクがつりあいますから,

$$0.2l \times T' = 0.4l \times 5\text{kgw} + l \times 1\text{kgw}$$
$$T' = T\sin15° = 0.26T$$
$$0.2l \times 0.26T = 0.4l \times 5\text{kgw} + l \times 1\text{kgw}$$
$$T = 57.7\,(\text{kgw})$$

たった 1kgw の物体を持つだけなのに, 三角筋には大きい力が働いているのですね.

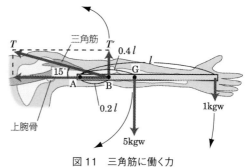

図11　三角筋に働く力

7 腹筋運動

図12は, よくある図ですが, どちらが楽でしょうか?

ⓐは下部で腕を組み, ⓑは上部で組んでいます. そのため上半身の重心の位置がⓐのほうが低くなり, つまり腕の長さが短くなってトルクが小さい

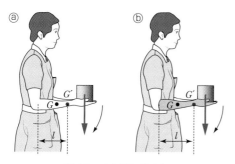

図10　三角筋に働く力

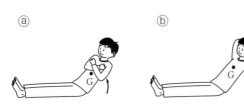

図12　どちらが楽？

＊50gwの力とは，50gのおもりを手のひらで感じるときの力です．わかりやすくいうなら，卵1つを持ち上げるときに必要な力とほぼ等しい力です．gwやkgwという単位については p.3 でふれましたが，なじみにくければ，gやkgと考えてください．てこの考え自体には影響しませんから．
＊＊重心とは，その部分(ここでは頭部)の重さすべてがかかっている点をいいます(p.33参照)．
＊＊＊図5の例と異なり，長さの単位を cm ではなく m にしたのは，力の単位が gw ではなく kgw になったからです．kg を使うときには長さを m に，g のときには cm を用いるきまりがあるからです．

ので(トルクの点からいえば)楽なのです．

トルクと体位変換

　次に，このてこの原理を体位変換に応用してみた場合を考えてみましょう．

　近年，看護技術の改善には目を見張るような変化・進歩がみられ，その巧妙さに「いままでやってきたのはなんだったんだろう」と思わず口にしてしまうほどですが，非常に歓迎すべき傾向です．いろいろな体位変換がありますが，ここでは「仰臥位から側臥位にする」場合を取り上げてみましょう．

　従来行われていた方法の主なものに，「肘関節と膝関節を持って行う方法」がありましたが，最近はもっと簡便な方法で行われています．トルクの復習を兼ねて詳しく述べることにします．

　まず図13 @のように，患者の両腕を胸で交差させ，手は肩の位置に置き(このとき倒す方向にある腕を下側にすると側臥位にするとき腕がくずれない)，両膝をなるべく垂直に立てます．

　次に，患者の膝を手前に倒すと腰が回転し，続いて背中，頭部とついてきて側臥位になります(図13 ⓑ・ⓒ)．このあと肩と腰を手前に引くと(図13 ⓓ)背筋の緊張が和らぎ，患者にとって楽な姿勢となります．

　小さくまとめる→膝を立てて回転→楽な姿勢にする，が一連の動作です．小さくまとめる，というのはどのような効果をもつのでしょうか．

　この体位変換は一種の回転ですね．回転するとき1つの軸のまわりに回転しますが，これを回転軸といい(この場合の回転軸は図の点線で表したものです)，回転軸のまわりに小さくまとめたほうが，回転しやすいのです．(少し難しい表現を用いると)質量が小さいほど動きやすいのと同様，慣性モーメントが小さいほど回転しやすくなります．そして回転軸に物体を近づけたほうが慣性モーメントは小さくなります．

　フィギュアスケートにおいて，手や足を広げず，回転軸のまわりに小さくまとめるので，クルクル回転できるということを思い出すと，理解しやすいことは，長坐位から端坐位の体位変換でも述べています．

　この体位変換における大きなポイントの1つは，両膝を立てて回転させることです．なぜ，膝を立てるかは図13 ⓔからわかるように，腕の長さを長くして，トルクを大きくしたいためです(同じ大きさの力を加えた場合，腕が長いほどトルクが大きくなる)．片麻痺などのために片方しか立てられない場合は片方だけ，拘縮があるケースは無理して立てないなど，患者の ADL(activities of daily living：日常生活動作)の状態の判断は重要です．そして，脚部，体幹，頭部が連結されているので，脚部の回転(身体の回転と異なり小さい力ですむ)だけで，全身の回転を可能にしていることも見逃せないポイントです(両膝が立てられない場合は p.69 に述べています)．

　また，側臥位になった患者を仰臥位にするには，図13 ⓕで示すように，患者の下側の膝と両足首を把持し，下側の膝を伸展させるとよいのですが，これも小さい力による全身の回転を利用しているのです．なぜなら，この動作によって腰の回転が始まり，次いで体幹，頭部の回転へと続くからです．このとき腰の回転が始まると同時に，両足首をそのまま自然に伸ばしていきましょう．

　ところで，両膝を立てたほうが回転させやすい

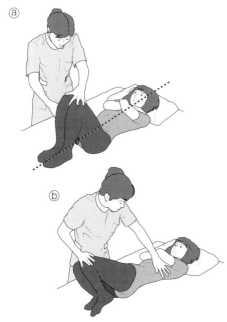

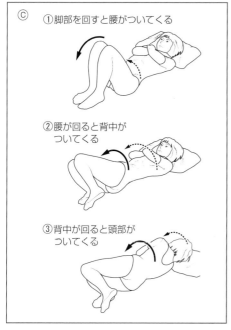

ⓒ
①脚部を回すと腰がついてくる

②腰が回ると背中が
ついてくる

③背中が回ると頭部が
ついてくる

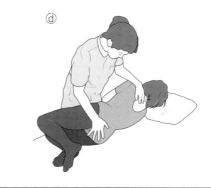

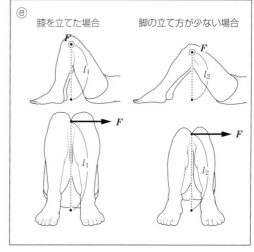

ⓔ 膝を立てた場合　　　脚の立て方が少ない場合

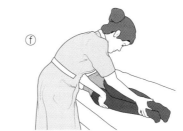

側臥位から仰臥位にするには，患者の下側の膝と両足首を把持しながらそのままゆっくりと両膝を伸展.次に,腰の回転と同時に把持していた両足首を自然に伸ばす.膝(脚部)の回転→腰・背中(体幹)の回転→頭部の回転といったように次々と回転が伝わり,頭部を静かに回転できる

図13　体位変換における「てこ」の原理

　理由を，トルクの観点から説明しましたが，実はもう1つ理由があるのです．その理由については，あとで説明したいと思います(p.44 参照)．
　なお，腕の長さは固定点と着力点との間隔であると，これまで述べてきました．そのため，この体位変換やドアにおける腕の長さを，図14で表した l' と勘違いしがちですが，l が正しいのです．なぜなら，お尻・足を固定することにより脚部全体が，また，ちょうつがいで2か所固定することにより，ドア全体が固定されるからです．

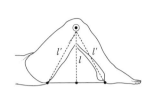
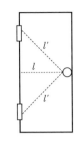

図14 膝を立てた仰臥位とドア

患者の移動

もう1つ，患者の移動にトルクを考える必要のある例を加えておきます．

図15において，患者を頭の方向に移動するとき，ナースの手をどこに置くのが望ましいか，またその理由も考えてみましょう．

図@のナースの手は患者のお尻のところ，ⓑは下肢に置いてます．

患者は脚を回転できますが，お尻は回転せず固定されたままです．つまり@では，お尻のところが着力点であり，固定点でもあるので腕の長さ（実際にはお尻〜脚の一部ですが……）がゼロになり，ナースの加える力によってトルクは生じません．

ところがⓑは，着力点と固定点が離れるため腕の長さ l がゼロでなく，ナースの加えた力 F を腕に平行 $F_{\parallel}$・垂直 $F_{\perp}$ に分けると，$l \cdot F_{\perp}$ のトルクが生じます．

すると，頭の方向へ移動しにくくなるだけでなく，いたずらに下肢が回転してうまく移動できないこともあります．

トルクの知識はいろいろな場面で看護に役立ちますね．

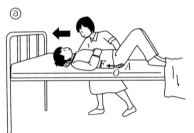
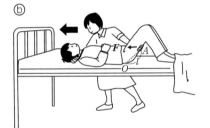
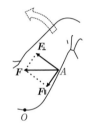

図15 ベッド上で上方に移動するとき

☕ COFFEE BREAK ●●●

下記の英語の問題は，実際に海外で出されている問題です．よく見ると，p.22の図8と同じですね．

海外でもこのようにトルクの知識が学ばれているのです．

Point O designates the axis of rotation of the elbow joint, which is assumed to be fixed for practical purposes. Point A is the attachment of the biceps muscle on the radius, B is the center of gravity of the forearm, and C is a point on the forearm that lies along a vertical line passing through the center of gravity of the weight in the hand. The distances between O and A, B, and C are measured as a, b, and c, respectively.

W_0 is the weight of the object held in the hand and W is the total weight of the forearm. F_M is the magnitude of the force exerted by the biceps on the radius, and F_J is the magnitude of the reaction force at the elbow joint. Note that the line of action of the muscle force is assumed to be vertical. The gravitational forces art vertical as well. Therefore, for the equilibrium of the lower arm, the line of action of the joint reaction force must also be vertical (a parallel force system).

The task in this example is to determine the magnitudes of the muscle tension and the joint reaction force at the elbow. F_M F_J

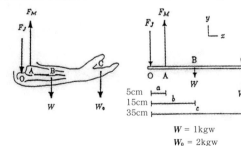

$W = 1\mathrm{kgw}$
$W_0 = 2\mathrm{kgw}$

答え：$F_M = (17\mathrm{kgw},\ F_J = 14\mathrm{kgw})$

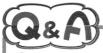

Q 慣性モーメントを小さくする(回転軸のまわりに小さくまとめる)と回転しやすい例として，長坐位から端坐位，仰臥位から側臥位の体位変換や，フィギュアスケートを知りましたが，慣性モーメントを大きくすることの役立つ例はあるのでしょうか？

A 身近な例を2つ述べましょう．

1つは車のハンドルです．ハンドルを構成している材質は図①のように回転軸のまわりに小さくまとめた状態ではなく，図②のように，回転軸から遠いところに材質を配置して(つまり慣性モーメントを大きくして)います．だから回転しにくい(少しの力で回転したりしない)のです．もし，図①のように慣性モーメントが小さいと，ちょっと力を加えただけでクルクル回り，危なくてしかたありません．ただし，これは慣性モーメントに注目した場合の基本的な考え方で，実際のハンドルの機構はもっと複雑です．

もう1つの例は，高い塀の上，とまでいかなくても，平行棒の上を歩くとき，両腕を身体に押しつけず，左右に広げますね．これも慣性モーメントを大きくして，回転する(左または右へ回転して落下する)のを防ごうと本能的にしているのです．

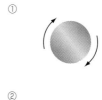

① ②

☕ **COFFEE BREAK** •••

トイレットペーパーがうまくちぎれない

少し尾籠(びろう)な話で恐縮ですが……．

トイレットペーパーがたくさん残っているとき，紙を引っ張ったらスルスルといくらでも出てくるのに，残り少なくなってくると，引っ張った紙がすぐちぎれてしまうことはありませんか？　これを，トルクで説明してみましょう．

図①は，紙がたくさん残っている場合で，Aの力でドへ引っ張ると，$A \cdot L$のトルクを生じますね．一方，ボール紙の筒とホルダー(枠)とのあいだに摩擦力(a)が上向きに働きます(摩擦力は変化を妨げる方向に働きますから，この場合，上向きなのです．摩擦力については，p.86で詳しく学びます)．

ホルダーの半径をlとすると，$a \cdot l$のトルクを生じ，これに$A \cdot L$のトルクが勝てば紙を引っ張って出すことができることになります．つまり，$A \cdot L > a \cdot l$が必要条件です．

紙の量が減ってきた場合も同様ですが，紙が残り少なくなってLが小さくなる(L')とこの必要条件を満たさず，それを無理に引っ張るとAが大きくなりすぎて，ちぎれてしまうのです(図②)．

ところで読者のなかには「この現象は逆じゃないか？　真新しいロールではちぎれて困ることがある．スルスルと出てこないよ」と，異論を唱えられる方があるかもしれません．実は，もう少し複雑なのです．なぜなら，紙がたくさんあるときは重いので，摩擦力が大きくなる(つまり，aの大きさは紙の量によって変わる)からです．真新しいロールでは，図③のL''が大きいので一層必要条件を満たすのではないかと考えがちですが，紙の量が多くて重いため，ホルダーとの摩擦力(a')が非常に大きくなり，$A \cdot L'' < a' \cdot l$となって，必要条件を満たさなくなるのです．

トルクって，いろんなところで出くわす現象ですね．

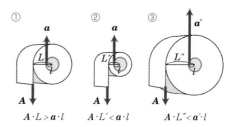

① $A \cdot L > a \cdot l$　② $A \cdot L' < a \cdot l$　③ $A \cdot L'' < a' \cdot l$

ホルダーの中心から測ったロールの半径を$L(L', L'')$，ホルダーの半径をlとする

4. 仕事とエネルギー

　私たちは仕事というと,何を思い浮かべるでしょうか.

　病院やオフィスでの仕事でしょうか.家事でしょうか.それとも農業・漁業のような仕事でしょうか.

　また,仕事をするとエネルギーを消耗しますが,多種の仕事において消耗エネルギーは理論的に求められるのでしょうか.

　平地を5km歩いてもあまり疲れないのに,登山ではそうはいかないのはなぜでしょう.

　荷物を持ち上げるのは疲れますが,単に持ち続けるだけでも疲れます.でも,物理学における仕事では,後者は消耗エネルギーがゼロなのです.

　いったいどういうことなのでしょうか.

力のした仕事量と消耗エネルギーの求め方

　一口に仕事といっても多種多様ですから,個々の仕事による消耗エネルギーを理論的に求めることは,まずできません.

　けれども,ある種の仕事だけは,どれだけの仕事を力がしたのかという「仕事量」,つまり「消耗エネルギー」を求めることができます.

　それは,力を加えて力の方向に動かした場合で,次式で表せます.

> **力のした仕事量（消耗エネルギー）** = **力×力の方向に動かした距離**

　したがって,図1での仕事量は,ⓐでは$F \cdot S$ですが,ⓑでは$F\cos\theta \cdot S$になります.また,ⓒでは$mg \cdot h$ですが,ⓓではゼロになります.

　ⓓの場合の仕事量がゼロであることを,疑問に思われるかもしれません.しかし,力の方向(真上)に動かした距離はゼロだから,力は仕事をしていないのです.

　図2ⓐは車椅子を押して坂を上がっているところですが,坂の下から上まで押していくときの仕事量を求めてみましょう.

　押す力をF,坂道の距離をSとすると,仕事量は$F \cdot S$ですね.

　いま,患者と車椅子全体の質量をmとすると重力はmgであり,坂に沿って押すべき力$F = mg\sin\theta$(ⓒ参照)ですから,仕事量$= mg\sin\theta \cdot S$になります.

　一方,ⓑのように直接真上に移動させるなら,仕事量$= mg \cdot S\sin\theta$となって,どちらの方法でも消耗エネルギーは同じであることがわかります.

　つまり,出発点の高さ・到達点の高さがともに同じであれば,力のした仕事量は途中の道筋によらないのです(つまり消耗エネルギーは同じ).けれども,ⓑよりⓐのほうが楽ですし,登山の場合,一気に頂上を目指さず,ジグザグ登りのほうが楽であることは,しばしば経験することです.

　消耗エネルギーは同じなのに,なぜ疲れ方が違うか.p.68をもう一度開いてみましょう.

　図1ⓓで,力は仕事をしていないのになぜ疲

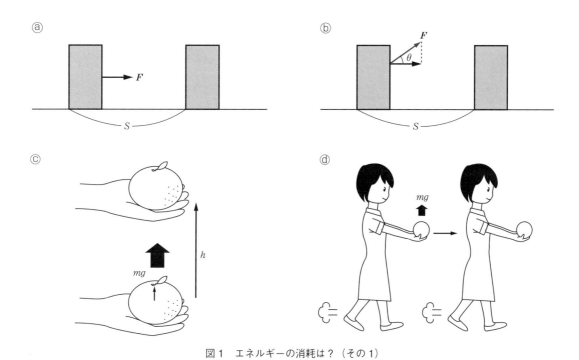

図1　エネルギーの消耗は？（その1）

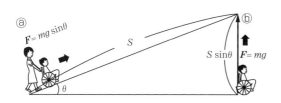

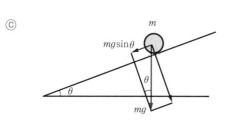

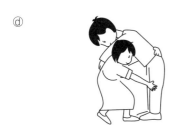

図2　エネルギーの消耗は？（その2）

れるかは，物体を支えるために前腕二頭筋が収縮しているからで，これについては p.21 ～ 23 で学びました．このことからも，看護学・医学が学際的な学問であることがよくわかります．

ところで，車椅子への移乗で患者はナースの背中に覆い被さるようにして身体をあずけ，ナースはそのまま移動するという方法が案外（ナースにとって）楽であるといわれています（図2 ⓓ）．

この方法では，これまでの説明から，ナースはほとんど力学的には仕事をしていないことがわかります．もちろん，筋肉の収縮に伴う解剖学的・生理学的なエネルギー消耗はあるはずですが，物理学的なエネルギー消耗はゼロに近いということです（p.32 参照）．

J（ジュール）とcal（カロリー）

次に仕事量・エネルギーの単位について考えてみましょう．

図3 ⓐは質量 10kg の赤ちゃんをベッドから 50cm の高さまで持ち上げる例です．

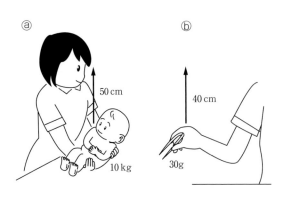

図3 質量とエネルギー

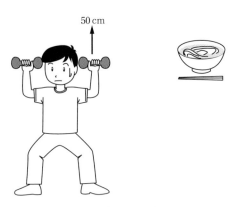

図4 運動と消耗エネルギー

mg（10kg・9.8m/s^2）の力で，0.5m動かすのですから，

仕事量 ＝ 10kg・9.8m/s^2 × 0.5m
＝ 98N × 0.5m ＝ 49N・m ＝ 49J

となります．N・mの単位をJ（ジュール）といい，仕事量（エネルギー）の単位です．

そして仕事をすることはエネルギーの消耗ですから，1cal ＝ 4.2Jであることがわかっています（この値を仕事当量といいます）．

したがって，もしこの動作を1日に10回行えば，49J × 10 ＝ 490J ＝ 117calのエネルギー消耗になります．

それでは，軽いピンセット（30gとします）を台から40cmの高さまで持ち上げる動作を考えてみましょう（図3ⓑ）．すると，

仕事量 ＝ 30g・980cm/s^2 × 40cm
＝ 29,400dyn × 40cm
＝ 1,176,000dyn・cm ＝ 1,176,000erg

となります．dyn・cmの単位をerg（エルグ）といい，CGS系におけるエネルギーの単位です．

1J ＝ 1N・m ＝ 10^{5}dyn・10^{2}cm
＝ 10^{7}dyn・cm ＝ 10^{7}エルグ

ですから，この場合の消耗エネルギーは，1/4.2 × 1,176,000/10^{7}cal=0.028calという微量になります．

図4はダンベル体操の例です．左右に質量2kgのダンベルを持ち，50cmの高さまで，1日に100回上下させた場合の消耗エネルギーを求めましょう．重力に逆らって持ち上げねばならないので，持ち上げるときだけ仕事をします．

この場合の仕事量は，

2kg・9.8m/s^2 × 0.5m × 100 × 2
＝ 1,960J ＝ 467cal

となります．これなら，カレーは無理でもうどん一杯なら食べてもよさそう！　と考えがちですが，そうはいきません．

なぜなら，栄養学ではkcalを用いるので，上記の運動ではたったの0.467kcalの消耗！

食品交換表を開いてみますと，クラッカー20gあるいはリンゴ（中）1/2個で80kcalとなっています．約0.5kcalの消耗では，クラッカーの粉，指先程度の1かけのリンゴにしか相当しません．

それでは，ダイエットに全く効果がないのでしょうか？　そうではありません．力学的消耗エネルギーが小さいだけで，筋の収縮には多くのエネルギーが必要ですから，やはりそれなりの効果はあります．けれどもダイエットはそう簡単ではない，という例かもしれませんね．

最後に図5を考えてみましょう．ⓐはよくある図ですが，身体が不自由ですと，ⓑのほうが楽

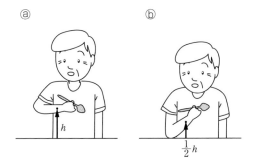

図5　消耗エネルギーを半分に！

だという報告を聞いたことがあります.

　物理的な理由としては,腕を上方に持ち上げるとき,動かす距離が⑥は⑧の半分ですむので,消耗エネルギーも半分になるからです.

 仕事率

　ところで同じ仕事をしても,所要時間の多少によって疲れが異なりますね.

　1秒間に成す仕事の量を仕事率といい,ワット（W）という単位を用います.つまり,1W = 1J/sと表せます.

　だから,100Wの電球を10分（600秒）点灯したときの仕事量は60,000Jになります.前述のダンベル体操での仕事量は1,960Jですから,人間の行う仕事量に比べて,電気の仕事量（言い換えれば消費エネルギー）は,ずいぶん大きいことがわかります（電気では消耗より消費という言葉を用います）.

　けれども普通の白熱電球は,この95%が熱として散逸されているのです.可視光線になるために使われるエネルギーはたったの5%です.

　一見,熱損失のように思えますが,この現象を逆に利用したものには電熱器,ドライヤー,ストーブなど種々あります.

　また質量60kgの人が30秒かけて,高さ5mの階段を上がったときの仕事率は約100W（= 60kg × 9.8m/s^2 × 5m/30s）です.つまり,この人の行動は100Wの電球なみなのですね.

　ワットについては,「看護における電気」の章（p.117）でも出てきます.

　ところで「馬力」という言葉を耳にしたことはありませんか？　もしも,あったとしても「あの人は馬力がある」というような使い方でしょう.実は,「馬力」とは仕事率の単位なのです.

　馬力の単位を制定したのは,蒸気機関を発明したジェームズ・ワットで,「1馬力は75kgの重さの荷物を1秒間に1m持ち上げる能力」でしたが,現在は公式の単位としては用いられていません.当時の馬の平均的能力はこの程度だったかもしれませんが,品種改良されたのか,現在の馬はこの4〜5倍の能力を持っているのだそうです.

 力学における単位のまとめ

　最後に,MKS系とCGS系における単位を表1にまとめました.

表1　力学における単位

単位系	質量	長さ	時間	力	エネルギー
MKS系	kg	m	s（秒）	kg・m/s^2 （N：ニュートン）	kg・m^2/s^2 = N・m （J：ジュール）
CGS系	g	cm	s（秒）	g・cm/s^2 （dyn：ダイン）	g・cm^2/s^2 = dyn・cm （erg：エルグ）
両者の関係	1kg = 10^{3}g	1m = 10^{2}cm		1N = 10^{5}dyn	1J = 10^{7}erg

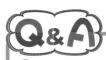

Q 筋が収縮するにはエネルギーが必要であることがわかりましたが，どのようにしてエネルギーが得られるのでしょうか？

A エネルギーは主にブドウ糖の分解によって得られるのですが，2つの方法があります．
　1つは細胞が酸素を取り入れて，ブドウ糖を CO_2 と H_2O に分解してエネルギーを取り出す方法です．

$$C_6H_{12}O_6 + 6O_2 = 6CO_2 + 6H_2O ＋エネルギー$$

けれども酸素が不足すると，ブドウ糖を2個の乳酸に分解してエネルギーを得る方法が用いられ，この反応を解糖といいます．

$$C_6H_{12}O_6 = 2C_3H_6O_3(乳酸) ＋エネルギー$$

　この方法は O_2 を使わずにエネルギーを取り出すとはいえ，生じた乳酸の処理に O_2 が必要となりますので，筋の中に乳酸がたまりすぎると，筋はそれ以上のエネルギー獲得が不可能になるため，収縮できなくなります（これが筋の疲労です）．
　運動のあと，呼吸がはげしくなるのは，乳酸を処理するための酸素を必要とするからです．

☕ COFFEE BREAK ●●●

筋の収縮ってなに？

　ある医学部の授業で次のような質問があったそうです．
　図の@は質量 m の荷物を高さ h まで持ち上げた場合，⑥は質量 m の荷物を渡されて，持ち続ける場合を示しています．
　@は $mg・h$ の仕事をするからエネルギー消耗がある．しかし⑥は mg の力が必要だけれども，単に持ち続けるだけで，力の方向に動かさないので仕事をしていないはずだ．それなのに，⑥の場合，「なぜ疲れるのだろうか？」というのが，質問の内容でした．
　どう考えたらよいのでしょうか？

　外からは見えませんが，実は⑥は「筋の収縮」という仕事をしているのです．そして@のような外面的仕事を positive work というのに対し，⑥のような生理的仕事を negative work といいます．
　筋の収縮でいえば，@は筋の張力は変化せずに収縮するから等張性収縮といいます．これに対して，⑥のように重い物を支えるようなとき，筋が収縮しようとすると下から引っ張られ，収縮しようとする力と下から引き伸ばそうとする力がつりあって，筋の全長には変化がないので等尺性収縮といいます．
　だから，この質問の答えは解剖学・生理学の知識でしか説明できないことになります．お母さんが赤ちゃんをじっと抱いているだけでもしんどいのです．

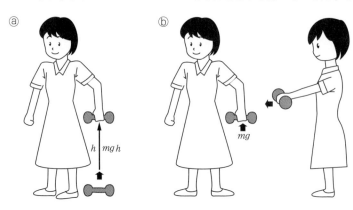

5. 安定・不安定
体位変換の際に思い出したい重心の話

安定・不安定に関する知識は，ボディメカニクスだけでなく，看護全体に必要な知識ですが，「どうしたら(HOW)安定なのか」だけでなく，「なぜ(WHY)安定なのか」を理解しておかないと，誤った記述に惑わされることになりかねません．

そのためには，まず「重心」について十分理解したあと，「安定の条件」を導き，看護の現場でこの知識がどのように生かされるのか．つまり，「看護技術とのかかわり」へと広げていきたいと思います．

重さと重心の関係

物体の安定性については，重心の位置を考えることなしに論じることはできません．でも，重心についての知識があいまいな場合がしばしばあります．重心とは重さ(重力)の中心のことですが，そもそも重さとは，なんなのでしょうか．

私たちがヘルスメーターに乗ったとき，重さを示すべく針が動きます．

なぜ針が動くのか？　それは，身体がヘルスメーターを押したからです．

なぜ押したのか？　地球が引っ張るからです．

なぜ引っ張るのか？　地球に引力があるからです．

つまり，重さの原因は地球の引力，つまり「重力」なのです．無重力の状態では，重さが生じないことを思い出してください．だから，重ければ重い

ほど地球の引力が大きい，重力が大きいことを意味します．

ところで，どんなに複雑な形をした物体でも，それぞれ重さをもった微小物体の集まりで(図1 ⓐ)，それら個々の重さを集めたものが全体の重さであることはいうまでもありません．けれども個々の重さを考えなくても，その物体全体の重さが1つの点に集まっている(重さの中心)と考えられる場所が必ずあって，それが「重心」なのです(図1 ⓑ)．

表現を変えるなら，重心をめがけて地球は引っ張ろうとする，つまり重心に重力が働く，ということになります(重心を center of gravity というので，図ではGで表す)．

重心の場所については，その物体の形などによりますが，たとえば円板だと円の中心，長方形の薄い板なら対角線の交点が重心になります(図2 ⓐ〜ⓓ)．重心に全部の重さが集まっていると考

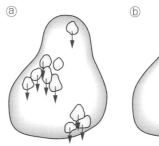
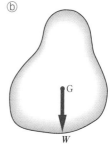

図1　重心とは

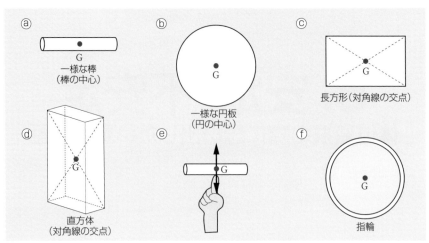

図2　簡単な形における重心の位置

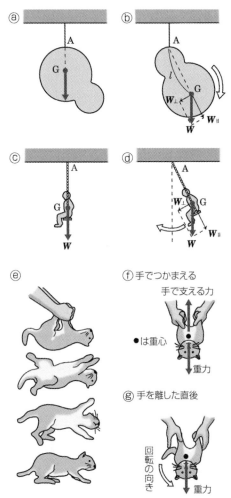

図3　重力と回転

えてよいわけですから，ここを指１本で持ち上げますと物体を水平に支えることができます（図２ⓔ）．また，重心は必ずしも物体の中に存在するとはかぎらず，空間に存在する場合もあることを付記しておきます．

図２ⓕは指輪ですが，指輪の重心はリングの中央（空間）なのです．

まっすぐな棒，円板，長方形のように単純な形なら，重心の位置は簡単に求められますが，複雑な形をもつ物体の重心は，どのようにして求めればよいのでしょうか．

重量Wの物体を吊るすと（図３），吊るした点Aの真下にいつも重心Gが存在します（図３ⓐ）．なぜなら，もしⓑのように重心がA点の真下になければ（Gに物体全体の重さ，言い換えれば重力が働いているから）この物体には，$W_\perp \times l$のトルクが生じ，A点のまわりで回転しようとするからです．

私たちがブランコにまっすぐの位置で（図３ⓒ）乗っても回転してくれませんが，ⓓのように斜めの位置で乗ったら矢印の方向へ回転します．それは，ブランコを吊るしている点Aの真下にブランコおよび人間の重力が働いていないからです．ここで「吊るされた真下に重心がない場合，物体は回転する」というおもしろい実例を加えておきましょう．

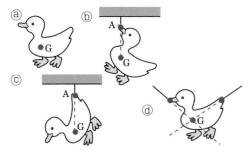

図4　複雑な形の重心は？

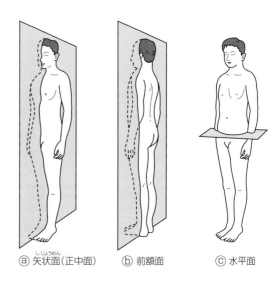

ⓐ 矢状面(正中面)　　ⓑ 前額面　　ⓒ 水平面

図5　人体における重心の位置を含む面

高いところから落とした猫は，うまく姿勢を直して着地しますね(図3ⓔ)．図3ⓕは猫の四肢を手で支えている状態で，吊るしている方向の真下に猫の重心があり回転できません．ところが落ちる瞬間，猫はすばやくうしろの片足を移動させることにより(図3ⓖ)，吊るされている方向の真下から重心が少しずれます．そうすると身体を回転させることができるので，さかさまの姿勢で吊るされていた状態(このまま落ちれば背中を打つ)から正常な姿勢に戻ることができ，四肢で着地できることになるのです．この一連の運動は本当はもう少し複雑なのですが，物理を知らないのにすばやくこの体勢に移れる猫には，「お見事！」とうならざるをえません．

ですから図4ⓐのような複雑な形の重心位置を求めるとき，どこか異なった2点(たとえば，くちばしとしっぽ)で吊るしますと，それぞれの鉛直線上に重心はありますから(ⓑ・ⓒ)，それらの交わったところが重心の位置になります(ⓓ)．

しかし，人間の場合はこのようにするわけにはいきません．どうしたらよいのでしょうか．少し複雑になりますが，人間の重心位置について考えてみましょう．

 人体の重心

人体は，左右には対称(厳密にいえばそうでもないが)でも，前後，上下には非対称の形をしていますから，重心の位置は簡単には求められません．人間が基本的立位姿勢をとったとき，図5

ⓐは人体の重さを左右に等しく分ける面，図5ⓑは前後に等しく分ける面，図5ⓒは上下に等しく分ける面を表すのですが，重心はどの面の上にも存在しているはずです．なぜなら重心は重さの中心となる点だからです．

もう少し詳しく説明するならば，重心を通り上下に分ける面があると，その面を境にして上下の部分の重さが等しいことになり，同様に前後，左右も重心を通る面によって重さが2等分されているからです．ですから，図5のⓐ〜ⓒの3つの面が交わった点が重心の位置になるわけで，その位置は骨盤内で仙骨の少し前，成人男子では床から身長の56〜58％，女子では55％くらいのところです．3つの面の位置の求め方の実験的な方法と計算の方法は，次のとおりです(図6)．

まず，板を l だけ隔てたナイフエッジ(先のとがった支点)で支え，はかりの目盛りをゼロに調節します．ナイフエッジにする理由は，図6のAおよびBの位置を正確に決めたいからです．図6ⓐのように人が前向きに立ったとき，はかり1，2の目盛りをそれぞれ W_1，W_2 とします．人の重心線が板と交わる点をPとして，AとPの距離を x とすると，P点のまわりのトルクのつりあい条件 $W_1 \times x = W_2 \times (l - x)$ より

$$x = \frac{W_2}{W_1 + W_2} \times l$$

となります.

　図6 @のように立ったとき，たとえば身体右端を通る垂線と板の交わるところ（C点）を明確にしておくなら，x の値がわかると CP 間の距離，つまり重心は身体の左右のどこの位置にあるかがわかることになります．図6の@'に示した面の位置がわかるのです.

　同様に人が 90°回り，横向きに立って同じことを繰り返すなら（図6 ⓑ），重心が身体の前後のどこにあるかがわかり，図6 ⓑ'の面の位置が求められます．また，板の上に横たわる（図6 ⓒ）ことによって，重心が上下のどこにあるかがわかり，図6 ⓒ'の面の位置が求められるわけです.

　そしてこの3つの面の交わったところが重心となります.

　求めた重心の位置は，本によってはやや異なるかもしれません．重心の位置は詳しく測定するのが難しいうえ，個人差もあるのでしかたのないことです．どの値が絶対正しいとはいえません.

　図6と異なり図7，図8のような姿勢をとったときの重心の求め方も考えてみましょう．図における小さい黒丸（•）は関節の位置を表し，各部位（たとえば上腕，大腿など）の重心は白丸（○）で表しています．図7の立位のとき全体の重心は，床から身長の58％のあたり（身長の半分よりやや上）にありますが，女性の場合はもう少し下にあります．これは女性のほうが下肢や殿部の占める重さの割合が大きいからです．各部位の重心の位置を数値で示したものが表1ですが，図を参考にしながら，表の用い方の例をあげておきましょう.

　たとえば，胴体と頭とで全体重 m の 0.593（59.3％）を占めその部分の重心 A は，立位のとき（$x = 0.10h$，$y = 0.70h$ という値が表にある），X軸の方向に身長（h）の 0.10（10％）のところですが，図7からわかるように背中の A' という位置からだと 0.060h（A' は X軸の 0.040 の目盛りのあたりだから，$0.1h - 0.040h = 0.060h$）しか

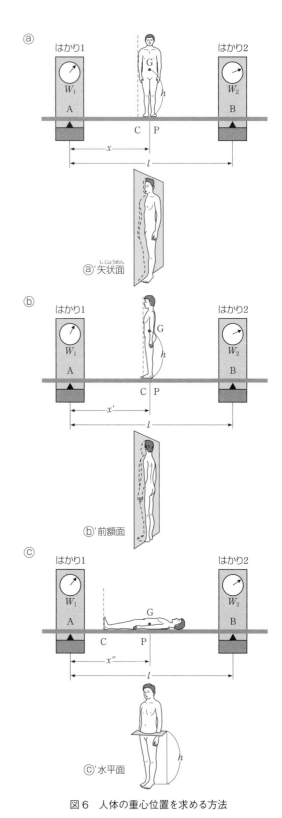

図6　人体の重心位置を求める方法

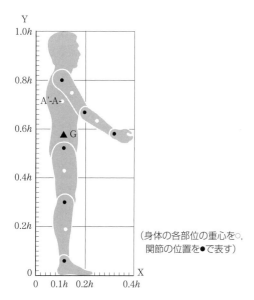

図7　立位における重心

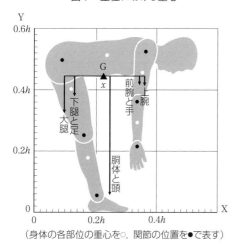

（身体の各部位の重心を○，関節の位置を●で表す）

図8　身体を曲げたときの重心

表1　各部の重心の位置
（ここでは各部位の重さと考えてよい）

部　位	質量	図7		図8	
		X	Y	X	Y
胴体と頭	$0.593m$	$0.10h$	$0.70h$	$0.26h$	$0.52h$
上　　腕	$0.053m$	$0.14h$	$0.75h$	$0.35h$	$0.45h$
前腕と手	$0.043m$	$0.24h$	$0.64h$	$0.34h$	$0.29h$
大　　腿	$0.193m$	$0.12h$	$0.42h$	$0.11h$	$0.40h$
下腿と足	$0.118m$	$0.10h$	$0.19h$	$0.17h$	$0.18h$

m は人体の全体重，h は人体の身長

石井千顆監訳（J.J.KaneandM.M.Sternheim）ライフサイエンス物理学第2版.
廣川書店. 1991. より改変（図7, 8とも）

$$(0.26 - x)h \times 0.593m + (0.34 - x)h \times 0.043m$$
$$+ (0.35 - x)h \times 0.053m$$
$$= (x - 0.11)h \times 0.193m + (x - 0.17)h \times 0.118m$$

これより，

$$x = 0.23(h)$$

同様に，

$$y = 0.44(h)$$

これが図8の重心の座標です．確認してください．

　ところで，図7と図8を比べますと，各部位における重心の位置は変わっていません（たとえば，上腕の重心を上腕の中央とするなら，どちらでも同じ）が，身体全体の重心位置Gは変わっていることに気づくでしょう．なぜなら，図7では身体の内部にあるのに，図8では腹側に移動しています．これは，物体の位置は変わっても形状に変化がなければ重心の位置は変わりませんが，変形すると重心の位置が変わるためです．つまり，図7と図8を比べますと，各部位は変形していませんが，人体のかたち自体は（まっすぐの直線状から，背中がほぼ水平になるように曲げた状態に）変形しているからです．もし人体をもっと大きく曲げると，重心は身体の外に出ることもあります．

離れていません．だから重心Aは背中のA′から測定すると身長の0.06（6%）ぶんだけ内部へ入ったところであることになります．$y = 0.70h$ が，床から身長の70%の高さにあることを示すのはもちろんです．表1の値を用いて求めた重心の位置が図7，図8にG（▲）で示されていますが，どのようにして求めればよいのでしょうか．図8の重心の座標の求め方を例に記します．

　基本的な考え方は，重心のまわりにおけるトルク（時計方向，反時計方向）がつりあうということです．

　重心Gの位置を(x, y)とすると，

重心と安定性

それでは重心と安定の関係について，簡単に直方体の箱で考えてみましょう．図9@に示した直方体は上下，左右，前後に対称ですから，重心はおのおのの真ん中（立体の対角線の交点G）になりますが，真正面からこれを見ますと⑥のように見えます．そこで，この箱のDに指を軽くのせ，Cをつけたまま右のほうへ少し傾けて（ⓒ），そっと指を離してみましょう．箱はどうなるでしょうか？　箱は倒れずに元の状態に戻りますね．ところが箱を右のほうへ大きく傾けて（ⓔ）同様のことをしてごらんなさい．もちろん，箱は倒れて①のようになります．

傾きが小さければ（ⓒ）元に戻るから安定，傾きが大きければ（ⓔ）倒れるから不安定，というわけですが，それではどうして元に戻ったり倒れたりするのでしょうか．また，その境目（元にも戻らず倒れもしない）はどういうときでしょうか．

図9の場合，G点が重心を示しているのですが，重さ（重力）の生じる原因は地球の引力によるので，重力方向はいつも地球の中心（地面に対し垂直）方向を向いています．図9に矢印で重力（W）を示しましたが，重心から真下に向かって引いたこの作用線のことを重心線といい，重力の方向を表す大切な概念です．物体がどう傾こうとも，重心線はいつも真下（地球の中心方向）を向いていることは頭に入れておいてください．

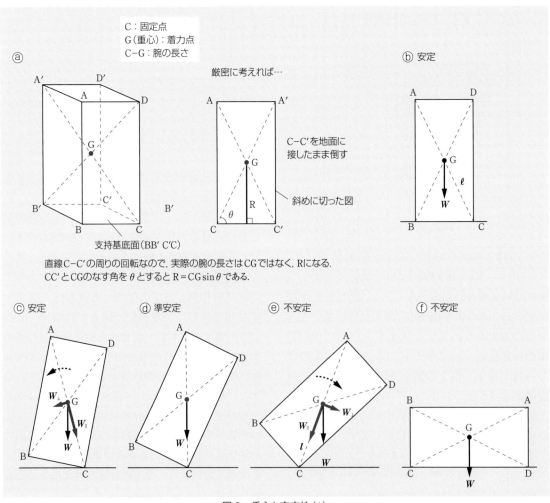

C：固定点
G（重心）：着力点
C−G：腕の長さ

@

厳密に考えれば…

C−C'を地面に接したまま倒す

斜めに切った図

⑥ 安定

支持基底面（BB' C'C）

直線C−C'の周りの回転なので，実際の腕の長さはCGではなく，Rになる．
CC'とCGのなす角をθとするとR＝CG$\sin\theta$である．

ⓒ 安定　　　ⓓ 準安定　　　ⓔ 不安定　　　① 不安定

図9　重心と安定性（1）

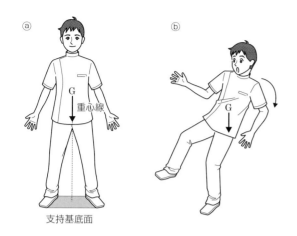

図10　重心と安定性 (2)

ところで，この箱を図9ⓑのように保とうと思うと BC 面で支えておかなければなりません．物体を支えもつ面のことを支持基底面（base of support）といいますが，前述の重心線との関係を考えてみます．

図9は箱の回転です．なぜ元に戻ったり横転するのでしょうか．この回転の固定点は C，着力点は G，腕の長さは ℓ（CG の長さを ℓ とする）です．重力（W）の腕に平行・垂直方向の分力を $W_{\parallel}$・$W_{\perp}$ とすると，図9ⓒでは $W_{\perp} \times \ell$ の，ⓔでは $W_{\perp} \times \ell$ のトルクが図の矢印（破線）方向に働くので，ⓒは元に戻り，ⓔは倒れてⓕのようになるのです．

また，図9ⓓ（対角線 AC が床に垂直になった状態）では，重力が腕の上にすべて存在するため，$W_{\perp}$ がゼロ，つまりトルクが生じず手を離した瞬間，どちらへも倒れません．ただし，点のみで支えているので少しの刺激（指を離すときの力の入り方，空気の動きなど）で図9ⓑまたはⓕの状態になります．

いま，箱が図9ⓑのように立っている状態を安定，ⓕのように倒れた状態を不安定と考えるなら，ⓒは安定，ⓔは不安定，ⓓはどちらともいえないので，準安定ということになります．

ここで，少し付記しておきたいことがあります．倒れた状態を不安定と考えるのですから，図9ⓕは不安定ということになりますが，倒れる……

を考えなければ，ⓕは安定であって，決して不安定ではありません．ここでは，転倒に対する安定度を考えているので，ⓕを不安定としていることを心にとめておいてください．実は転倒に対する安定度を論じるとき，本来，「座り」という言葉を用いたほうが誤解が生じないのですが，看護ではなじみのない言葉なので，そうしなかったのです．

次に図9において，重心からの矢印を延長してみますと，安定なⓑ・ⓒでは BC 面内を通りますね．けれども不安定なⓔでは重心線は BC 面からはずれてしまいます．すなわち，安定であるためには重心線が支持基底面の内を通ればよいことがわかります．したがって，図9ⓓのように対角線 AC が垂直になるように箱を傾けたとき，重心線は（いつも垂直方向だから）AC 線と一致し，これでは重心線が支持基底面の内を通るのでもなく，はずれるのでもない状態ですから，安定でも不安定でもありません．準安定といわれるゆえんです．

以上から，重心線が支持基底面の内を通ることが，安定状態を保つために必要であることがおわかりになったでしょう．

ところで，安定の条件として，

❶重心が低いこと

❷支持基底面の面積が広いこと

❸重心線が支持基底面の内を通ること

と列記されていることがありますが，それについて検討してみましょう．

図11ⓐはⓑに比べて重心は低いのに不安定です．また，ⓒに比べて支持基底面の面積は広いのに不安定です．理由は，重心線が支持基底面の内を通らないからです．逆に，重心線が支持基底面の内を通れば，重心が高くても，支持基底面の面積が狭くても，安定であることになります．

では，重心が低いこと，支持基底面の面積が広いことは，安定とどういう関係にあるのでしょうか．それは，上記の条件❸を満たしたうえで，より一層安定にするための条件（安定度を増すための条件）なのです．

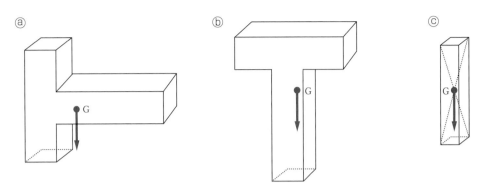

図11　重心と安定性（3）

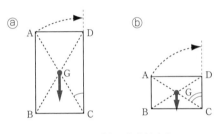

図12　重心と安定性（3）

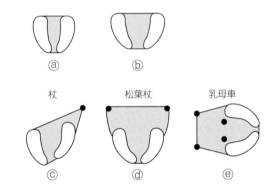

図13　支持基底面積と安定性

　箱の転倒を考えたとき，対角線ACが床に垂直になるまでは安定でしたが（図12ⓐ），重心が低いと，垂直になるまでの角度が大きい（図12ⓑ），つまり倒れるまでに許される回転角が大きいので，重心が低いほうが安定の度合いが大きいことになります．

　また，支持基底面の面積が広いほど，重心線がそこを通る可能性が大きい，つまり安定の度合いが大きいことがわかります．私たちは直立不動の姿勢で立ちつづけ，疲れると足を横に出して「休め」の姿勢をとります．これは図13ⓐ・ⓑからもわかるように，支持基底面の面積を広くして，身体の安定性を増しているのです．さらに杖をつけば図13ⓒのように，松葉杖をつけば図13ⓓのようになってより安定になります．

　だから，安定・不安定の条件は次のようにしたほうがよいのです．

安定の条件（倒れない条件）

❶重心線が支持基底面の内を通ること

安定の条件を満たしたうえで，より安定にするための条件（倒れにくい条件）

❷重心が低いこと

❸支持基底面の面積が広いこと

安定・不安定の条件の生かされ方

　以上から，リハビリテーションが図14のⓐ→ⓑ→ⓒの順に行われるのも理解できるでしょう．

　重心が低いほうから高いほうへ，支持基底面の面積が広いほうから狭いほうへ，つまり，より安定感の大きいほうから小さいほうへと進めています．

　また，椅子に腰かけた姿勢のまま，まっすぐ立ち上がろうと思っても（図15ⓐ），重心線が支持基底面（両足で支えているところ）の内を通らないので，立ち上がることは不可能です．ですから，

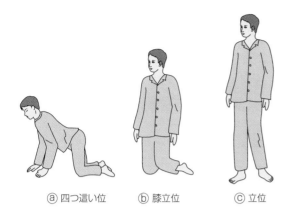

(a) 四つ這い位　　(b) 膝立位　　(c) 立位

図14　リハビリテーションの順序

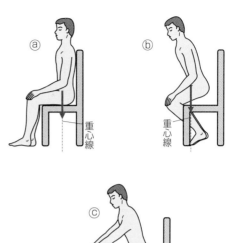

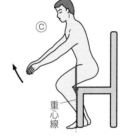

図15　椅子から立ち上がるときの重心

私たちは無意識のうちに上半身を前方へ傾け、足を後方へ引くことによって（図15 ⓑ），安定の条件を満たしつつ立ち上がっているのです。

　患者を立たせるとき、患者の足を少しうしろへ引き、手を持って（握手するように），斜め下前方に引っ張ってあげるのも、重心線が支持基底面の内を通るようにする援助にほかなりません（図15 ⓒ）。

 ## 重い荷物を持つときの工夫

　重い荷物を持つとき、荷物とともに転倒しない工夫を考えてみましょう。

　図16 ⓐは、2つの同じ積み木をT字型に接着したもので、全体の重心は個々の積み木の重心の真ん中（G）に存在することを示しています。重心線が支持基底面内を通らないので転倒するという例ですが、これは、あなたが同じ重さの荷物を図16 ⓑのような位置で持ったとき、荷物とともに転倒することを意味しているのです。もっと軽い荷物であっても荷物の重心があなたから遠ければ、転倒することがあります。そのため私たちは荷物を肩にかついだり、荷物を横向きにして、荷物の重心を身体に近づける工夫をします（図16 ⓒ）。転倒を起こさない軽い荷物でも身体に近づけるほうがよい、とp.22で述べました。その理由はトルクを小さくして身体を楽にするためでし

たが、重い荷物による転倒を防ぐためにも荷物は身体に近づけて持つほうがよいことになります。

 ## 重心の一致と重心線の一致

　転倒を防ぐためには、身体の重心と荷物の重心を近づけるほうがよいのならば、両者の重心を一致させることは一層望ましいのでしょうか？

　立位のとき重心は身体の中、骨盤のあたりに存在するのでしたね。したがって、立位で重い荷物を持つとき、荷物の重心を身体の重心と一致できるはずはありません。

　もし図17 ⓐのように身体を丸く曲げると、身体の重心は身体の外に出て、そこへ荷物の重心をもってくることはできますが、とても安定した状態ではありません。

　つまり重心を近づけることは大切ですが、一致させることはできないのです。

　図17 ⓑを見てみましょう。これは重心の一致ではなく、重心線の一致を示しています。重心線の一致は可能であり、安定のために意味をもちま

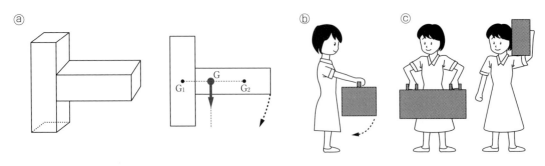

図16　荷物を持つときの工夫

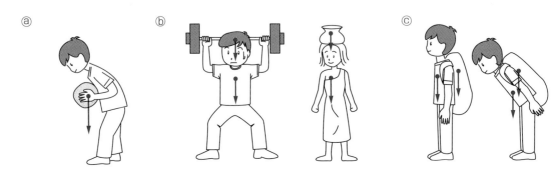

図17　重心の一致と重心線の一致

す．なぜなら1本の重心線のみを考えればよいからです．重量挙げの選手がバーベルをまっすぐ上に持ち上げるのも，この理由からです．

また，本格的な登山をする場合の荷物は非常に重いので，まっすぐ立つと後ろに転倒しかねません．そのため背中に負うようにして（重心線を近づけるようにして）運びます（図17ⓒ）．

「回転作用」を使って疲れを少なく

皆さんは患者を立ったまま移動させるとき，患者と向かい合った状態で（図18），しかも，患者をそっくり返らせる（ⓐ）ことはせず，自分のほうへもたせかけるようにしますね．さらに，患者との間隔は大きく（ⓑ）せず，身体を密着させるように（ⓒ）するでしょう．どの図も重心Gに重さ（重力）がかかり，その方向は身体がどう傾こうとい

つも真下（地球の中心方向）です．この「重さ」すなわち「重力 W」という力は，地球から引っ張られている力ですが，この力を図のように身体に垂直な方向へ働く力 $W_\perp$ と身体に沿った方向に働く力 $W_\parallel$ に分解してみましょう．

この $W_\perp$ が身体を回転させる力となることが，この図からもわかります．そうすると図18ⓐでは，$W_\perp \times l$ のトルクが↙の方向に生じ，ナースが手を離したらうしろへ転倒してしまいます．ところが図18ⓑ・ⓒでは $W_\perp \times l$ のトルクがともに↘のほうへ働きますので，ナースの方向へ倒れてくることになり，誤って手を離してもナースの身体で支えることにより転倒を防げるから安全なのです．けれども図18ⓑとⓒでは $W_\perp$ の大きさが異なりますね．ⓑのほうが傾きが大きいためにⓒより $W_\perp$ が大きくなります．したがってⓑのほうがトルクが大きくなり，ナースが患者を支えるのに疲れるわけです．患者を立ったまま動かすと

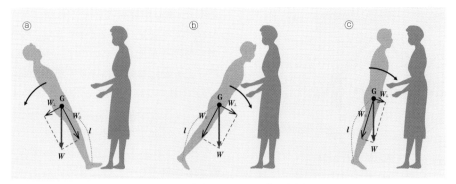

図18　患者を立ったまま動かすとき

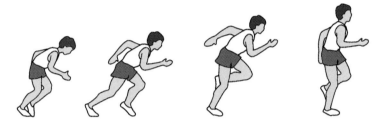

図19　スタート時の走者の姿勢

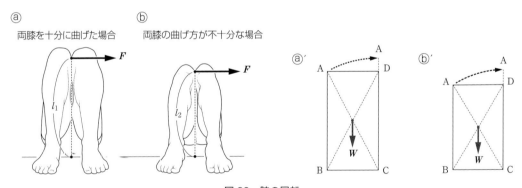

図20　膝の回転

きに図18ⓒのようにするのは，誤って手が離れても患者がナースの方向へ倒れるから安全であり，身体の傾きが小さいため，患者に生じるトルクが小さいので，ナースの疲れは少なくてすむからです．

また，患者は図18ⓑよりⓒのほうが安定の条件（重心線が支持基底面の内を通る）を満たしやすいですね．

このように転倒を防ごうとする例は，スポーツでも見られます．それは，短距離走者のスタート時における姿勢です．図19はスタートしたときの走者の姿勢をこまかく描いたものですが，身体を前のめりにすることによって重心を足より前方へもっていこうとしています．つまり，重心線が支持基底面の内を通らない姿勢なので，大変不安定です．転倒を防ぐには，すばやく足を前に出し，重心線が支持基底面の内を通るようにしなくてはなりません．つまり，このような極端な姿勢をと

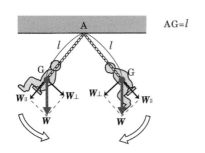

AG=l

図21　ブランコにおける回転

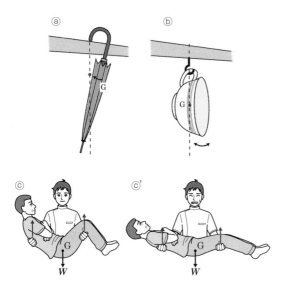

図22　重心と安定性 (4)

えると) 重心が高いということは, 少し回転させ
ただけで不安定な領域になります. つまり, 高く
立てたほうが重心が高いので, 少し脚部を傾けた
だけで不安定な領域に入り, 勝手に回転してくれ
るのです. これが, 楽であることのもう1つの
理由だったのです.

　そして付記すべき2つ目は…….

　「吊るされた真下に重心がない場合, 物体は回
転する」例として, 先に猫の回転について述べま
した(p.35).

　ブランコを例にとり(図21), もう一度述べる
なら, 前後に揺れているとき子供の重心は吊るさ
れたA点の真下にありませんね. このとき, $W_\perp$
$\times l$ のトルクが図の白い矢印のほうに生じ, 回転
するのです. そして, 大切なことは, 回転した結
果, 吊るされた(支えられている)点の真下に重心
がくるということです.

　以上のことをまとめると, 「物体を重心の上で
支えると(または支えている場所の下に物体の重
心があると), 物体はいつも安定である」という
ことになります. 図22 ⓐの傘は必ず安定な点線
の位置になり, ⓑのカップは揺らしても必ず元の
安定した位置に戻ります. ⓒ'よりⓒのほうが安
定であるということもわかるでしょう.

　安定の条件についてはすでに述べましたが, 支
えている場所の下に重心があるときはいつも安
定, ということも, つけ加えておかなければなり
ませんね.

ることによって, 自らを加速しているのですね.

　安定・不安定について, 最後に2点付記して
おくことがあります.

　まず1つ目は…….

　仰臥位から側臥位に体位変換するとき, 脚部を
高く立てる理由として, 「トルクが大きくなって
楽である」が, 「別の理由もあって, それについ
ては後述する」と, p.25で述べました.

　図20 ⓐのように立てたほうが楽に体位変換で
きる別の理由というのは…….

　図20 ⓐのように高く立てると重心がⓑよりも
高いですね. (図20 ⓐ'・ⓑ'と対応させながら考

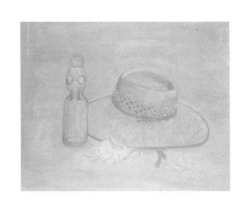

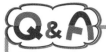

Q 仰臥位から側臥位にするとき，脚を高く立てたほうが楽な理由として，トルク以外に「高く立てたほうが《重心が高くて不安定だから》少し回転しただけで，勝手に脚が倒れる状態になるからだ」とありました．
　それでは，「高く立てたほうが《支持基底面の面積が狭くて不安定だから》少し回転しただけで……」と，同じことがいえるのではないのでしょうか？

A そのように勘違いしがちですが，この場合そうではありません．たしかに，脚を立てた（図①）ほうが（ABの長さが短いので）支持基底面の面積が狭く，②よりも不安定です．しかし，側臥位にするときは①′・②′の矢印の方向の回転における安定・不安定を考えるのですから，重心線が支持基底面の内を通るかどうかは，BCの幅によるのであって，いくらABが長くても関係ないことがわかります．同じことを，箱を用いて考えるとわかりやすいので試してみるとよいでしょう．
　「重心が低いからといって絶対安定とはかぎらないけれど，支える場所よりも重心が下にあれば絶対安定である」とか，「支持基底面の面積が広いほうが重心線が通る可能性が大きいので安定度が増すはずなのに，場合によっては無関係である」など，看護技術は奥深いものですね．

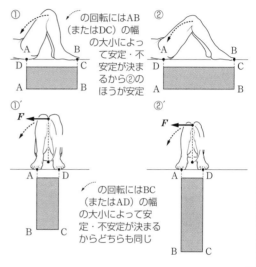

の回転にはAB（またはDC）の幅の大小によって安定・不安定が決まるから②のほうが安定

の回転にはBC（またはAD）の幅の大小によって安定・不安定が決まるからどちらも同じ

COFFEE BREAK

あなたにもできる？　サーカスの綱渡り

　サーカスの綱渡りは，中途半端な高さではないので，下を見ただけで足がすくむはずなのに，前を向いたまますースッーッと足を動かしていきます．まして，重い棒状の物を持ちながら渡っていく芸には，全く脱帽です．

　でもね，この棒には意味があるのです．棒を持ったほうが綱渡りは安定するのです．なぜなら，綱渡りをするとき，重心は彼のおへそのあたりですから不安定なのですが，両端が垂れ下がった棒を持つことにより，（先端が垂れ下がり，棒が重ければ重いほど）重心の位置が低くなって綱の下にきます．つまり，支えている場所よりも重心が低くなって安定するのです．

　ほかにも，高い場所にある狭い綱状の上をオートバイで走り，その下には台車やブランコが取りつけられていて，そこではもう1人が演技をしつつ一緒に動く……という曲芸がありますが，これはもっと安定といえるでしょう．なぜなら，オートバイ，台車，

2人の人間の合計の重心が（人間がどんなに傾いても）綱の下にくるように考えられているからです．

　ところで，やじろべえをよく見てごらんなさい．左右の先端におもりをつけているでしょう？　おもりをつけないやじろべえの重心の位置をG′とすると，おもりをつけた場合の重心の位置（G）は支えている場所（O）よりも下になるので，安定なのです．やじろべえのおもりは，綱渡りに用いる垂れ下がった棒と同じ意味をもっているのですね．

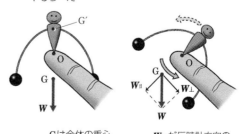

やじろべえ

Gは全体の重心
Oは固定点

$W_\perp$ が反時計方向のトルクをつくるので元に戻る

6. 撃力と骨折
シートベルトはなぜ必要なのでしょう

　「力」といえば，私たちはすぐ物体にひもをつけて引っ張る力や押す力を想像します．あるいは，物体が落下するときに働く力を思い浮かべる人がいるかもしれませんが，これもやはり地球から引っ張られている力なのですね．

　ここで取り上げる「撃力」は，押したり引いたりする力と少し異なり，ぶつかったときの瞬間に働く力のことで，衝撃力ともいいます．

　ぶつかったときに生じる撃力は，日常いろいろなところで経験します．たとえば，車の衝突があります．また，球技はもとより空手，相撲など，撃力の競いはスポーツのあちこちに現れます．骨折も撃力の大きさが直接関係します．

　このように，撃力は日常生活にしばしば出てくる力です．撃力をどうしたら減らせるか，車の衝突やベランダから物体が落ちたときに受ける力など，具体的な例をあげて考えてみることにしましょう．

 ## 運動量とは？

　運動量という言葉を耳にされたことがあるでしょうか．なんとなくなじみが薄い言葉かもしれませんが，撃力を考えるうえでどうしても必要な言葉です．

　そこでひとまず，

　　運動量＝進む勢いのようなもの

と考えておいてください．

　ところで，「進む勢い」の大小は，何によって決まるのでしょうか．

　図1を見てください．軟らかい紙風船と高速度のボールが，私たちのほうへ飛んできた場合を考えてみましょう．もちろん，高速度のボールの進む勢い（運動量）のほうが大きいことはすぐにわかります．そこで，「物体の速度が大きい→進む勢いが大きい」ということになるのですが，それだけでしょうか．もしボールと同じ速度で大きな鉄の弾丸が飛んできたら，進む勢いはもっと大きく感じるはずですね．つまり速度は同じでも，重い物*ほど，

進む勢いが最も大きいのはどれだろうか
撃力が最も大きいのはどれだろうか

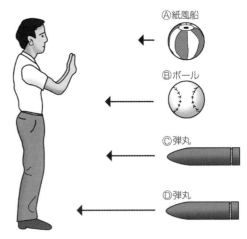

Ⓐ紙風船
Ⓑボール
Ⓒ弾丸
Ⓓ弾丸

（矢印の長さは速度の大きさを表す）

図1　運動量は？　撃力は？

進む勢いが大きいことになり，まとめてみますと，進む勢い（運動量）は，速度と質量が大きいほど大きいことになります．相撲は，力士が立ち上がったとたんに生まれる運動量によって勝負が大きく左右されます．つまり，体重の重い力士が，すばやい速度で突進してきた場合，最も進む勢いが大きい（＝運動量が大きい）ことになります．

以上のことから，次の定義が納得できると思います．

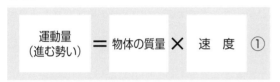

$$\begin{array}{|c|}\hline \text{運動量} \\ \text{（進む勢い）} \\ \hline \end{array} = \begin{array}{|c|}\hline \text{物体の質量} \\ \hline \end{array} \times \begin{array}{|c|}\hline \text{速 度} \\ \hline \end{array} \quad \text{①}$$

＊「質量の大きい物」のほうが正しいのです．私たちは日常 kg や g を重さの単位としています．日常生活に支障をきたしはしませんが，本当は「質量（物質の量）を表す単位」とするべきなのです．

運動量と撃力の関係

それでは弾丸なりボールに当たったとき，受ける撃力はどう考えるべきなのでしょうか．

もう一度図1を見ますと，ⒷとⒸは同じ速度でもⒸのほうが大きい撃力を生じます（つまり質量の大きい物ほど撃力が大きい）．そして，ⒸとⒹは同じ質量でもⒹのほうがさらに大きい撃力を生じます（つまり速度の大きい物ほど撃力が大きい）．

このことから撃力は，物体の質量と速度（言い換えれば，①式より運動量）が大きいほど大きいといえそうですが，そう言い切ってしまってよいのでしょうか．つまり，物体のもつ運動量だけで撃力は決まるのでしょうか．

図2は同じ質量（500kg）の車が同じ速度15m/s（時速54kmに相当する）で走ってきて，

ⓐは壁に当たって瞬時にとまった場合，

ⓑは大きい石に乗り上げたため，その瞬間少し速度は落ちた（10m/s；時速36kmに相当する）ものの，そのまま前進していった場合，
です．

壁や石にぶつかる直前までこの車は同じ運動量（質量×速度＝500kg×15m/s＝7,500kg·m/s）をもっていたのですが，衝突による撃力は図2ⓐのほうがずっと大きいですね．その理由を次の計算で考えてみましょう．

図2ⓐもⓑも，はじめは7,500kg·m/sの運動量をもっていたが，

ⓐはとまった→速度が0になった→運動量に7,500kg·m/sだけの変化が生じた．

ⓑは10m/sの速度で前進した→運動量を500kg×10m/s＝5,000kg·m/sだけまだもっている→運動量に2,500（＝7,500－5,000）kg·m/sだけの変化が生じた．

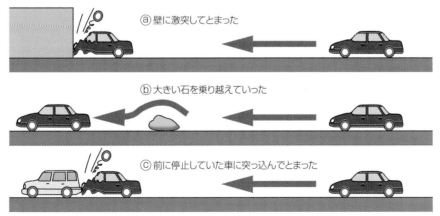

車の受ける撃力はどう異なるのか

ⓐ壁に激突してとまった

ⓑ大きい石を乗り越えていった

ⓒ前に停止していた車に突っ込んでとまった

図2　車の受ける撃力の差

このように，衝突直前の運動量は図2ⓐもⓑも同じであっても，直後の運動量は異なります．つまり，衝突前後における運動量の変化は，図2ⓐとⓑで異なった値になります．この場合，ⓐのほうが撃力が大きいのですから，「撃力は運動量の変化量が大きいほど大きい」といったほうがよいのです．

けれども，まだこれだけでは不十分です．ややこしく思わないで，もう少しがまんして読んでください．

図2ⓒは，やはり衝突によって車が止まってしまったのですが，前に停止していた車に突っ込んだため，すっかりとまるまでに時間が（ⓐよりも）よけいにかかった場合です．ⓐもⓒも車はとまった（速度が0になった）ので運動量の変化量は同じです．それなのにⓐのほうが大きい撃力を生じます．どこが異なるのでしょうか．

それは，とまるまでの時間に差があるからです．つまり，図2ⓐは壁にぶち当たり，瞬時（たとえば0.1秒くらいのあいだ）に停止しますが，ⓒはすっかりとまるまでには1秒前後かかるでしょう．相手に接触してからとまるまでの時間が短いほど，撃力が大きくなることを示しているのです．

先に，撃力は運動量の変化量が大きいほど大きいと述べましたが，さらに，撃力は接触時間が短いほど大きい（接触時間に反比例する）という点も必要になってきます．

以上の考えを式にまとめると次のようになります．

$$撃力 = \frac{運動量（質量×速度）の変化量}{ぶつかった瞬間に要した時間} \quad ②$$

1つ例をあげておきましょう．止まっている50g（＝0.05kg）のゴルフボールを打ったところ，秒速60mで飛んだとします．力を加えた瞬間の時間を0.005秒とすると，この瞬間どれだけの力がかかったのかは，②式の右辺より，

$$(0.05kg × 60m/s) ÷ 0.005s = 600kg·m/s^2$$
$$= 600N（ニュートン）$$

となります．

1kgの物体を支える力が約10Nであることを先に示しました（p.14）．この場合は約60kgの物体を支える力に等しい力が瞬間，ゴルフボールに働いていることになります（図3）．

撃力の計算例

高い場所から落とした物体は？

物体を高い場所から落としたときに地面にはげしく打ちつけられてバラバラに壊れてしまう場合と，幸い植え込みの上に落ちたため，少し傷がつく程度ですむ場合がありますが，この違いを詳しく考えてみましょう．

図4は，同じ質量（10kg）の物体が4階のベランダから落ち，時間とともに落下速度が増加し，ぶつかる直前の速度は14m/sであったとします．

図4ⓐは道路にたたきつけられて速度が0になったのですから，運動量の変化量は，

$$10kg × 14m/s = 140kg·m/s$$

となります．

たたきつけられた瞬間が0.05秒としますと，②式より，物体の受ける撃力は，

$$140kg·m/s ÷ 0.05s = 2,800kg·m/s^2 = 2,800N$$

となり，約280kgの物が上に乗った場合に相当

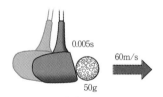

0.005s
60m/s
50g

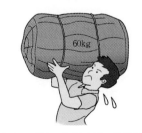

60kg

図3　撃力は接触時間に反比例

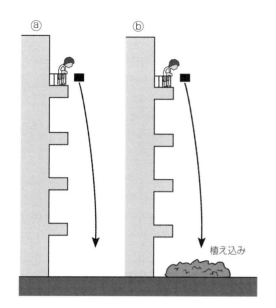

図4　高い場所から物体を落としたときの撃力は

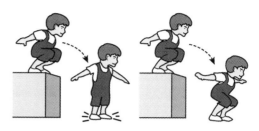

図5　飛び降りるときのコツは？

しますから，ずいぶん大きく，物体が破損することがうなずけます．

　一方，図4ⓑのように植え込みがクッションの役目をしたらどうでしょうか．すっかりとまる（速度が0になる）までに1秒かかったとしますと，撃力は，

　　140kg·m/s ÷ 1s = 140N

となって，1/20に激減することがわかります．

　このように，ぶつかる直前までの条件が同じでも，とまるまでに接触している時間が長いと（ここでは20倍），力はぐんと減らせる（ここでは1/20）ことになるのです．

　「撃力というのは，（それを受ける）瞬間の時間を長くすることによって小さくすることができる」という考えを骨折の例にあてはめてみます．

　学校の階段を遊び半分に飛び降り，骨折した子供の話を聞いたことがありますが，飛び降り方にもコツがあることを，昔なら知らず知らずのうちに体得していたのではないでしょうか．

　飛び降りるときのコツとは？　とあらたまって聞かれると困りますが，しいていうなら着地する

瞬間，膝を曲げてふわっと足を地面につける感じです．

　同じ速度で同じ体重の子供が飛び降りた瞬間，地面から受ける撃力は同じはずなのに，一方は膝を曲げず脚を突っ張った状態で着地し，他方は膝を曲げてふわっと着地することによって撃力に差が生じたわけです（図5）．ふわっと着地することによって（撃力を受ける）瞬間の時間が長くなり，撃力が小さく，骨折しにくいことになります．

　高齢になりますと，安定も悪くなり反射的動作も遅くなって転倒しやすくなります．また，タンパク質，カルシウム，ビタミンDの不足で骨ももろくなり，骨の変形や骨折を起こしやすいといわれています．事実，若い人なら起こらないのに，骨のもろい高齢者が急に膝や肘をついて骨折することがあります．

　ですから，いきなり肘をついたり座ったりせず，ゆっくり行うと，（低速のボールは撃力が小さいことからもわかるように）撃力が小さくなるのですが，膝をつく瞬間あるいは座る瞬間に要する時間が長くなってさらに撃力を小さくする効果もあります．

　ゆっくりと動作を行うことにより，撃力を小さくすることができるということは，とくにわれわれ"せっかち人間"も知っておく必要がありますね．

車の衝突とシートベルトの効用

　「シートベルトをしていたために命拾いをした」という事実も多く，シートベルトの着用が義務づけられて久しいのですが，シートベルトをするこ

とにより，どのくらい被害を減らすことができるのか，具体的に考えてみましょう．

具体的な計算に入る前に，『慣性の法則』について述べなければなりません．

私たちは，電車が急停車すると思わず前のめりになりますね．つまり，進行方向に向かって立っていたとき，急にとまると，身体はなおかつ進行方向に進もうとするのに，足だけが急にとまるのですから，前のめりになるのです．

とまっていた電車が急に動き出すときも同様で，身体はいままでと同じように静止した状態を保とうとするのに，足だけが前進するのですから身体は置き去りにされた状態になってうしろへ倒れそうになるのですね（図6）．

『慣性の法則』はわかりやすくいえば，このように「いまの状態を保とうとする性質である」といえます．

とまっている車がうしろから追突されると，身体は座席とともに前方へ押しやられますが，首の部分はとまった状態を保とうとするのですから，首だけがうしろに残り（図7ⓐ），むちうち症の原因になるのです．ですから座席にヘッドレストが必要になります（図7ⓑ）．

一方，走行中の車が何かに衝突して車がとめられても，身体はなおかつ車と同じ速度で前進しようとしているのですから，フロントガラスに頭を突っ込み，大けがをすることになります．シートベルトをしていたら，車に身体が固定されているので，車と同じように身体もとめられるのですが……（図8）．

では，シートベルトについて考えてみましょう．あなた（60kgw とします）が毎秒16m（時速約60km）の速度で運転していて，壁にぶつかり，車はほとんど瞬時（0.5秒）にとまったとします．あなたはシートベルトをしていたため車と同じように（つまり0.5秒で）とまったわけです．このとき，あなたの受ける撃力を計算してみましょう．

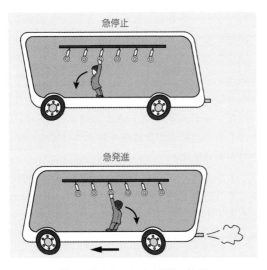

図6　電車内における慣性の法則

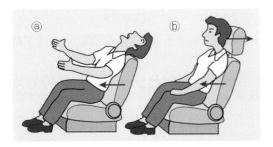

図7　むちうち症と座席の枕

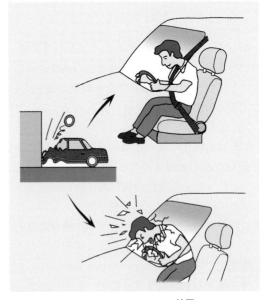

図8　シートベルトの効用

①式より，ぶつかる直前の運動量は，

$$60\text{kg} \times 16\text{m/s} = 960\text{kg·m/s}$$

です．

そして，直後にとまったので運動量＝0．つまり，運動量の変化量は960kg·m/sですから，②式より，

$$
\begin{aligned}
撃力 &= 960\text{kg·m/s} \div 0.5\text{s} \\
&= 1,920\text{kg·m/s}^2 \\
&= 1,920\text{N}
\end{aligned}
$$

となります．

この力は身体全体が平均として受けた力ですが，幅10cm，長さ1mのシートベルト（面積＝0.1m × 1m ＝ 0.1m^2）の部分が身体に接触しており，そこで力を受けたら，シートベルトの単位面積に働く力は，

$$
\begin{aligned}
\frac{力}{面積} &= 1,920\text{N}/0.1\text{m}^2 \\
&= 19,200\text{N/m}^2 \\
&\fallingdotseq 1.9 \times 10^4\text{N/m}^2
\end{aligned}
$$

となります．

それでは，シートベルトをしていなかったため，前述の理由で頭（5kgとする）をフロントガラスに突っ込んだ（直前の速度は，車と同じ16m/s）場合はどうでしょうか．ガラスに頭をぶつけてとまるまでの時間は大変短いので，0.02秒とします．

前の計算と同様にしますと，

$$
\begin{aligned}
撃力 &= 5\text{kg} \times 16\text{m/s} \div 0.02\text{s} \\
&= 4,000\text{N}
\end{aligned}
$$

さらに，ぶつかった瞬間，ガラスと接触する頭部の面積はごくわずかで（かりに2cm × 3cmとする），そこに撃力が集中するのですから，単位面積当たりの力は大変大きくなります．

2cm ＝ 0.02m と 3cm ＝ 0.03m のつくる面積は 0.0006m^2 ですから，頭の単位面積に働く力は，

$$4,000\text{N} \div 0.0006\text{m}^2 \fallingdotseq 6.7 \times 10^6\text{N/m}^2$$

となります．

このようにシートベルトをつけると単位面積に働く力を激減（約1/350）できるのは，とまるまでの所要時間を長くすること，接触面積が大きいことの2つの理由です．先のとがった物を車内に置いていて，もしそれに身体がぶつかると単位面積当たりの力が急増して危険です．注意しましょう．

ところで，最近多くの車種にエアバッグが装備されていますが，これは，上述したシートベルトの効用をもっと高めたものです．なぜなら，エアバッグはベルトに比べ，接触面積がずっと大きいだけでなく，空気が入っているためフワッとして，とまるまでの所要時間もずっと長くなるからです．

6

撃力と骨折

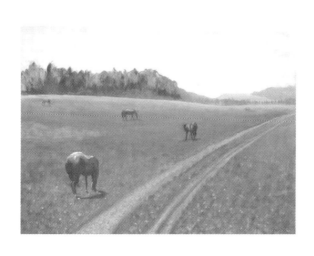

Q 車の追突と撃力の関係を読んで，車が衝突したとき受ける撃力は，スピードが大きいほど大きくなり，車の速度が2倍，3倍……であれば，撃力も2倍，3倍……であることを知りました．けれども，私の記憶では，撃力は4倍，9倍……つまり「2乗で大きくなる」と自動車教習所で学んだのですが……．

A 同じような質問を受けることがありますが，結論からいえば前者が正しいのです．
たとえば，A車は40km/h，B車は80km/hで走っていて壁に衝突したとします．そのとき受ける撃力は，B車の速度が2倍なので撃力も2倍になり，4倍ではありません．「撃力は速度（の1乗）に比例する（正確には運動量の変化量に比例）」が正しいからです．
多分『エネルギー保存則』から，2乗に比例するとおっしゃったのだと考えられますが，同時に，スピードの超過を戒めるためでもあるのでしょう．1乗であっても2乗であっても，スピードのオーバーは避けなければなりません．

☕ COFFEE BREAK ●●●

車が衝突したとき，虫かごの中の虫は？

車の衝突時，『慣性の法則』によってドライバーはそのまま進みますので，フロントガラスに突っ込むからシートベルトが必要だと述べました．

ところで，このとき助手席にペットの入ったケージがあったらどうなるでしょうか．

もしペットがケージの中でじっとしており，ケージと一緒に前進していれば，当然ドライバーと同じ結果です．ケージはこわれ，ペットも大けがをするでしょう．

それでは，虫かごをシートベルトで固定しておき，虫がかごの中で飛んでいたらどうなるでしょうか．虫は車に触れていませんが，影響を受けるのでしょうか．

ええ受けるのです．なぜなら虫かごの中の空気も車内の空気と同じ速度で前進していますから，車が急停止しても虫はかごの中を前へ進みます．しかし，かごは固定されているので，虫はかごにぶち当たって，やはりけがをするでしょう．

7.「力のつりあい」を応用する：牽引

牽引療法は，整形外科領域における基本的治療技術の１つで，四肢や体幹に牽引力を持続的に加え治療する方法であることはいうまでもないのですが，「牽引力」が患者にどのように作用するのでしょうか．また，目的の部位を牽引するためには，牽引力と同じ大きさの力を反対方向に加えなければなりません．なぜなら，もし力がつりあっていなければ，身体が移動してしまうからです．でも，なぜ簡単に牽引力と全く同じ大きさの力を反対方向につくることができるのでしょうか．

ここで述べる内容は，案外盲点になっているロープで引く力から反対牽引の力にまで及びます．牽引に関する疑問は氷解するでしょう．

ロープで引く力

牽引療法は，整形外科領域における非常に重要な療法の１つですが，主として骨折の治療，筋の拘縮の矯正，筋スパズムの治療に用いられ，患者の安楽だけでなく痛みの軽減に役立ち，機能回復を早める効果があることはご存じのとおりです．その際，筋骨格系の解剖学や生理学の基本的知識が必要なことはいうまでもありませんが，ここでは力学的な内容のみにかぎって話を進めたいと思います．

牽引の基本となる力学的知識は，「力のつりあい」ですが，必要なことがらは主として次の４つにしぼられます．

1 角度：患者に対して牽引をどの角度に加えるべきか？

2 おもりの量：何kgのおもりをいくつ処方するべきか？

3 滑車の数：牽引を組み立てるとき，いくつ滑車が必要か？

4 反対牽引：牽引力を加えたとき，反対方向に力を加えるためにはどうすべきか？

これら４つのことを念頭において，患者のニーズにかなう牽引を組み立てるわけですが，組み立てる段階がたとえナースの仕事でなくても，知識は必要だと思われます．

図１は１kgのおもりをロープの一方にかけ，滑車を通して他方を引っ張っている図ですが，この状態で静止しているとすると，人間はどれだけの牽引力で引っ張られるのでしょうか？　言い換えれば，おもりとつりあうためには，どれだけの力を矢印の方向へ加えればよいのでしょうか（滑車とロープのあいだに摩擦はないものとする）？

図１ⓐの場合，１kgの牽引力（質量１kgの物体に働く重力だから，すでに学んだように１kgwの大きさ）が働くことは誰にでもわかりますが，ⓑやⓒでは，牽引力がⓐの場合と異なるように考える人が少なくありません．引っ張る方向が斜め（ⓑ）でも，真横（ⓒ）でも，もちろん牽引力はⓐと同じ１kgwです．１本のロープを通じて直接力がかかるのですから当然ですが，勘違いする人がときどきいます．ⓔのような場合と混同するから

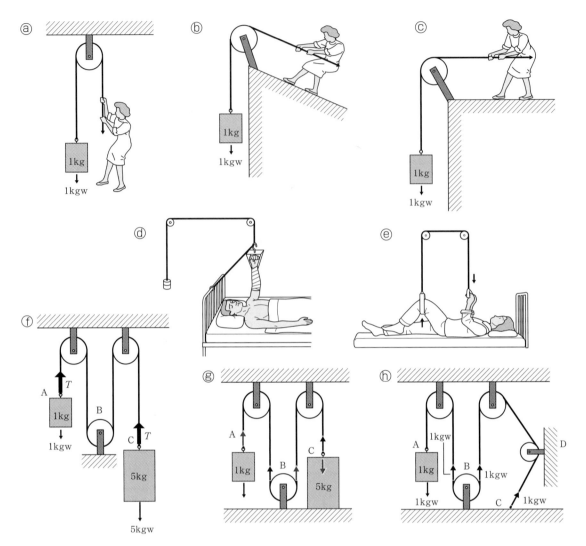

図1　滑車と張力

でしょう．ⓓは上腕骨顆上骨折に対する牽引ですが，静止しているときベッドにつけたロープを考えなければⓐの場合と同様です．ⓔの場合（自動介助運動）は静止していません．ですからつりあいではありません．膝に働く重力より大きい力で引かないと膝が持ち上がりません．腕で引く力がゼロでも膝は重力によって下降します．

牽引に用いられる 「二重滑車機構」とは？

図1ⓕを見てください．ⓐと異なり滑車を2

つ天井に取りつけた図です．Aには1kgのおもりをつけ，CにはAより重いおもり（たとえば5kg）を取りつけた場合を考えます．手で支えていませんので，Cは落下し，Aは上方に引かれます．そのときの加速度をaとし，ロープの張力をTとすると，CとAそれぞれのつりあいから，

$$5\mathrm{kg} \cdot a = 5\mathrm{kgw} - T$$
$$1\mathrm{kg} \cdot a = T - 1\mathrm{kgw}$$

が成り立ち，これから$T = 5/3\mathrm{kgw}$を求めることができます．したがって，1kgwのおもりは上に2/3kgw，5kgwのおもりは下に10/3kgwの

力を受けることになります.

　ところが, 図1⑧のように, はじめからCが床に置かれていたらどうでしょうか. Cは床に置かれているのですから落下できず, したがってAも上方へ移動せず, この図の状態で静止したままです.

　では, このとき互いにロープを通じて働く力はどうなっているかを考えます. まずAのおもりは1kgwの力で下方に引っ張りますが, これはロープを通じてCを同じ力で上方へ引っ張る力として伝わります(ロープはピンと張っているから, Bのところにも同じ大きさの上向きに引っ張る力＝張力が働いている). これらの力を黒矢印で示しています. Cは上方へ1kgwの力を受けたもののこの状態で静止していますから, Cは逆方向へやはり1kgwの力でロープを引っ張ることになります. これが結局ロープを通じてBやAにも働くわけで, 図の赤色の矢印の力がそれです. この力関係はCが5kgwでなくてもよく, Aより重ければ成り立つわけで, また, Cはおもりでなく床に固定されていてもよいのです(図1⑥).

　図1⑥はCのおもりの代わりにロープを床に固定し, さらに途中を滑車で傾斜させています. この状態で静止しているということは, やはり図中の矢印のような力が働いているのです.

　ところで図1⑧・⑥を見ますと, Bでは上方に結局合計2kgwの力を受けていることがわかります. 図1③と同様, おもりは1つ(Cは先に述べたようにおもりでなくてもよい)なのに, 滑車の数を増やすことによって, 2倍の力を生じることもできるという例で, これが二重滑車機構とよばれているものです.

滑車の位置で牽引力を調節できる「ラッセル牽引」

　牽引には, 骨に直接牽引力を働かせる直達牽引(または骨牽引ともいう)と, 皮膚を介して引っ張る介達牽引(または皮膚牽引)があるのをご存じでしょう. ラッセル牽引法は大腿骨の骨幹の治療に

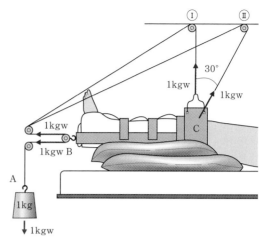

図2　ラッセル牽引法

際して用いられる一種の介達牽引ですが, 図2のように二重滑車機構によって横方向へ牽引し, 同時にオーバーヘッドフレームの単滑車を用い上部へも牽引して, 結局, 膝の部分に2つの(方向も大きさも異なった)牽引力を作用させています.

　ここで図1⑥を90°回転してみるとラッセル牽引法になることがわかります. 図1⑥におけるA, B, Cに相当する個所を図2にも記入してあります. 用いるおもりは1kgw(実際にはこの値と異なるが, 図1⑥と対応しやすいようにしている)なのに, 前述の二重滑車機構によって下腿の方向へは2kgwの力が働いていることがわかります. 同時に, オーバーヘッドフレームの滑車と懸垂帯を用いることによって, 膝部を上方へ1kgwの力で牽引していることもわかります(図1③〜⑥で述べたように, ロープが斜めでも1本のロープがピンと張っているから, おもりのもつ1kgwの力がそのままCにも伝わる)が, このオーバーヘッドフレームの滑車の位置①を⑪のように変えると, どういう効果があるのでしょうか.

　たとえば, ①は膝部の真上に滑車がありますが, ⑪は30°右のほうへ移動させた場合です. ①でも⑪でもCにおけるロープの張力は1kgwですが, 力の合成(加法)は, 平行四辺形をつくり対角線を求めればよいのでした(図3③). それを図2の①, ⑪に適用しますと(図3⑥), ①も⑪も下

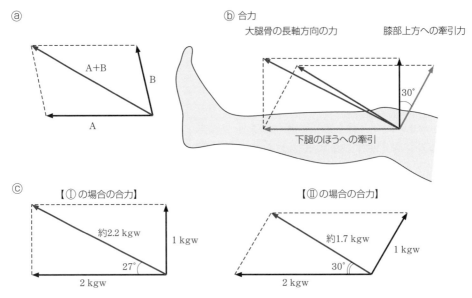

ⓐ

A+B

A

B

ⓑ 合力

大腿骨の長軸方向の力　　　　膝部上方への牽引力

30°

下腿のほうへの牽引

ⓒ

【①の場合の合力】

約2.2 kgw

1 kgw

27°

2 kgw

【Ⅱの場合の合力】

約1.7 kgw

1 kgw

30°

2 kgw

図3　合力が大腿骨長軸方向に及ぼす影響

腿の方向へ 2kgw の力を受け，①は真上の方向へ 1kgw，Ⅱは 30°ずれた斜め上方に 1kgw の力を受けていますから，合成しますと①では水平方向と 27°をなす方向に約 2.2kgw の力で牽引され，Ⅱでは 30°の方向に約 1.7kgw の力で牽引されていることが，作図によって図3ⓒからわかります．この合力が大腿部の長軸方向への牽引力として働くわけですから，言い換えればオーバーヘッドフレームの滑車の配置の取り方で，大腿骨の長軸方向に働く牽引力の大きさと方向を，微妙にコントロールできることがわかります．

 ## 「反対牽引」の必要性

図1ⓐ・ⓑ・ⓒでは，おもりによって引っ張られたら反対の方向へ同じ大きさの力を作用させないと，静止状態が実現できないことを述べました．牽引にも同様のことがいえ，牽引される力と等しい大きさの力が牽引と逆の方向に加えられなければ，身体全体が牽引の方向に引きずられてしまいます．これが反対牽引の必要性です．では，どうやって反対方向に牽引力を加えているのでしょうか．

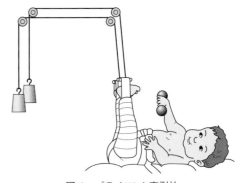

図4　ブライアント牽引法

幼児の両下肢に介達牽引法を適用したものに，ブライアント牽引法（図4）があります（5〜6歳以上では図2で示したラッセル牽引法が行われる）．これは大腿骨骨折だけでなく，股関節脱臼の整復にも用いられます．このとき使用されるおもりは，子供の殿部をごくわずかベッドから浮かせる程度の重さであり，それは同時に子供の体重と比べると通常，半分以下です．ですから，反対牽引は特別な方法を講じなくても，子供の体重（重力）で行えるわけです．なぜなら，おもりは垂直上方へ子供の身体を牽引しますが，子供の体重（体重にかぎらず重力）はいつも下方に働くのですから．

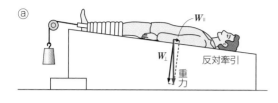

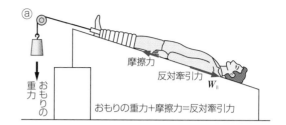

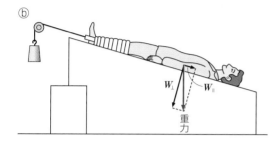

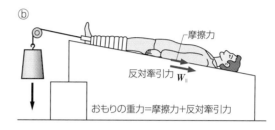

ここでは，患者がベッドに添って下方に引く力 $W_{||}$ を反対牽引力としているが，おもりの重力を反対牽引力としている書籍もある．その場合は，ⓐでは反対牽引力＋摩擦力＝ $W_{||}$，ⓑでは反対牽引力＝摩擦力＋ $W_{||}$ とすればよい．

図5　ベッドの挙上による反対牽引　　　　　　　図6　牽引と摩擦力

このように，牽引が上方へなされているなら，反対牽引は下方へ牽引する力として働く体重でまかなえますが，もし水平方向へ牽引したらどうなるでしょうか．水平なベッドに横たわっている患者の体重は，垂直下方への牽引力しかもちませんから，このままでは体重は反対牽引に役立ちません．だから，もしも左方へ牽引されたら，右方へ反対牽引をなんらかの方法でつくらないと，左方へ引っ張っていかれて，患者はベッド上で静止していることができません．

しかし，実際には反対牽引として人為的に力を加えず，牽引力が作用している側のベッドを挙上させるという方法を用いています．図5ⓐ・ⓑがそうです．この図は下肢の牽引で，牽引されている足部側のベッドの脚を持ち上げているわけですが，このように身体を斜めにすることによって，垂直下方に働く重力が斜めの方向にも力の成分をもちます．これが反対牽引の力として役立つわけです．

つまり，患者に働く重力 W をベッドに沿った方向 $W_{||}$ とベッドに垂直な方向 $W_\perp$ に分けると，図5ⓐ・ⓑのようになり，$W_{||}$ が反対牽引として働くので，ベッドの挙上する高さにより反対牽引

力の大きさが異なり，ベッドを大きく傾けるほど（図5ⓑ），反対牽引力が大きくなることがわかります．頭部が胸部より下の位置にならないよう頭部を挙上することが必要ですが，ここでは反対牽引の生じる理由について述べているので，それにはふれません．

ところで，牽引力のほうが反対牽引力よりごくわずかでも大きければ，患者はおもりのほうへ引っ張られていきますし，逆に反対牽引力のほうがごくわずかでも大きければ，患者のほうへおもりは引っ張られます．ですから，それを防ぐためベッドの傾き（言い換えれば挙上すべき高さ）に神経を使う必要がありそうに思えます．「おもりによる牽引力＝反対牽引力」の関係を成り立たせるように，おもりの量によって絶えずベッドの傾きを変える必要があるように思われるかもしれません．しかし，実際には患者とベッドのあいだに摩擦力（詳細は p.86）が働きますので心配はいりません．

なぜなら，もし図6ⓐのようにおもりの引く力に比べ反対牽引力のほうが大きい場合，摩擦がなければ当然患者はベッドに沿って頭のほうへずり落ちるのですが，摩擦があれば斜め上方（ずり

落ちるのを防ぐ方向)に力が働いてくれるのです. また, ⓑのようにおもりの引く力のほうが大きい場合, 患者は足のほうへ引っ張り上げられますが, 摩擦がそうはさせまいと斜め下方(反対牽引を助ける方向)に働いてくれるのです.

ですから, ベッドを上げすぎたのではないかとか, 上げ方が足りないのではないかと特別心配しなくても, 摩擦がうまく働いてくれますから, 15cmくらいの挙上でたいていの場合は間に合います. もし, 摩擦が働かないと, おもりの引く力と反対牽引力がぴったり一致するように, ベッドの挙上すべき高さが正確に計算されなければ, 患者はベッドに沿って動き出して安静にできません. やはり摩擦はありがたいもののように思えてきますね.

「力のつりあい」の間違いやすい例

いままで述べてきた内容を振り返ると, 牽引を考えるうえで重要な力学の基本的知識は, なんといっても「力のつりあい」であることに尽きます. わかっているつもりなのに, 勘違いしやすい例を最後にいくつかあげておきましょう.

◀1▶ 力が3つ, あるいは4つ働いたとき力の加法を考えれば, 力のつりあいは簡単なのですが(図7), 2つの力の場合に案外勘違いすることがあります.

たとえば, 図8ⓐ・ⓑのような場合です(ロープの重さは考えないことにする).

図8ⓐでは滑車の高さが違います. おもりは

低いほうへ移動するような錯覚をもちませんか?

ⓑでは左右のロープの長さが違います. おもりは長いロープのほうへ移動するような錯覚をもちませんか?

いずれの場合も左右のおもりの引く力は等しいのでつりあい, おもりの移動は起こりません.

図1「滑車と張力」(p.54)で述べたように, ロープがたるみもせず, ピンと張って静止しているということは, 力がつりあっているのですから, 両端に働く力の大きさは等しいということです.

◀2▶ 重力は地球の中心方向へ引かれる力であることは十分わかっているのに, 水平方向にも働くような勘違いをする場合があります.

この例は, 実際に牽引の本に掲載されていたのですが,「5kgの物体に10kgの力を作用させると, 牽引力の方向へ物体は動く. しかし, 同時に反対方向へ5kgの力を作用させると, (力はつりあって)物体は動かない(図9)」という内容です. はたして正しいでしょうか.

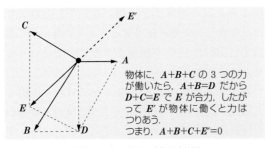

物体に, **A+B+C**の3つの力が働いたら, **A+B=D**だから**D+C=E**で**E**が合力, したがって**E′**が物体に働くと力はつりあう.
つまり, **A+B+C+E′=0**

図7 力のつりあい(力の加法)

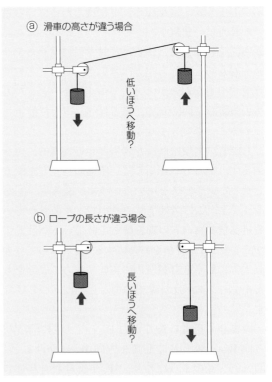

ⓐ 滑車の高さが違う場合

低いほうへ移動?

ⓑ ロープの長さが違う場合

長いほうへ移動?

図8 力のつりあい

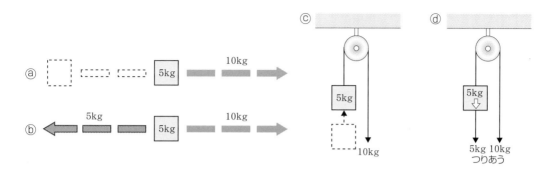

図9　間違いやすい例

結論からいうと，図9ⓐ・ⓑを用いてこの説明をするのは間違っています．この図はおもりが水平に置かれていますが，おもりと床の接触面に摩擦力があるときと，摩擦についてはなんら考慮しなくてもよいときとでは，大きく異なります．まず摩擦を考えなくてもいい場合をみてみましょう．

図9ⓐですが，この図のように10kgの力（本当は10kgwの力とすべきだが，ここでは本にあるとおりにする）を加えなくても，どんなに小さい力を加えても物体は動き出します．おもりが1kgでも20kgでもです．しかし，1kgと20kgのおもりをそれぞれ同じ力で牽引したら当然1kgのおもりのほうが大きく加速されます．ⓑでは10kgの力で5kgのおもりを引くのですから，(10 − 5)kgで差し引き5kgの力とつりあうという考えで書かれているのでしょうが，このように水平方向に10kgの力を加えたなら何kgのおもりであってもつりあう力はやはり10kgです．おもりが何kgであっても1kgの力とつりあう反対方向の力は1kgであり，20kgの力には20kgの力を反対方向に加えないとつりあいません（図10ⓐ・ⓑ）．

そもそもこの説明の根本的な誤りは，おもりの重さのもつ力（重力）が水平方向に働くと考えられていることに原因があります．あるいは垂直方向に働く重力と水平方向の力をスカラーとして加減できると考えられたのかもしれません．物体の重さ（重力）は地球からの引力が原因ですから常に地球の中心方向，つまり地面や床に垂直な方向に働き，決して水平方向には働かないのです．水平方

向に対しておもりの重力の及ぼす力はゼロですから，おもりの重さは水平方向には何も寄与しません．ですから，水平方向にいくら牽引しても，また反対牽引を加えてもおもりの重さはなんの意味ももちません．このような理由から，摩擦がないときには図9ⓐ・ⓑの説明は，図10ⓐ・ⓑのように考えるべきなのです．

もし本の説明どおりの図を書こうと思えば，図9ⓐ・ⓑをそれぞれ図9ⓒ・ⓓのようにしなければなりません．言い換えれば，本の図が図9ⓒ・ⓓのように書かれているならその説明は正しいということです．なぜなら，牽引力もおもりの重力も同じ方向（垂直方向）に働いているからです．

3「いや，水平方向に動かすときも，重い物ほどしんどいぞ」とおっしゃる方がきっといるでしょう．

そのとおりで，実際は摩擦が働き，摩擦力は重い物ほど大きいからです．**2**は接触面に働く摩擦がゼロと仮定した場合です．

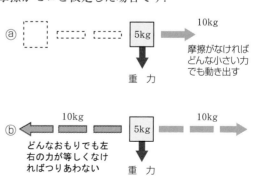

図10　摩擦がない場合のつりあい

では，おもりと床とのあいだに摩擦があったらどうでしょうか．それは一概にはいえません．なぜなら摩擦力は，図9 ⓐ・ⓑとも床との接触面の状態によって大きく影響されるからです．摩擦力は，「物体が運動する方向とは逆向きに働くこと」と「物体の重さおよび床との接触面の状態によって極端な大小の差があること」を念頭において10章(p.86)を開いてください．

牽引という1つの狭い治療分野でも，看護する者に要求される知識はかなりの量になることが

わかります．しかし，日ごろ牽引にかかわっていても，ロープが滑車につかえていたり，患者の不適当な体位が牽引の方向を変えていて正しい牽引を妨げていた，というつまらない見過ごし箇所があるかもしれません．また，おもりがベッドや椅子の上に載っていて正しい牽引力を与えていなかった，ということもあるでしょう．力学的知識をもつと同時に，こうしたささいなことにも注意をはらうことが望まれます．

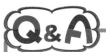

Q なめらかでまっすぐな水平の道に，物体が滑ってきました．
物体はこの後どうなるでしょうか．

A これは古くから興味ある問題で，考え方は2つに分かれていました(図参照)．

アリストテレスからガリレイまで長い年月の経過がありましたが，ガリレイの説から約100年後に，彼の説の正しいことがニュートンによって証明されました．

これがニュートンの運動の第1法則で，「外から力が働かなければ，はじめ静止していた物体はいつまでも静止し，運動していた物体はその速さを保って等速直線運動をする」という内容なのです．

「物体の運動状態を変えることに抵抗する性質」を慣性といいますので，この法則を『慣性の法則』ともいいます．

アリストテレスは摩擦力という外からの力を忘れていたのですね．

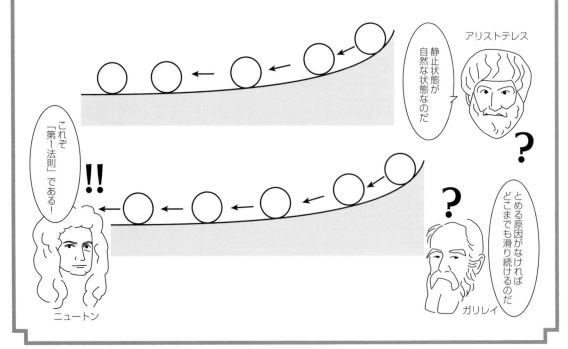

7

「力のつりあい」を応用する：牽引

☕ COFFEE BREAK ●●●

偉大な解剖学者 Wolff

今回はややまじめな話です．

昔，といってもつい最近まで，無重力（無重量）の世界なんて SF のなかでの話であったのに，最近では，子供でも「無重力 何度もできる 宙返り……」と，抵抗なく口にし，また，無重力がどういう状態なのかという理解もしています．宇宙飛行が特別のことではなくなったからですが，同時に人間が無重力の状態ではどのような影響を受けるのかという研究が必要になり，徐々に明らかになってきた部分もあります．

そのなかでとくに大きい特徴の 1 つが，「無重力下では，骨量が持続的に損なわれる」ということで，「なかでも下肢の重力負荷を受ける骨の骨量の減少が著しく，しかも宇宙から帰還し地球の重力場のもとで長期間生活しても，完全に元に戻ることはない」ことが研究で明らかになっているようです．

この無重力状態に由来する「骨粗鬆症」は，宇宙飛行において今後も大きい課題となるでしょう．

しかし，同じことをドイツの解剖学者 Wolff（ウォルフ）は，100 年以上も前に見つけていたのです．宇宙飛行のない時代にどうしてわかったのでしょうか？

それは，牽引によってなのです．図のように下肢を水平に固定すると，下肢には荷重がかからず無重力下と同じ状態です．この結果，「無重力下では，脛骨の骨量が減少する．再び歩行可能となった患者は，皮質は回復するが，骨量の完全な回復はない（廃用性骨粗鬆症）」ということを見出したのです．

残念なことに，犬におけるデータが主なものでしたが，健康な人間が長期間，無重力の環境のなかで生活するなんて，当時の誰が想像したでしょう．こんなに盛んに宇宙飛行が行われる時代が近い将来訪れることを，Wolff が予想できなかったとしても，しかたありません．

Wolff 先生，あなたは偉いのです！

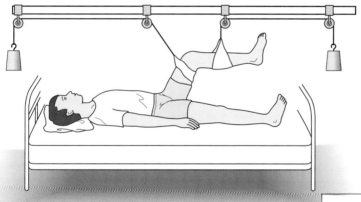

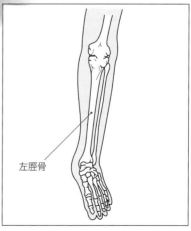

左脛骨

8. 看護にかかわる作用・反作用の法則

押したら押される・引いたら引かれる

　ふつう，力といえば押したり引いたりする力を想像します．そして，それらの加減やつりあいについて述べてきましたが，衝突のときに生じる「撃力」についても加えました．特別な力として，どうしても避けられない「摩擦力」は，p.86 で詳述しています．

　ところで，力ひもはベッドのほうへ引っ張るのにベッドから起き上がれる，身体がベッドを押さえつけているのに身体に褥瘡ができる，飛び上がりたいのに地面を押す．……このとき働いている力は，いままで述べたものと少し異なった説明が必要です．どのような力なのでしょうか？

 作用・反作用の法則

　もしも「次の5つの動作に共通した特徴は？」と問われたら，どう答えればよいのでしょうか．
　ⓐ歩く動作
　ⓑボートを漕ぐ動作
　ⓒプロペラ機が前進する動作
　ⓓプールでターンする動作
　ⓔボートから岸に跳び移る動作

　そうなのです．ⓐ〜ⓔの動作を行うとき，「移動したい方向と逆のほうへ力を加えている」という特徴が共通しているのです（図1ⓐ〜ⓔ）．

　歩くとき，地面をうしろへ蹴ります．ボートやプロペラ機も前進するとき，ボートはオールが水を，プロペラは空気をうしろへ押しやります．ⓓ

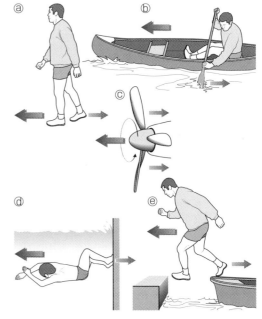

図1　押すことによって推進力を得ている諸動作

・ⓔの例は説明するまでもなく，すべて「移動するためには，逆方向へ力を加えなければならない」と言い換えてもよい，共通した特徴をもっています．

　物体が Xkgw の力を受ける，というのと，Xkgw の力を及ぼす，というのとでは意味が全く異なります．また，〜から力を受ける，とか，〜に力を及ぼす，という説明がなければ場面の記述も不可能です．だから力は，「〜が〜から力を受ける」「〜が〜に力を及ぼす」というふうに力を受けるものと及ぼすものを明確にしなければな

りません.

すると, これらの例は,

❶歩くとき

"人が地面に後方へ力を及ぼす"と,「人は地面から前方へ力を受ける」

❷前進するとき

"プロペラが空気に後方へ力を及ぼす"と,「プロペラ機は空気から前方へ力を受ける」

❸ボートから岸などへ跳び移るとき

"人がボートに後方へ力を及ぼす"と,「人はボートから前方へ力を受ける」

となります.

このように, 作用があれば必ず反作用があるのですが, 実は, それらの力の大きさはお互いに等しいのです. つまり, 「作用があれば必ず反作用がある. 作用と反作用とは, 一直線上にあって, 大きさが等しく, 方向が逆である」ということになり, これは,『作用・反作用の法則』, あるいは,『ニュートンの第3法則』とよばれています(図2). 図1 ⓐ~ⓔは, 押すことによって推進力を得ている例ですが, もちろん引っ張るときもこの

法則は成り立ちます.

図3はひもを引っ張って起き上がる図ですが, 起き上がりたい方向とは違う方向に引っ張っていますね. 図2の例とは異なり, これは引っ張ることによってその反対方向に反作用の力を得て, その分力(斜め上方向の力)を利用して起き上がる様子を示しています.

ですから, この法則をわかりやすくいえば, 「押せば押される, 引けば引かれる」となるでしょう.

看護における作用・反作用

作用があれば必ず反作用があるのですから, 日常生活はもとより, 看護の場でもしばしば出くわします. 思いがけない例もあれば, 知らず知らずのうちにうまく利用している例もあるでしょう.

図4は, ベッド上の患者を手前に引くとき, 片膝をベッドのサイドバンパーに固定し,(手前方向とは)逆方向に膝で力を加えることがある例です. ベッドを押すことにより反対方向の力を得て, 手前への移動動作を楽にしているのです. ただし,

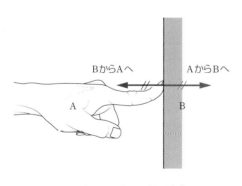

図2 作用・反作用の法則(1)

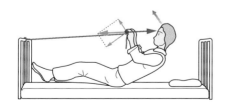

図3 作用・反作用の法則(2)

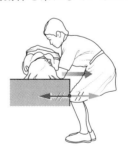

図4 患者を手前に引く

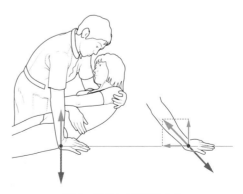

図5 患者を水平移動する

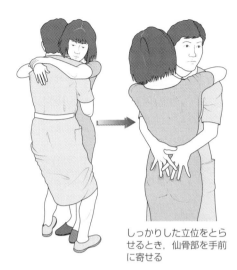

しっかりした立位をとらせるとき，仙骨部を手前に寄せる

図6　患者に立位をとらせる

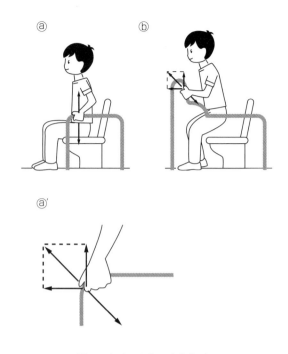

図7　トイレからの立ち上がり

サイドバンパーの型や高さは一定していませんし，ないものもあります．膝蓋骨部分でなく，膝蓋骨下のくぼんだところで固定する必要のあるサイドバンパーもあります．

　また，水平移動においては患者の上半身を持ち上げ，手前に引くという動作が必要です．そのとき図5のようにナースは腕を立てて下向きに押しますが，できるだけ腕を垂直に立てること（だから垂直腕立てと名づけられている），自分の体重を腕にかけるようにしてベッドを押すことが大切なのは，反作用としてできるだけ大きい上向きの力を得るためで，それによって上半身を持ち上げる動作を楽にしているのです．

　ベッドから車椅子への移動において患者にしっかりした立位をとらせるとき，図6のように患者の仙骨部を手前に寄せる必要があります．患者とナースの重心が近づき1本の棒のようになって（身体の方向を車椅子のほうへ）回転させやすくするためですが，患者を手前に寄せるとナースも患者側へ近づき（引けば引かれる），1本の棒のようになりやすいのです．

　トイレなどから立ち上がるとき，図7⒜のような手すりがついているのを見かけます．このとき，手すりを押さえ，その反作用によって立ち上がる力を得るのですが，立ち上がるときなんとな

く安定感が少ないのは，重心線が支持基底面内を通りにくい立ち上がり方だからです．⒝のような手すりならどうでしょうか．やはり反作用を応用しているのですが，その力は上方向と前方向の分力をもっていますから，立ち上がりつつ身体を前に移動して安定の条件を満たすことができるのです．

　だから，⒜の手すりの場合，前方に手を置いて⒜′のような立ち上がり方をすればよいでしょう．

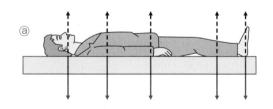

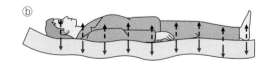

図8　安楽をもたらすベッドは?

上記の4例は援助技術にみられる作用・反作用ですが，褥創で問題になる体圧も同じです．

図8は，患者が仰臥位になったとき，マットレスを押す（実線）のと同じ大きさの力を反対方向に受けている（点線）ことを示したものです．

この力を受けることにより，褥創が発生することになります．体圧測定の実験は実線の圧を測定していますが，同時に点線の圧の大きさでもあります．ところで，圧力＝力／面積ですから，面積当たりの力を比較しなくては意味がありません．

堅いベッド（たとえば木材）の上に仰臥しますと，ベッドが身体の線に沿って曲がってくれないため，身体と接する面積が少なく，したがって，身体とベッドの接したところにかかる圧力が大きくなり，このことは同時に身体の受ける力が大きいことになりますから，短時間の仰臥でも苦痛を感じます（図8ⓐ）．ところが，ベッドにばねを入れたり，マットレスを用いると，身体の凹凸に従ってベッドやマットレスが曲がります．このことは身体と接する面積が大きくなって各部位における圧力が小さくなり，言い換えると体圧が小さくなるので，安楽をもたらすわけです（図8ⓑ）．

案外難しい作用・反作用

作用・反作用はあらゆるところに出てくる現象だけに，わかったつもりになっていても，勘違いしている場合が少なくありません．

次のような例はどうでしょうか．

例1

図9ⓐは子供Aと大人Bが押し合いっこしているところです．そして，子供はXの力で，大人はYの力で相手を押していることを示しています．

いま，子供が後方へ押し返されたら，大人の押す力Yのほうが子供の押す力Xよりも大きいからだと思うでしょう．

ところが実はそうではありません．XとYは，作用・反作用ですから同じ大きさなのです．

それでは，なぜ子供は押されるのでしょうか．子供の足が地面を押していますが，ここにも作用と反作用が成り立ち，反対方向へ同じ大きさの力Fを子供が受けることになります．そして，Fを地面に垂直と平行方向に分解すると，f′とfになります．

ところで，子供は押し返されまいとして足を後方へ踏ん張っていますが，このとき押し返されるのを防ごうとして足と地面のあいだに摩擦が生じます．この摩擦力が図にあるfです．

子供の身体が軽く，地面がツルツルしていると摩擦力fが小さいので，押される力Yに摩擦力が負けて押し返されることになります．だから，子供が負けまいと足を図9ⓑのように踏ん張るのは，摩擦力を大きくしてYに打ち勝とうとしているのです．

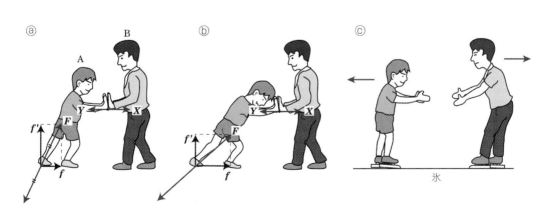

図9 子供と大人の押し合いにみる作用・反作用

「Xと Yは，作用・反作用だから大きさが等しい」ということに疑問を感じるなら，これが氷上であると仮定してごらんなさい．足とのあいだに摩擦がないので，大人も子供も同じ大きさの力を反対方向へ受けて移動します（図9ⓒ）．

例2

リンゴは地球の引力によって，地球のほうへ引っ張られます．「引けば引かれる」というのが作用・反作用の法則なら，リンゴも地球を引っ張っているのでしょうか？

そのとおりなのです．

いままで多くの例で述べた作用・反作用は，接している2つの物体（たとえば足と地面，プロペラと空気，膝とベッドのサイドバンパーなど）のあいだにみられる現象でした．

けれども，『作用・反作用の法則』は，2つの物体が離れていても成り立つのです（電気や磁気の力がその例だが，ここではそれにはふれない）．だから，地球とリンゴは接していなくても，お互いのあいだに働く引力は，大きさは等しく方向は逆で，地球はリンゴを引っ張り（リンゴの落下），リンゴも地球を引っ張っているのです．リンゴのほうに地球が近づいてこない（落ちてこない!?）理由は，地球の質量がリンゴに比べてあまりにも大きいからであることは言うまでもありません（図10ⓐ）．

例3

宇宙空間を移動するロケットは，どのようにしてその力を得るのでしょうか．

液体酸素で燃料を燃やし，高圧かつ高温の燃焼ガスをつくり，このガスを激しい勢いで後方へ噴き出すことにより，その反作用で推力を得ているのです．ロケットと燃焼ガスのあいだに『作用・反作用の法則』*が成立しています（図10ⓑ）．

＊物理学の教科書は，まず「ニュートンの運動の3つの法則」から始まりますが，この本は「看護に関する物理学」の本なので，あえて取り上げませんでした．

けれども，好むと好まざるとにかかわらず，すでに3つの法則が，この本のなかに出てきているのは，やはり，この法則が運動の考え方の基本だからでしょう．いったいどこにどの法則が出ているのか，本を開いて確認してみるのもよいことかもしれません．

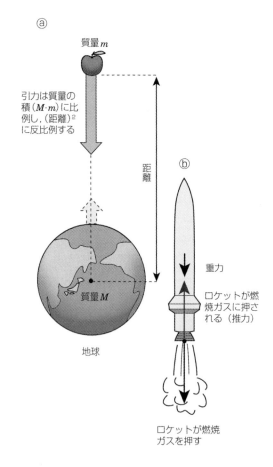

図10　物体が離れていても成り立つ作用・反作用

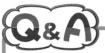

Q 物体に大きさが等しく，逆方向の力が働いたとき，2つの力はつりあって物体は静止した状態であることをすでに学びました．作用・反作用の関係も大きさが等しく方向が逆ですから，それらはつりあうのではないでしょうか．

A これは，作用・反作用を勉強すると必ず出てくるといってもいい質問ですが，結論からいうと全く別です．

なぜなら，「力のつりあいは，1つの物体に働く力を論じている」（図①）のですが，「作用・反作用は2つの物体間に働く力を論じている」からです（図②）．

前者の場合は，力が打ち消しあってゼロになり，物体は静止したまま……というわけですが，後者の場合は，それぞれ異なった物体に働くのですから，打ち消しあうことができないのです．

もっとわかりやすく説明するとどうなるでしょうか？

いま，あなたはお金をAさんから借りて，Bさんに同額貸したとします．借りる・貸すは方向が逆ですから，つりあってあなたの財布の中は変化ありませんね（図③）．

けれども，あなたがAさんからお金を借りたら，Aさんはあなたに同額のお金を貸したことに（必ず）なります．作用があれば必ず反作用がある……のと同じです．「借りる」と「貸す」は，方向が逆ですが，決してつりあっていません．あなたの財布のお金が増え，Aさんの財布は軽くなっています（図④）．

少々強引な説明ですが，これで「力のつりあいは1つの物体のなかで考えること」であるのに対し，「作用・反作用は2つの物体のあいだで考えること」という説明が理解できたでしょう．

このように，「力のつりあい」と「作用・反作用」は全く異なった内容なのですが，残念なことに同一視する人が少なくありません．注意したいものです．

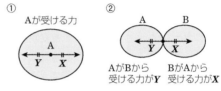

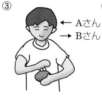

①
Aが受ける力
Y　X

②
A　B
Y　X
AがBから受ける力がY　BがAから受ける力がX

③
← Aさん
→ Bさん
財布の中身は変わらない

④
Aさんの財布は軽くなる
あなたの財布の中身は増える

COFFEE BREAK •••

夜店とニュートンの法則

子供たちはお祭りの夜店が大好きです．

まず，ヨーヨーつりです．ヨーヨーは水の重さでゴムが伸び，手元のほうへ縮んでくる……を繰り返しますが，どうしてヨーヨーは手元までうまく戻ってくるのでしょうか？

それは，ゴムが縮みきって再び手から離れようとしているのに，ヨーヨーはそれについていけず，手元へ戻る運動を続けようとするからです．つまり，慣性の法則＝ニュートンの第1法則ですね．

むこうで風船を飛ばして遊んでいます．

長い風船をふくらませて高く飛ばす遊びです．阪神タイガースのジェット風船と同じです．自分の息でふくらませるので，湿気を含んだ空気より重い気体が入っているのに，またゴムの重さもあるのに，どうして高く飛ぶのでしょうか？

それは，細い口から速く気体が噴出され，その反作用で飛び上がるのです．つまり作用・反作用の法則＝ニュートンの第3法則の応用です．

夜店をちょっと歩いただけで，ニュートンの2つの法則に出合いましたね．

ついでに綿菓子屋さんものぞいてみましょう．

砂糖を熱すると，ねばねばの液体になりますが，これを割り箸にからませながら引っ張っていくと空気で冷やされて細い糸状になります．これが綿菓子です．（中華料理のサツマイモの飴だきも同じです）

あぁ，この解放感，非日常性は子供たちにとってなんともいえない魅力でしょう．

9. 力学を人体に適用する

A. 体位変換の方法とその根拠

患者にとってもナースにとっても安定で安楽な体位変換の技法が，過去多くの看護職の方々の手によって編み出されてきました．大変な努力があったことでしょう．

ここでは，現在一般的に行われている方法の説明とその根拠について述べます（この方法も時代とともに変わるでしょう）．

仰臥位から長坐位(図1)

ナースは片手で患者の腕を押さえ，もう片方の手で患者の上半身を半側臥位にしながら弧を描くようにして長坐位にする方法ⓐと，直接真上に持ち上げる方法ⓑを比較しましょう．

腕をベッドに押さえる理由は患者の腕がベッドを押すことにより，その反作用で身体を起こしやすくなりますが，作用・反作用については第8章で述べています（ナースも反作用で起こしやすくなります）．そして上半身を半側臥位にし，横方向を意識しつつ円弧を描くように移動させる理由は，直接真上に持ち上げるⓑよりも小さい力ですむことが理由です．

けれどもⓑに比べて移動距離が長くなりますね．

これは登山で，ジグザグに登るかまっすぐ山頂めがけて登るかの例と同じで，前者がⓐ（力は小さくてすむが距離は長い）に，後者がⓑ（大きい力が必要であるが距離は短い）に相当することはいうまでもありません．

「仕事とエネルギー」の章でも述べているように，実は消耗エネルギーはどちらも同じなのです．けれどもⓐのほうが楽に感じます．

そのいちばん大きい理由は，ジグザグ登りのほうが時間がかかるため，単位時間あたりの消耗エネルギーが小さくなるからですが，体位変換ⓐⓑに大きい時間差はありませんから，筋肉の使い方も疲労に関係するのかもしれません．そうなると，解剖生理学の知識が求められるでしょう．そして，例えば，骨格筋には赤筋線維と白筋線維があって，前者は収縮の速度は遅いけれど疲労しにくく，後者は大きい力が出せるけれど疲労が早いといった，骨格筋の考えが必要になるのかもしれません．

看護学・医学の難しいところは，人体を扱うので非常に学際的な知識を求められるからといえますが，これもその例でしょう．

仰臥位から側臥位

両膝を立てて行う方法（技法Ⅰとします）については p.25 で述べています．

ここでは拘縮があり，両膝とも立てられない場合に用いられる方法（技法Ⅱ）について述べますが，拘縮のない場合にももちろん応用できます．技法Ⅱでは膝を立てません．

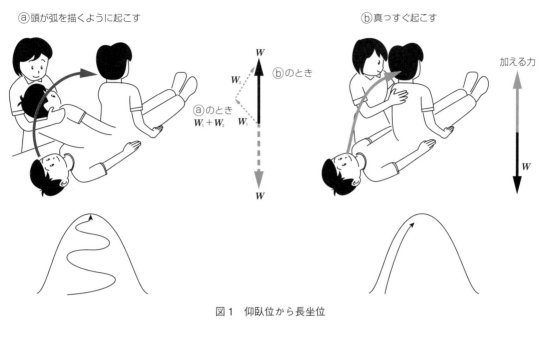

ⓐ頭が弧を描くように起こす

ⓑ真っすぐ起こす

ⓑのとき

ⓐのとき
$W_1 + W_2$

加える力

図1　仰臥位から長坐位

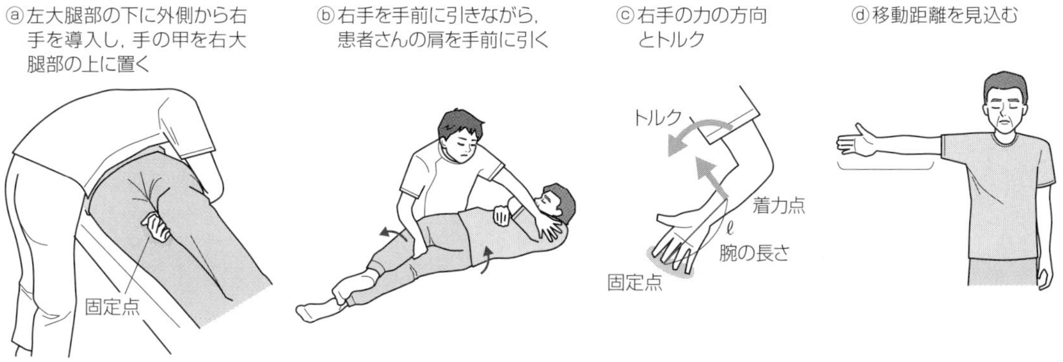

ⓐ左大腿部の下に外側から右
　手を導入し,手の甲を右大
　腿部の上に置く

固定点

ⓑ右手を手前に引きながら,
　患者さんの肩を手前に引く

ⓒ右手の力の方向
　とトルク

トルク

着力点

腕の長さ

固定点

ⓓ移動距離を見込む

図2　両膝とも立てられない場合の体位変換

はじめに,患者の両腕を腹部で組ませます.

次に,患者の左大腿部の下に外側からナースの右手を挿入し,手の甲を患者の右大腿部の上にしっかりと置きます(図2ⓐ).このとき,ナースの左手は患者の左肩を把持することに注意しましょう.

そしてナースは右手を手前に引きながら(図2ⓑ)患者の腰の回転運動をつくり,左手は把持していた肩を手前に引きます.右手を手前に引くことは,患者の左脚を手前に移動させると同時にナースの右手を真っ直ぐ立てる働きをするのです.

では,なぜ,右手をできるだけ真っ直ぐにし,しかも指先をしっかり固定する必要があるのでしょうか？　やはりトルクを生じるためです.固定点はしっかり固定された指先.ナースの前腕と患者の大腿部の接しているところが着力点になって膝の回転,腰の回転をつくるのです.この時,ナースの左足を後方に引くことによって,右足から左足への体重移動が楽になります.膝を立てないという点で技法Ⅰと全く異なる方法ですが,簡単に側臥位にできる点では同じです(図2ⓒ).

また,可能なら図2ⓒにおいて,右手をでき

1-ⓐ 患者さんの身体をVの字にまとめる

1-ⓑ 患者さんの殿部を軸に回転させる

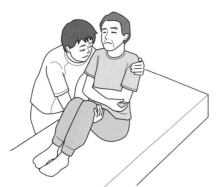
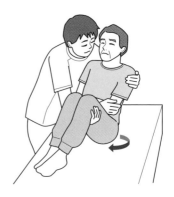

図3-1　長坐位から端坐位にする方法

2-ⓐ 背上げ角度が大きい

2-ⓑ 背上げ角度が小さい

2-ⓒ 背上げ角度がより大きい
（シャープなVの字）

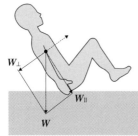
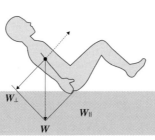
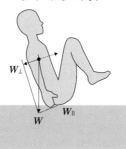

支える力がⓑより小さい

支える力がⓐより大きい

支える力がⓐより小さい．しかし
患者は苦しい

図3-2　バランスのとれたVの字

るだけ真っ直ぐにし，しかも指先をしっかりベッドに固定するほうが，トルクを生じやすいことはいうまでもありません．

　ところで，技法Ⅰでもいえることですが，仰臥位から側臥位にするとき，移動距離を見込んでおかないと，患者がベッドの端に寄り過ぎて危険なことがあります．最低限，患者の肘から指先までの距離を確保しておきましょう（図2ⓓ）．

 側臥位から仰臥位

　p.25の図13を参照してください．

 長坐位から端坐位

　まず，両腕を上腹部で組ませます．

　次に，ナースは左手で患者の肩甲部を把持したまま，患者の両膝のうらに挿入した右手で両膝を持ち上げ患者の身体をV字にまとめます（図3-1ⓐ）．そして患者のお尻を支点として回転させ（ナースの左手は患者の肩甲部を把持したまま）下腿をベッドの下に降ろし，患者の両足底をしっかり床につけます．

　ここでのポイントは，患者をVの字型にすることですが，図3-2ⓐのようにバランスのとれ

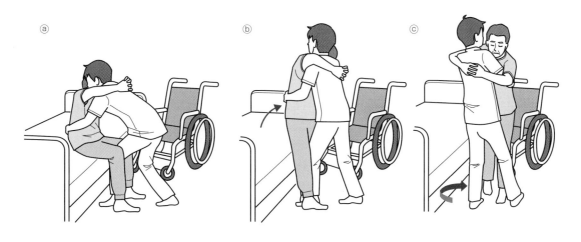

図4 端坐位から車椅子への移動

たVにします．つまり，非常に緩いV(図3-2 ⓑ)や，非常にシャープなV(図3-2 ⓒ)にならないようにします．

患者に働く重力(W)は，背中が床に倒れようとする力($W_\perp$)とお尻のほうへ働く力($W_\parallel$)に分かれます．背上げ角度が小さいほど$W_\perp$は大きくなるので，支えるとき，大きい力を必要とします．だから図3-2 ⓑはよくないのです．

一方，図3-2 ⓒは支える力は小さいものの，患者は苦しくて苦痛でしょう．だから，上半身と大腿の傾きがほぼ等しいバランスの取れたVの字が望ましいのです．

これはナースにとっても楽なはずです．なぜなら，上半身と下半身の重さがほぼ等しいと考えると，ナースの左右の腕で支える力が等しくなるからです．

また ⓐが望ましい理由として，殿部の受ける摩擦面積が小さいことも挙げられます．そして，ベッドと殿部の接する場所をすこし移動しながら回転すると，さらに摩擦は小さくなるでしょう．

端坐位から車椅子への移動

これは，まず患者を立位にした後，車椅子のほうへ回転させそっと下ろす，という二段階が必要です．そして，ナースと患者の手足の位置・動き

や力の入れ方が重要ですので，注意しましょう．

・準備の段階

ナース：患者の両足底を床につけ，腰部を手前に引いて，立ち上がりやすい体勢にする(図4 ⓐ)．このときの足の位置は，左足を患者の両足の間に置き，右足を車椅子前輪の方向へ向けるように広めに開脚する．広めに開脚するのは，支持基底面を広げるとともに，体重の移動がしやすいからである．手の位置は，両手で患者の腰部に回して把持する．

患者：両手をナースの背部に回してしっかりと組む(図4 ⓐ)．

⬇(立位に移る)

ナース：前傾姿勢をとって患者の腰部を把持したまま，自分のほうへ引き寄せつつ膝を伸ばしながら，患者と一緒になったつもりで(重心を近づけることを意味する)立位になると，ナースと同じ動きが患者に生じて患者も立位になりやすい(図4 ⓑ)

⬇(車椅子への移動)

ナース：患者をしっかり把持しつつ，左足(ベッド側の足)を支点にして左足とともに車椅子の方向に移動して静かに車椅子に下ろす(図4 ⓒ)．この移動において，ナースは両手指を組んで，しっかり患者を把持することが大切である．

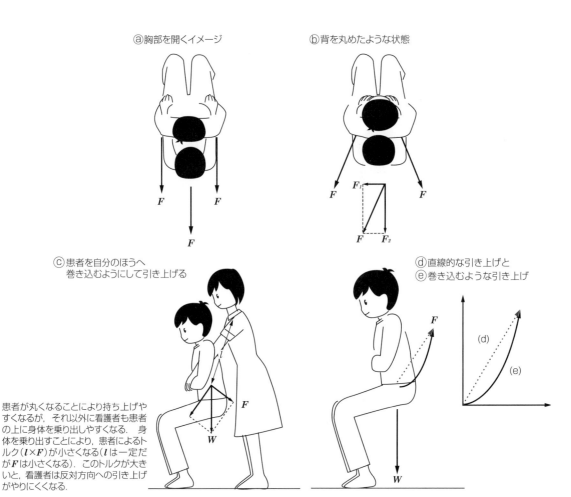

ⓐ胸部を開くイメージ

ⓑ背を丸めたような状態

ⓒ患者を自分のほうへ
巻き込むようにして引き上げる

ⓓ直線的な引き上げと
ⓔ巻き込むような引き上げ

患者が丸くなることにより持ち上げやすくなるが、それ以外に看護者も患者の上に身体を乗り出しやすくなる。身体を乗り出すことにより、患者によるトルク（$l \times F$）が小さくなる（lは一定だがFは小さくなる）。このトルクが大きいと、看護者は反対方向への引き上げがやりにくくなる。

図5　車椅子上での引き上げ

車椅子上での引き上げ(図5)

引き上げで注意すべきこととして、次のように記載されています。

患者は両手を直角に曲げるように組み、ナースは患者の後方より患者の腋下から、ⓐ手を平行に入れ、肘になるべく近いところを把持する。そしてⓑ患者の上半身を前傾させるとともにナースも体を前傾させ、患者をⓒ自分のほうへ巻き込むようにして引き上げる。

①から③の理由を考えてみましょう。

①これは平行移動でも述べていますが、ハの字形や逆ハの字形では引く力が加えた力より小さくなるからです（図ⓐⓑ）。

②これは両者の重心を近づけ、全体の重心線がナースの支持基底面内を通るようにするためと、図ⓒにおける患者のつくるトルクを小さくして引き上げしやすくしているのです。

③真っ直ぐ手前に引き上げる（図ⓓ）のと、自分のほうへ巻き込むように引き上げる（図ⓔ）のを比べると、後者はまず手前に近づけることに重点をおきつつ持ち上げているので、安定感が大きくなります。

体位変換の方法と根拠について述べましたが、どの方法にも「ナースと患者の重心を近づけるというポイント」が根幹にあるということを意識しましょう。

B. 褥瘡に変形という考えを用いると……

褥瘡についての書籍は大変多く出版されています.

ここで「体圧」「ずれ」だけでなく,「力の加減・トルク」といった力学から見たポイントも加えます.

体圧と背上げ角について

褥瘡には,まず「体圧」という言葉が出てきます.「体圧」とは,「皮膚表面と接触面とのあいだに生じる垂直に作用する力を接触圧とよび,その中で重力によって生じるものを体圧という」と定義されています.

今,ファウラー位を取っている患者の上半身の一部を考えてみましょう.

図6 @において,重力 $W(= W_\perp + W_\parallel)$ の分力 $W_\perp$ が上で述べた体圧に相当します.それに対し,$W_\parallel$ の力は患者を下方へと引っ張ろうとしますが,患者はじっとしています.それは下方へ動かせまいとして,摩擦力(C)が働き,$W_\parallel = C$ でつりあっているからです.

ファウラー位の背上げ角が大きくなるほど $W_\perp$ が小さくなり,$W_\parallel$ が大きくなることがわかります(図6 ⓑ).褥瘡において 30°ルールがあって,30°よりも大きくしないことが述べられていますが,

30°というのはエスカレーターの角度ですから,30°でもまだ大き過ぎるかもしれません.

しかし,$W_\parallel$ を減らすために背上げ角を小さくするとどうなるでしょうか.

今度は,$W_\perp$ が大きくなりもしこの状態を手で支えるならしんどいことになります.

ずれ(ずり)という変形

これまで,看護と力学のかかわりにおいて,「力の加減」や「トルク」について述べてきましたが,そこでは物体の変形についてはふれませんでした.理由は,人体の変形は,皮膚・骨・いろいろな組織によって変形のしかたが異なり,物理学だけではとても論じられないからであり,またその必要もなかったからです.

しかし,褥瘡について論じるとき,変形について考えなければなりません.なぜなら,それが褥瘡の原因となるからです.

変形といってもさまざまで,たとえば,伸びる・縮む・折れる・曲がる・ずれる……などいろいろありますが,褥瘡についてあまり複雑に考える必要はありません.

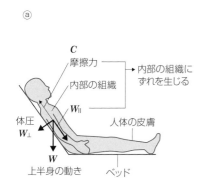

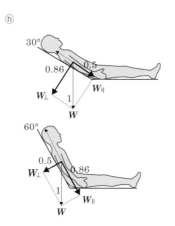

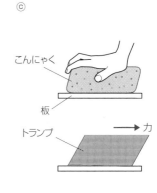

図6 体圧と背上げ角

かつて褥瘡に関して，ずれ・ずり・ゆがみ・応力・剛性率・せん断応力など，難しい言葉の羅列で多くの方から質問を受けました．ここでは，ずれという変形を考えましょう．ズボンがずれ落ちる．ズボンがずり落ちる……つまり，「ずれ」も「ずり」も同じと考えましょう．

褥瘡でずれが問題になるのは，図6 @ の $W_\perp$ や $W_\parallel$ の力によります．これらの力により，「皮膚の表面と皮膚の内部が互いにずれ，そのために，皮膚の内部では組織にずれを生じ筋肉から皮膚に向かう血管が引き伸ばされて細くなり，皮膚への血行が悪くなって褥瘡を生じやすくなる」とされています．

ところで，金属はもちろん，木材の変形には大きい力を要しますが，人体ではそうではありません．たとえば，水平な板の上にしっかりと置いたこんにゃくを考えてみましょう．そして，こんにゃくの上に手を添えながら，板を横方向へ引っ張ってみましょう．こんにゃくの下方は板とともに移動しますが，上方は手で抑えられているので，はじめに比べると変形し，すこし斜めにずれています．これは力の働きにこんにゃくの内部がついていけないから生じた現象です．あるいはトランプを重ねた束に横方向の力を入れると図のように変形しますね．これがずれです（図6 ©）．

このとき，板が皮膚であり，こんにゃくが内部の組織を意味します（前述の筋肉に相当するわけです）．そして引っ張った力が図6 @ の $W_\perp$ または $W_\parallel$ に相当することになります．

これで，ずれが褥瘡を生じやすいということが納得できますね．

伸びという変形

図7 @ は，枕を下肢全体に挿入した場合です．踵骨部に働く体圧は，枕が支えてくれて楽ですが，脚が過伸展になるといわれています．その理由を考えてみましょう．

大腿部に働く重力 $W(=A+B)$ の B が脚を下方に引っ張ります．しかし，膝から踵の部分は枕

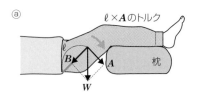

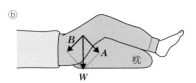

図7　伸びという変形

によって固定されているため大腿部が過伸展の状態になるのです．ここでは，伸びという変形が起きているのです．

前述の「ずれ」という変形は，外部から皮膚を引っ張る力が働いた時，内部の組織の動きはそれについていけなかったために生じたものでした．それに対し，この場合は皮膚に働く力と一緒に内部の組織も動きます．しかし，膝から踵の部分が固定されているので，伸びという変形が起きるのです．

力が加わると変形するのに，褥瘡以外のところでは変形についてふれなかった理由は初めに書きましたが，ここで褥瘡にも力の加減やトルクの考えが必要となることを，例で述べておきましょう．

図7 @ の場合，過伸展になると同時に膝に痛みを感じるといわれています．その理由を考えてみましょう．

図7 @ における A の力を考えます．この力は，$\ell \times A$ というトルクを生じ，大腿部を床につけて平らにしようと作用します．しかし，枕があるのでできません．膝でそのトルクを止めているのです．これが膝の痛む原因です．

そのため図7 ⓑ のように，枕を大腿部の奥まで挿入すると，トルクを枕が支えてくれるので，膝の痛みが和らぐのです．また，枕と大腿部が接することにより，B と逆方向に摩擦力が働くことによって，過伸展の問題も減少するでしょう．

C. 仙骨に作用する力の大きさは？

人体のある部分に作用する力を，力学の知識だけで求めることは簡単ではありませんし，また，無理があります．なぜなら，人体は複雑で，生理学・解剖学の知識も同時に適用しなければならないからです．けれども場合によっては，力学の適用だけでもかなり正確な知識を得ることが可能であり，また，たとえ大まかであっても，状態の把握を可能にすることはむだではありません．

これまで簡単な例をいくつか述べてきましたが，ここでは「力の加減」と「トルク」の知識の総まとめとして，少し複雑な計算を必要とする「仙骨に作用する力」，ならびに「外転筋・大腿骨頸部に作用する力」を取り上げます．なぜなら，前者は腰痛を考えるうえで，後者は杖の効果を論じるときに大変役立つからです．

ただし，これらの作用する力を求める基本式は，すでに文献や多くの書物のなかに記載されていることをお断りしておきます．ここでの目的は，それらをわかりやすく解説し，あるいは看護の場面への応用を考えることにあります．

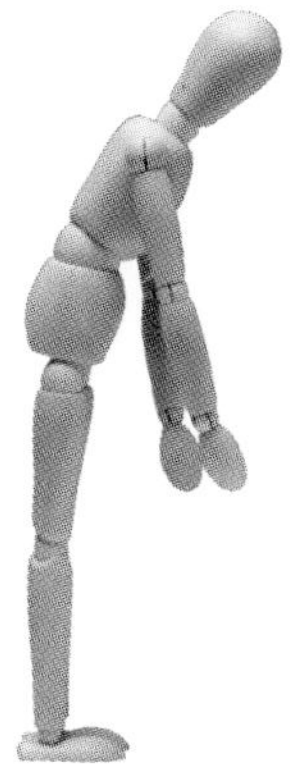

図８　身体を各部位に分けると

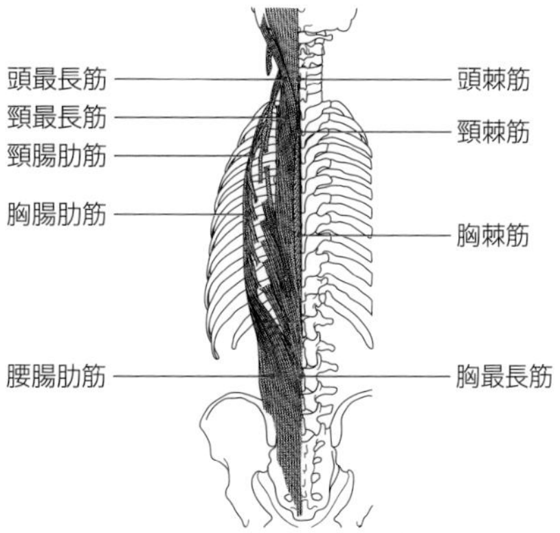

頭最長筋
頸最長筋
頸腸肋筋
胸腸肋筋
腰腸肋筋
頭棘筋
頸棘筋
胸棘筋
胸最長筋

図９　脊柱起立筋のしくみ

脊柱起立筋の働き

私たちは朝起きてから夜寝るまで，何回背中を曲げるでしょうか．直立している時間のほうが少ないのではないかと思えるほど(曲げる角度の大小に違いはあっても)，たえず背中を曲げた動作をしています．とくに看護の諸動作は，どれひとつをとっても直立不動でできることはありません．

人間の身体は図８に示されるように，各部位に分けて考える場合が多いですね．もしこれを同じように関節で結ばれた人形と考えますと，図８のような姿勢をとったときは，身体(脊柱)は前のめりに転倒してしまいます．ところがそうはなりませんね．その働きをするのが脊柱起立筋とよばれる筋(図９)で，脊柱を起立させようとする，つまり身体が前のめりになるのを防ごうとする働きがあるのです．

脊柱起立筋は図で示すとおり，脊柱両側に並ぶ上下に長い筋群で，３つの筋塊(腸肋筋，最長筋，棘筋)に分かれています(腸肋筋と最長筋の下部は互いに癒着しているので，両筋をあわせて仙棘筋といい，これを脊柱起立筋と示す場合もある)．しかし，これらの筋群の細区分の詳細などは，いま問題ではありません．脊柱をそらせる(起立させる)働きをもっていることが大切なのです．この働きをわかりやすく図で示したのが図10です．

脊柱の真椎は，液で満たされた椎間板によって分けられた24個の椎骨でできていることはご存じでしょう(図11)．この脊柱を「第５腰椎と接

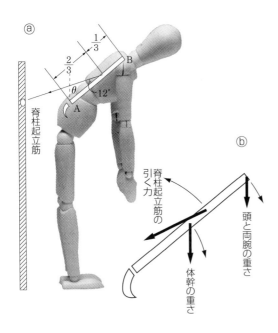

図10　脊柱起立筋の働き

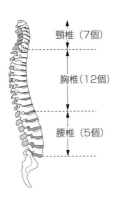

図11　脊柱の真椎

している腰仙円板 A を支点として回転する1つの棒」のように考えます（図10ⓐ）. この棒が身体の重みで回転し, 身体が転倒しようとしたとき, 脊柱起立筋が（図10ⓐのように）脊柱を引っ張る1本のロープと同じ働きをしてくれるので, 転倒をまぬがれることになります.

引っ張る方向は, 背中を曲げる角度が何度であってもいつも脊柱に対し12°の方向で, また, 筋の付着点は脊柱の第5腰椎 A から2/3のところであるといわれています[1].

身体の重さによって前のめりに回転しようとするのを, 脊柱起立筋の引く力によって反対方向へのトルクをつくり, （図10ⓑの↘方向と↖方向のトルクがつりあって）転倒を防ぐことになります.

脊柱起立筋にかかる力（F）と椎間板にかかる力（R）

図12は直立姿勢から角度 θ 曲げたときの脊柱にかかる力の様子です. 全体重を W としたとき, 頭と両腕の合計が全体重の1/5を占め（$\frac{1}{5}W$）, それが脊柱（長さを1とする）の B 端にかかり, 一

方, 体幹の重さは全体重の2/5を占め（$\frac{2}{5}W$）[2], 脊柱の中央（C 点）の重心にかかっていると近似的に考えてもよいことを示しています. もちろん, それらの重さ（重力）は, 真下方向であることはいうまでもありません.

脊柱起立筋の引っ張る力を F としますと, その方向はいつも（どんな角度に背中を曲げたときでも）脊柱に対し12°の方向であり, A から $\frac{2}{3}l$ 離れた D 点に（F が）働いていることはすでに述べました.

ところでトルクを考えるとき, 回転作用をもつ力とは, 腕に対して垂直な力でしたね. つまり,

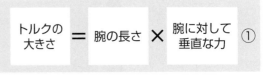

です.

しかし, どの力も腕に対して垂直な方向ではありません. それらの力の腕に対して垂直な成分を求める必要があり, 図12の点線の赤い矢印で示したのがそうです. 回転方向は前のめりになろうとする方向（↘）と, 身体をそらせようとする方向（↖）がありますが, 前者は時計方向回り（または右回り）, 後者は反時計方向回り（または左回り）といいます.

①の式を使って, 右回りと左回りのトルクを考えてみましょう.

①体幹の重さ($\frac{2}{5}W$)のつくるトルク

$$\frac{1}{2}l \cdot \frac{2}{5}W\sin\theta\ (右回り)$$

②両腕，頭の重さ($\frac{1}{5}W$)のつくるトルク

$$l \cdot \frac{1}{5}W\sin\theta\ (右回り)$$

③脊柱起立筋に働く力(F)のつくるトルク

$$\frac{2}{3}l \cdot F\sin12°\ (左回り)$$

これらの右回り(①＋②)と左回り(③)のトルクがつりあうことにより，前のめりにもならず，うしろへそっくり返りもしない(要するに回転しない)わけで，

$$\frac{1}{2}l \cdot \frac{2}{5}W\sin\theta + l \cdot \frac{1}{5}W\sin\theta$$

$$= \frac{2}{3}l \cdot F\sin12° \cdots\cdots②$$

が成り立つことになります．

　いま，F の力をx方向とy方向に分解してみましょう(図13 ⓐ)．

　なぜ分解する必要があるのかといいますと，いま，働いている力のうち，$\frac{1}{5}W$と$\frac{2}{5}W$はともに垂直方向(y方向)ですが，Fはそうではありません．だからFをx方向とy方向に分ける必要があります．

　ところで図13 ⓐに突然，R という力が出てきました．なんなのでしょうか．

　脊柱を曲げるとき，A(第5腰椎で腰仙円板を通じ仙骨につながっているところ)を中心にして回転することはすでに述べました．そうすると，脊柱は腰仙円板を通じて仙骨を押すことになり，その結果，反作用として，仙骨が脊柱に対して力を及ぼすことになります．この反作用の力を R とし，R のx方向およびy方向の成分をR_x，R_yとしているのです．作用・反作用については p.62 で詳述しています．ここでは，「作用・反作用は互いの力の大きさが等しく，方向が反対である」ことを強調しておきます(図14)．

　仙骨が脊柱に押されると，反対方向に仙骨が脊柱を押し返すことになり，この反作用の力を R

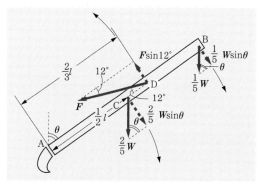

図12　トルクのつりあい

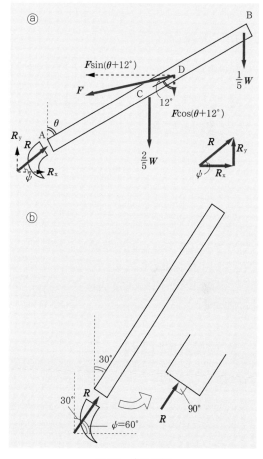

図13　力の分解

としたわけですが，どの方向に働いているのか，いまのところ(単に脊柱が仙骨を押す方向と反対の方向としているだけで)明確ではありません．R の方向は，かりに水平方向に対し ψ の角度をもつ方向としましょう(図13 ⓐ)．

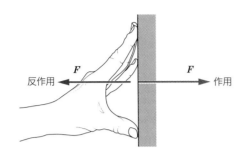

図14　作用と反作用

x 方向の力

$$R_x = F\sin(\theta + 12°)\cdots\cdots ③$$

y 方向の力

$$R_y = F\cos(\theta + 12°) + \frac{2}{5}W + \frac{1}{5}W\cdots\cdots ④$$

ただし，図から，

$$R = \sqrt{R_x{}^2 + R_y{}^2}\cdots\cdots ⑤$$

一方，

$$\frac{R_y}{R_x} = \tan\psi\cdots\cdots ⑥$$

これで脊柱起立筋に働く力 F も，仙骨が脊柱に及ぼす力 R も求められることになります．なお，これらはベクトルの考え方を使って解くことも可能です．

 ## 実際の計算例

私たちの80％の人が，一生のうち1回や2回の腰痛を経験するといわれますし，日常生活において何かのはずみに突然腰に痛みを感じることがあります．脊柱の曲げ方によってどのような力が脊柱にかかるのかという考察は，興味ある内容といえます．

また，荷物を持って脊柱を曲げる場合も多いですが，荷物を持つと（手ぶらのときに比べて）脊柱にかかる力はどのように変わってくるのでしょうか．これらの内容を考えることは，逆に，望ましい動作のあり方，いわゆるボディメカニクスとの

接点を見出せることになります．

それでは前述の②〜⑥式を使って，実際に計算してみましょう．簡単にするために体重50kgw，何も持たずに腕をだらりと下げ，脊柱を30°傾けた場合を想定します．つまり $W = 50$kgw です．両腕と頭の重さは体重の1/5，体幹を体重のその2/5とすると，それぞれ10kgw，20kgw の重さになります．

トルクのつりあいは，

$$\frac{1}{2}l \times 20 \times \sin30° + l \times 10 \times \sin30°$$
$$= \frac{2}{3}l \cdot F\sin12°\cdots\cdots ⑦$$

x 方向の力

$$R_x = F\sin(30° + 12°)\cdots\cdots ⑧$$

y 方向の力

$$R_y = F\cos(30° + 12°) + 20 + 10\cdots\cdots ⑨$$

$\sin30° = 0.5$　$\sin12° = 0.208$ を⑦に代入しますと，

$F = 72.1$（kgw）が求められますので，
それを⑧と⑨に代入します．

ただし，$\sin42° = 0.669$，$\cos42° = 0.743$ です．

⑧から $R_x = 48.2$
⑨から $R_y = 83.6$

この値を⑤と⑥に代入しますと，

⑤から $R = 96.5$（kgw）
⑥から $\tan\psi = 1.73$

が求められます．

ところで，$\tan\psi = 1.73$ という値を三角関数表で調べてみますと，$\psi = $ 約60°であることがわかります．このことは図13 ⓐ より R が水平方向から60°の方向を向いていることになりますが，同時に垂直方向から30°の方向を意味します（図13 ⓑ）．

いま，$\theta = 30°$ つまり，脊柱を垂直な状態から

30°曲げている場合ですが，このとき**R**という反作用も同じ30°方向になったということは，「反作用の力**R**は脊柱を垂直に押している」ことを意味しています．図13ⓑで確認してください．

この**R**という力は仙骨と第5腰椎のあいだで働く力ですから，腰仙部の椎間板にかかる力といったほうが，具体的かもしれません．

ここで私たちが認識しなければいけないことは，手に荷物を持たずに脊柱を30°傾けたとき，体重50kgの人の脊柱起立筋にかかる力は72.1kgw（体重の1.4倍！）で，椎間板にかかる力は96.5kgw（体重の2倍！）という事実です．

もし手に荷物を持った場合を想定したければ，図13ⓐのB点にその力を加えたらよい〔B点にかかる力を（$\frac{1}{5}W$）の代わりに（$\frac{1}{5}W$＋荷物の重さ）とする〕のであって，10kgwの荷物を手に持って30°傾けた場合（たとえば1歳くらいの赤ちゃんをベッドから抱き上げようとする動作）も同様の計算でできます．計算の結果，**F**も**R**もさらに大きくなり，自分の体重の1/5の重さの荷物

を持っただけなのに，**R**は体重の3倍近い値にまでなるのです．

脊柱起立筋にかかる力**F**は，脊柱起立筋の付着部分が多いため（図9，p.75）分散されるのですが，**R**は椎間板を挟む仙骨と脊柱の部分にかかるのですから，負担が大きくなります．

Fも**R**も，身体を曲げれば曲げるほど大きくなる傾向があり，荷物を持つと，飛躍的に大きくなることは計算すれば容易にわかることで，

①荷物を持たないとき
②体重の1/5の重さの荷物を持ったとき
③自分の体重と同じ程度の重さの荷物を持ったとき

の**F**と**R**の計算結果をグラフにして図15に示します．

ボディメカニクスを看護の諸動作に取り入れる

図15のグラフを見ますと，背を曲げないとき，

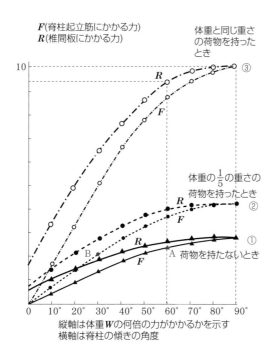

この計算結果がそのまま人体に適応されるのではありません．なぜなら，脊柱は1本の棒状ではないからです．けれども，身体を曲げる角度・荷物の重さ・自分の体重の与える影響や傾向は大切な事実です．

図15　FとRの計算結果

①②③とも **F** はゼロになりますが，これは背を曲げないのですから脊柱を引っ張り上げる働きが不要になるからです．また，**R** は体幹の重さ（$\frac{2}{5}$ **W**）と，両腕，頭の重さ（$\frac{1}{5}$ **W**）と，荷物の重さの和に等しくなっていますが，これは椎間板上にかかる力＝支えている全重量になるからです．

背を曲げはじめるとそれらの値がともに急増しますが，とくに重い荷物を持ったときの激増には注目すべきです．

図16 ⓐは，図15のグラフ②の曲線を具体的に示したものです．体重50kgwの人が10kgwの荷物を持ち上げるとき，荷物に近づいて膝を曲げ，できるだけ背をまっすぐにした場合（①）から，膝を曲げず，荷物のほうへかがみ込む姿勢をとった場合（Ⅲ）までのあいだに，**F** や **R** に大変大きな差があることがわかります．10kgwですから，先に述べたように1歳くらいの赤ちゃんをベッドに寝かせたり，乳母車から抱き上げたりする場合を想像してもよいのです．

また，図15のグラフ①のA点と②のB点は，ともに **F** が体重の2倍余りの値になることを示していますが，このことから荷物を何も持たなくても背を60°曲げた状態Aは，10kgwの荷物を持って30°曲げた状態Bとほぼ同じ負担を脊柱起立筋に与えることがわかります．

つまり，手に何も持たない動作（洗い物をしたり，患者の洗顔や食事の介助などの動作もこれに属すると考えられる）であっても，背の曲げ方を大きくすると脊柱起立筋や椎間板にかなりの負担を与えていることになり，急激な身体の変化を示すということはなくても，慢性的疲労を与えることになるわけですね．皆さんも思いあたることがおありではないでしょうか．

ボディメカニクスでも図16 ⓑの例を示しますが，具体的な数値（図16 ⓐ）を見ることによって，「荷物を持ち上げるとき，荷物に近づき，膝を曲げ，できるだけ背をまっすぐにする」ことの大切さをより深く認識できるでしょう．

看護の諸動作には直立の姿勢でできるものはほとんどありません．ベッドメーキング，清拭，体

ⓐ **F** と **R** は脊柱を曲げる角度によってどう変わるか

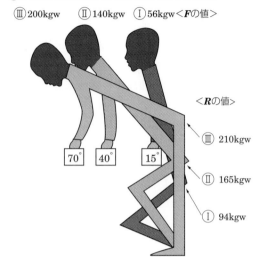

ⓑ 重い物を持ち上げるときの方法

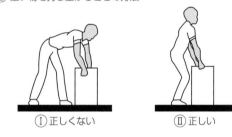

ⓒ 荷物をまとめる動作の違い

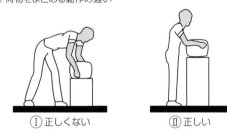

図16　体重50kgwの人が10kgwの荷物を持つとき

位変換など，どれをとってもそうですが，患者（大人）のおむつ交換や入浴の介助，車椅子への移動など，図15の③に対応すると考えられる場合がしばしばあります．グラフにあるように60°曲げた例を考えますと，**R** の大きさは 9 ～ 10 **W** です．つまり，椎間板には自分の体重のほかに9倍の重さの荷物を持ったのと等しい負担がかかってい

ることになるのです！

　脊柱起立筋や椎間板には，このように潜在的に大きい力がかかっていることを，私たちは常に認識すべきですね．そうすれば腰痛を防ぐ一助ともなるでしょう．図17を参考にしてください．

　最後に，腰痛を防ぐ工夫をまとめておきます．

・身体を曲げる角度をできるだけ小さくする．そ

のため，近くに寄って少し腰をかがめることは，よく知られています（図16ⓑ）が，同様に低いところで行う動作は，高いところで行うほうがよいことでもあります（図16ⓒ）.

・可能な場合は，荷物を分割して軽くする．

・自分の体重の何倍の力がかかっているかということなので，自分の体重に対して，関心をもつ．

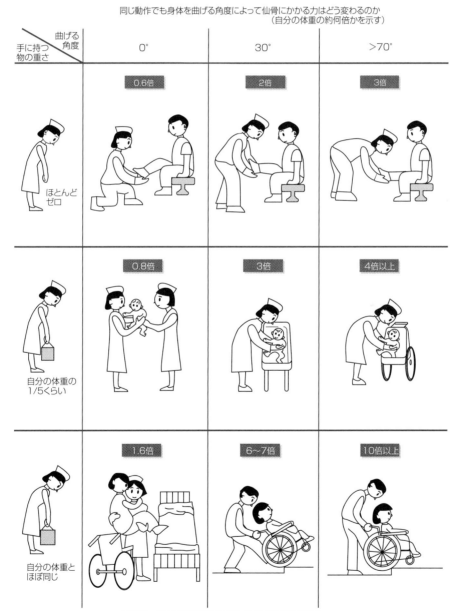

図17　身体を曲げる角度と仙骨に作用する力

D. 外転筋・大腿骨頸部に作用する力と杖の効用

　ここでは，まず片足で立ったとき，どのような力が外転筋と大腿骨頸部に働くかを求めます．

　その結果，非常に大きい力がそれぞれの場所に働いていることがわかりますが，もし杖を用いるなら，その力を減らすことができるのだろうか，杖はどのような効果をどのような理由でもたらすのだろうか，を考えてみたいと思います．

 片足で立ったとき

　ここで取り上げる事例は，「力の加減」「トルク」という初等力学で，ここまでのことを知ることができる，という代表的な例といえるでしょう．

　図18は，右足で立ったとき，どのような力がどこに働くかを示した図です．

　F：外転筋に働く力

　　水平から70°上方に作用することがわかっている．

　R：大腿骨頸部に寛骨臼が及ぼす力

　　大腿骨頸部が寛骨臼に大きさ **R** という力を

及ぼすとし，その反作用を **R** としている．

　N：床が足に及ぼす力

　　右足で全体重を支えているので，右足は重心の真下にあり，床を体重（**W**）に等しい力で押すことになる．その結果，反作用として図のような力（**N** = **W**）を受ける．これを抗力という（p.89 参照）．

　W_R：右脚の重さ，$W_R = \frac{1}{7} W$

　　全体重（**W**）の 1/7 に等しいとする．右脚の重心（右膝の少し上）に働くと考える．

❶これら4つの力はx方向にもy方向にもつりあっていること．

❷大腿骨頸部を中心にしてトルクがつりあっていること．

　この2つの条件を考えて **F**，**R** を求めてみましょう．

　x 方向の力

$$F\cos70° = R_x \cdots\cdots ①$$

　y 方向の力

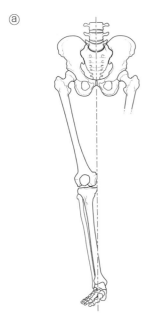

重心の真下に右足

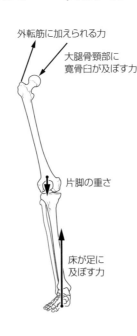

外転筋に加えられる力

大腿骨頸部に寛骨臼が及ぼす力

片脚の重さ

床が足に及ぼす力

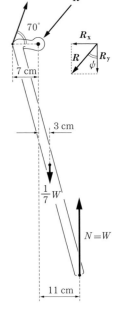

図18　片足で立ったときの重心

$F\sin70° + W = R_y + \dfrac{1}{7}W$……②(❶, 図18ⓒ)

トルクのつりあい(❷, 図18ⓒ)

$F\sin70° \times 7\mathrm{cm} + \dfrac{1}{7}W \times 3\mathrm{cm}$

$\quad = W \times 11\mathrm{cm}$……③

必要な式はこの3つだけです.

③式から($\sin70° = 0.940$ を代入して)

$F = 1.61W$……③′

①と③′から($\cos70° = 0.342$ を代入して)

$R_x = 0.55W$

②と③′から

$R_y = 2.37W$

$\tan\psi = R_x/R_y = 0.232$

$\therefore \psi = 13°$

このことから寛骨臼に働く反作用の力 R について,

$R = \sqrt{R_x{}^2 + R_y{}^2} = 2.44W$

$\psi = 13°$

という大きさで, 方向はかなり下方に向いていることがわかります.

R の方向についての臨床的意味は解剖学にまかせるとして, ここでは, 外転筋に働く力 F, 大腿骨頸部に働く力 R が, それぞれ体重の1.6倍, 2.4倍という大きい値になることを心にとめておいてください. 杖を使うことによって, これらの値がどのように減少するかを次に考えてみましょう.

杖をついたとき

外転筋が弱かったり股関節に痛みがあると, これらの大きい力は大変負担になります. これを助けてくれるのが杖ですが, 杖を用いるとどのような効果を

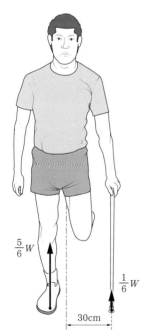

$\dfrac{5}{6}W$　$\dfrac{1}{6}W$　30cm

重心の真下から30cmのところに杖をつき, 体重の $\dfrac{1}{6}$ の力をかける

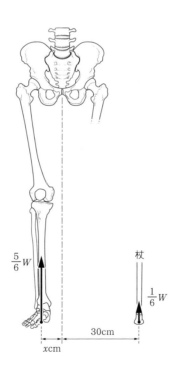

$\dfrac{5}{6}W$　杖　$\dfrac{1}{6}W$　30cm　$x\mathrm{cm}$

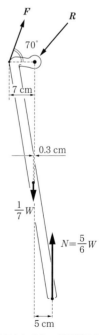

F　R　70°　7 cm　0.3 cm　$\dfrac{1}{7}W$　$N = \dfrac{5}{6}W$　5 cm

杖をつくことにより, 脚の傾きが小さくなり右足にかかる力が少なくなる

図19　杖をついたときの重心

もたらすのでしょうか.

　図19 は杖を，仙骨の真ん中を通る線（これは身体全体に働く重力の作用線と一致する）から30cm の位置で床につき，杖に全体重の1/6（$\frac{1}{6}W$）をあずけているとする図です．この程度なら筋肉の負担にあまりなりません.

　そうすると，右足で$\frac{5}{6}W$を支えられればよいのですから，床からの抗力は$\frac{5}{6}W$になり，右足の位置（足の位置をxとすると）はトルクのつりあいから，

$$\frac{5}{6}W \cdot x = \frac{W}{6} \times 30\text{cm} \text{ より}$$

$$x = 6\text{cm}$$

　つまり，片足で支えるとき，右足を重心の真下に置かなければならなかったのに，杖を用いると，この例では6cm離れたところに置いてもよいということになります．これが非常に大きい効果をもたらすことを，次の式を解くことによってわかります.

　力のつりあい

　　x方向　$F\cos70° = R_x$ ……①

　　y方向　$F\sin70° + \frac{5}{6}W = R_y + \frac{1}{7}W$ ……②

　トルクのつりあい

　　$F\sin70° \times 7\text{cm}$

　　$= \frac{1}{7}W \times 0.3\text{cm} + \frac{5}{6}W \times 5\text{cm}$ ……③

　③式から

$$F = 0.64W \text{ ……③}'$$

　①と③' から

$$R_x = 0.22W$$

　②と③' から

$$R_y = 1.29W$$

$$R = \sqrt{R_x{}^2 + R_y{}^2} = 1.30W$$

以上のことから，片足で支えると，

　　F（外転筋に働く力）＝体重の 1.6 倍

　　R（大腿骨頸部に働く力）＝体重の 2.4 倍であったのに，杖を用いることによって，

　　F＝0.6 倍

　　R＝1.3 倍

となって，自分の体重に等しい大きさの力ぶんの負担が少なくなっていることになります．しかも，杖で体重の 1/6 しか支えていないのに……．

もし，義足だったら……

　もし，この患者の左下肢が義足だったらどうでしょうか.

　実際の足よりも義足がずっと軽い場合，身体の左側・下方における重量が減るため，身体全体の重心の位置がやや右側・上方に移動することになります．だから，右方へ身体が傾いたとき，重心線が支持基底面からずれ，右側に転倒する危険が増加することを意識しておきましょう.

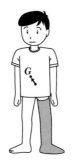

引用文献

1) Strait, L.A., Inman, V.T., Ralston, H.J.：Simple illustrations of physical principles selected from physiology and medicine. Am. J. Phys., 15：375-382, 1947.

2) Braune, C. W., Fischer, O.：Bestimmung der Trägheitsmomente des menschlichen Körpers und seiner Glieder, Abhandl. mathphys. kl. sächs. Ges d. Wiss., 18：409,1892.

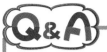

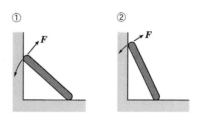

Q 外転筋が損傷を受けたとき，杖をつくことによって外転筋にかかる負担（F）が激減することが計算で示されましたが，計算を用いずにひと言で説明するとどうしてなのでしょうか．

A ひと言でいうと，杖を用いることによって，
・片足にかかる体重が減った
・足で支える位置が変わったため脚の傾きが減った
というのがその理由です．

図はやや誇張して描いたものですが，杖を用いることによって脚が図①から図②の状態に変わったから F が小さくなるのです．つまり，多く傾いた状態で重い棒を支えるよりも，傾きの少ない状態で，しかも軽い棒を支えるほうが楽だからです．

9 力学を人体に適用する

☕ COFFEE BREAK ••••

神様がくださったアーチ型？

杖を用いずに片足で立つとき片方の足で全体重を支えなければなりませんが，あの狭い足裏で全体重を支えるのですから，大変なことです．

ところで，足は「土踏まず」ができていて，足の裏がベッタリと床に接しているのではありません．ある力を支えるとき，支える面積が大きいほど楽なのですから，体重を支えるという点では，扁平足のほうがいいのではないでしょうか．

いえいえ，そうではないのです．

土踏まずは図のようにアーチ型になっていますが，「アーチ型は上からの力に対して非常に強い」という特徴をもっています．それは，アーチ型によって上からの力がアーチの方向への圧縮力に変換されるからです．圧縮力は，アーチ型の橋であれば両端の橋脚で支えられ，卵であればグルリと全周で支え

られます．

その証拠に，八つ橋（京都の銘菓）を机上に置き，凸の面を押しても簡単には壊れません．また，スーパーで卵が山積みされていても割れたりしませんし，親鳥は卵の上にのって暖めます．これらはすべて，弓なりになったアーチ型は上からの力に強いという性質によります．ちなみに，雛鳥が卵からかえるとき，くちばしで内側から簡単に殻を破ることができるのは，アーチ型の逆の方向からつついているためです．

成人の体重は出生時の 20 倍にもなるのに，足裏の面積は 10 倍にも増加しないでしょう．つまり成人になると，足裏にかかる圧力はかなり増加します．けれども，成長とともに土踏まずができアーチ型となって，増加する体重に耐えうるようになっているのではないでしょうか．身体のしくみはどこをとっても感心するばかりです．

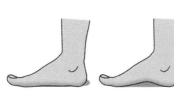   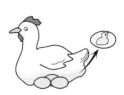

偏平足　　　　　土踏まず　　　　アーチ型　　　京都銘菓八つ橋

10.「摩擦」は天の邪鬼？

　私たちの日常生活において「摩擦」はいろいろなところに顔を出していますが，役に立つ場合が多いのでしょうか，それとも逆なのでしょうか．

　たとえば荷物を床に沿って引っ張るとき，摩擦がなければどんなに楽だろうと思うかもしれません．また，機械にとっては摩擦が敵である場合もしばしばあり，摩擦を減らすために軸受けなどの部分に注油することもご存じでしょう．

　けれども実際に摩擦がなくなったらどうでしょうか．たしかに床に沿って荷物を引っ張るとき，楽かもしれませんが，まず引っ張って歩くことができません．ツルツル滑って前に進めないでしょう．それに荷物を引っ張るためにロープを結びつけようと思っても，摩擦がなければ結びつけることも困難になります．機械も摩擦がなければ，ネジやクギで固定することすら不可能になります．

　ここでは，日常避けられない摩擦力の種類や性質だけでなく，摩擦係数を求める実験方法についても述べることにします．これは，研究に役立つこともあるでしょう．

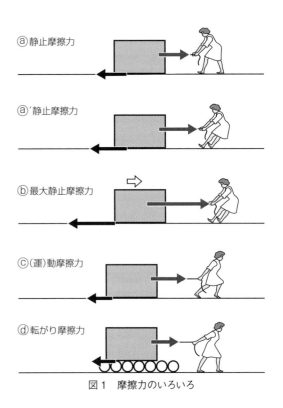

図1　摩擦力のいろいろ

摩擦力の種類と方向

　床に置かれた木材を引っ張る場合を考えてみましょう（図1）．接触面が互いになめらかでなかったり，引っ張る力が小さければ（ⓐ），物体はビクともせず静止状態を保っています．引っ張る力と同じ大きさの力が逆方向に摩擦力として働いてい

るからで，このとき働いている摩擦力を静止摩擦力といいます．もう少し大きい力で引っ張っても動かないときがあります（ⓐ′）．やはり引っ張る力と同じ大きさの力が反対方向に静止摩擦力として働くからです．ですから，静止摩擦力は大きくなるのですが，限度があり，最も大きくなった静止摩擦力を最大静止摩擦力（ⓑ）といいます．

　つまり，動き出す直前に働く摩擦力を最大静止

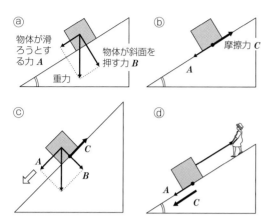

図2　斜面上に物体を載せたときの摩擦力

摩擦力といい，加えた力が最大静止摩擦力を越えた瞬間，物体は動き出し，運動しはじめることになります．

運動しているときに働く摩擦力を運動摩擦力または動摩擦力（図1ⓒ）といい，動くということは，最大静止摩擦力より小さいことを意味します．私たちも物体を引っ張っていて動き出してからのほうが力が小さくてすみ，楽なように思えることを日常生活でもときどき経験しますね．だから，シーツのしわをのばそうとパッと引っ張る瞬間に思いがけない大きい摩擦力が働いていることになります．したがって，動かすならそのまま続け，動かしてはとめ，動かしてはとめ……という動作は避けたほうがいいのです．また，同じ物体を動かすときにも転がしたほうが楽な場合が多いのですが，これは（運）動摩擦力よりも転がり摩擦力（図1ⓓ）のほうが小さいからです．機械を動かすときにコロの軸受けを用いるのもこのためです．

「摩擦力は必ず運動を妨げる方向に働く」ことは経験からもわかります．図2は斜面上に物体を載せた図です．物体に働く重力を分解しますと，斜面に沿って滑ろうとする力 *A* と物体が斜面を押す力 *B* になります（ⓐ）．ですから，接触面がなめらかなら *A* の作用で滑り落ちるのですが，摩擦があるとどうなるでしょうか．摩擦力 *C* はいつも運動を妨げる方向（ここでは滑るのを妨げる方向ですから斜面に沿って上方）に働き，*A* が

C より大きくならないかぎり，滑らずじっとしています（ⓑ）．ⓒのように斜面の傾きを大きくすると滑り出すのは，*A* が大きくなるからでⓐのように力の分解を考えるとすぐわかります．同時に *C* は小さくなりますがこれについてはふれません．ところが，ⓓのように上方へ引っ張り上げようとしますと，摩擦は（運動を妨げようとする方向へ働くのだから）逆に下方向へ働き，引っ張る力が *A*＋*C* より大きくならないかぎりじっとしています．このように摩擦力は天の邪鬼で気まぐれ屋？なのです．

最大静止摩擦力の大きさと摩擦係数

　図3ⓐは，箱A，Bに砂（水でもできるが，砂のほうがよい）を少しずつ加えていき，Aが動き出す瞬間のBの重さ（これがAに働く最大静止摩擦力に相当する）の関係を調べる実験で，その結果は，実線のグラフ（図3ⓑ）になりました．このグラフから，最大静止摩擦力は物体の重さに比例していることがわかります．重さが2倍・3倍……になると，摩擦力も2倍・3倍……と変化しているからです．

　この台の上に布を敷き，同様の実験をした結果が，1点鎖線のグラフ（図3ⓑ）になったとします．やはり，最大静止摩擦力は重さに比例していますが，接触面の状態によって直線の傾きが変わることを示しています．そして，接触面の状態を数値で表すために考え出された量を，摩擦係数といいます．

　ところで，机の上の物体を引っ張って動き出す瞬間（図3ⓒ），物体にどんな力が働いているのでしょうか．

　引っ張る力 *F*，最大静止摩擦力 *f*，物体の重さ（重力）*W*，机の押し返す力（抗力）*R* の4つです．ここで，*W*＝*R* であることに注意しましょう．もし *W*＞*R* なら，物体は机の中へ食い込んでいき，もし *W*＜*R* なら，物体は机から飛び上がります．

＊ここからはしばらく力の大きさだけを問題にしますので，ベクトルの表現は使いません．

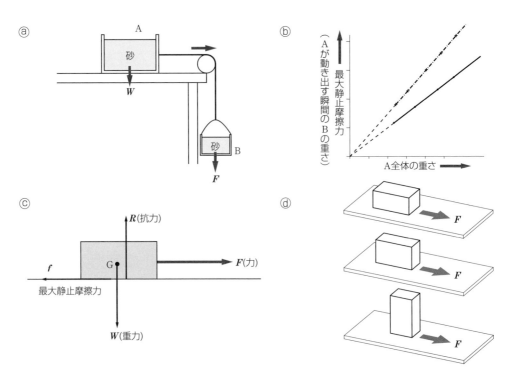

図3　最大静止摩擦力

　摩擦力の大きさは，接触面の状態によっても変化するので，接触面の状態を摩擦係数という量で表現すると述べましたが，静止摩擦係数（μ）は次式のように決められています．

$$\mu = f/R$$

　しかし，図3ⓒでは$R = W$なので，$\mu = f/W$と，考えてよいのです．だから，同じ重さ（Wが等しい）の物体でも，接触面のμが大きいと摩擦力も大きくなり，グラフの点線は布を敷いたほうがμが大きくなることを示しています（図3ⓑ）．また，この式から，摩擦力は接触面の面積にはよらず，図3ⓓのどれも同じ摩擦力であることになります．

 ## 摩擦係数を求める実験方法

　ところで，摩擦係数を求めるには，基本的にはどのような実験をすればよいのでしょうか．$\mu = f/W$で求められますから，図3ⓐの実験でAが動き出した瞬間の砂箱Bの重さfをAの重さWで割ればよいのです．あるいは，グラフの直線の匂配を求めても同じことです．

　具体的な実験の例を図4で示します．

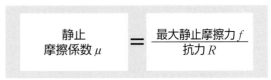

$$\text{静止摩擦係数}\,\mu = \frac{\text{最大静止摩擦力}\,f}{\text{抗力}\,R}$$

ですが，

　　f＝動き出す瞬間に物体に働く力F
　　R＝物体の重さW
　　（物体が床に平行に置かれているとき）

という関係を用いて，板を引き，物体が滑り出す直前のばね秤の目盛りを読み取ればよいことになります．ただし，実験には誤差がつきものですから数回行った平均値をとること，物体側の糸は板と水平に，ばね秤側の糸は鉛直にすること，板はできるだけゆっくりと静かに引くこと，などの注意が必要です．

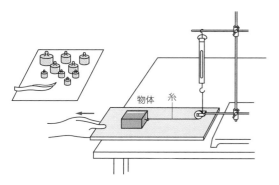

図4　摩擦係数を求める実験(1)

表1　実験結果

$F = f$(gw)	32	40	50	70	105
$W = R$(gw)	100	120	160	220	300
$\mu = \dfrac{f}{R}$	0.32	0.33	0.31	0.32	0.35

　そして，物体におもりを載せて同様の実験を行い，データからμを求めますが，例を表1に示しておきます．もちろんデータをグラフ化し，その勾配からμを求めることも可能であることはすでに述べたとおりです．接触面の状態でμがどのように変化するかを調べたければ，板の上にガラスやプラスチックをテープで固定したり，布や紙を画鋲でとめて，同様の実験をしたらよいのです．もっと簡単な方法として，ばね秤を水平にして行う方法もあることをつけ加えておきます(図5)．

　物体が運動しているときも摩擦力〔(運)動摩擦力〕が働いていることはすでに述べましたが，このときの摩擦係数〔(運)動摩擦係数〕は，静かに板を引き，物体が滑っているときのばね秤の目盛り〔滑っているときの物体を引く力であり(運)動摩擦力でもある〕を読めばよいのです．あとは，静止摩

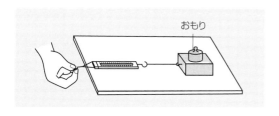

図5　摩擦係数を求める実験(2)

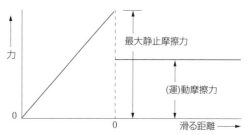

図6　最大静止摩擦力と(運)動摩擦力との比較

擦係数の求め方と同じです．また，最大静止摩擦力よりも(運)動摩擦力のほうが一般的に小さいので，2つを比べると図6のようになるでしょう．

　なお，三角関数が得意な人は次のような実験で，静止摩擦係数を求めることも可能です．

　図7 ⓐは，斜面上にある物体に働く重力Wを$W_{\parallel}$と$W_{\perp}$に分解したものですが，このとき斜面の抗力$R \neq W$で，Rは$W_{\perp}$に等しいことがわかります．なぜなら，抗力というのは，いつも面に対して垂直だからです．

　斜面の角度を変化させ，物体が斜面を滑り出す瞬間の角度をθとすると(図7 ⓑ)，滑り出す力

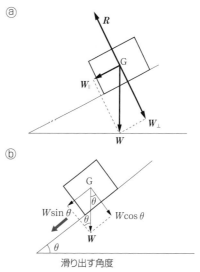

滑り出す角度

ここでは抗力をすべてRで表しているが，垂直抗力という意味からNで表す場合も多い．RはResistance(抵抗)，NはNormal(垂直)からきている

図7　三角関数を用いて摩擦係数を求める

（$W\sin\theta$）が最大静止摩擦力fに等しく，一方，$R = W\cos\theta$ですから，

$$\mu = f/R = W\sin\theta / W\cos\theta = \tan\theta$$

となって，物体が斜面を滑り出す瞬間の角度のタンジェントの値が，摩擦係数そのものになるわけです．

ナースシューズの裏は「摩擦」の年輪？

もし自然界に摩擦という現象がなければ，私たちは床の上を歩くこともできないということをはじめに述べました．事実，氷の上や油を塗ったツルツルした床の上を歩こうと思っても，滑ってひっくり返りそうになる場面は容易に想像できます．

私たちは歩行のときかかとを上げ，つま先で床を後方へ蹴るようにし，足を床に着地するときは逆にやや前方へ力を入れます．しかし全く無意識にこの動作を繰り返していますし，また「前方や後方へ力を……」ということをここで問題にしたいのではありません．

あらためて考えたいことは，もし床と靴の裏面のあいだに摩擦が働かなければ転倒してしまい，摩擦があるから私たちがつま先に力を入れる方向とは逆の方向に摩擦が働いてくれるので歩行ができるという事実です．

ところで，ナースシューズの裏面を見たことがありますか．裏面の凹凸が普通の靴よりやや多いように思われます．これは摩擦係数を大きくして摩擦力を増し，滑りにくくしているためだと考えられます．しかし，同じ靴底でも床がカーペット，木材，ビニールシート，タイルなどで摩擦力はもちろん異なりますし，同じ靴，同じ床でも床の状態によって摩擦力の異なることは経験でおわかりでしょう．たとえばナースシューズで木の床の上を歩くときでも，床が濡れているときや砂がまかれているとき……などで滑りやすさが異なりますね．

以前，私たちの学校の看護の先生方と一緒にいろいろな履物の裏面と床とのあいだの摩擦係数を調べたことがあります．体育館シューズ，バレーシューズ，パンプス型およびベルト式ナースシューズのなかで最も滑りにくいのは体育館シューズでした．この順位は床をカーペット，板，ビニールシートと変えても，いずれの場合も同じでした．また，床が乾燥していても，濡れていても（少し湿っている程度），やはり順位は変わりませんでした．

床が濡れていると滑りやすいのは日常経験することですが，なかでもビニールシート（家庭用ビニール床用シートとよばれるもの）の場合は顕著で，濡れたときの摩擦係数が乾燥時の半分以下になった（摩擦力が半分以下になることを意味する）スリッパもあり，あらためて滑りやすさを認識したものです．

床が，カーペット，板，ビニールシートの3種あるなら，この順番と滑りにくさの順が一致しているように経験上思えます．事実，乾燥しているとき，どの履物もカーペット（ナイロンパイル地カーペットを用いた）の場合，最も摩擦が大きく，ビニールシートの場合，最も小さいという結果が出ました．しかし，ある種のスリッパはビニールシートの場合に最も摩擦力が大きくなりました．これは，スリッパの裏面と床が同じ材質なので密着して摩擦が大きくなったからです．同様の現象はほかでもみられます．

たとえば，ガラスのコップにひもをつけて木の板の上を引っ張るとき，摩擦力を感じてもそう大きい力が必要ではありません．しかしガラス板の上でコップの底を湿らせて同じことをすると，コップの底とガラス板とのあいだの摩擦力が大きく，先ほどよりもっと大きい力を要します．ひどいときにはひっかき傷がガラス板に残ることさえあります．これは接触面にあった汚れなどが水によって取り除かれ，純粋にガラスとガラスの接触になってしまい，接触しているガラスは自分が「コップかガラス板か」どちらに属しているかを知ることができないからです．もし相手が木の板な

らガラスは「自分はコップに属している」ことを知ることができるのですが……. だから, 接触している2つの物体の材質が似通った物であるとなじんでしまって摩擦が大きくなること, 両者のあいだにほんの少し水分が存在する（湿っている程度）場合は, さらに摩擦が大きくなることを心にとめておきましょう.

ちなみに, タオル地のシーツとタオル地の寝衣の場合も同じことが考えられますね.

みなさんはナースシューズをどのくらいの期間履きつづけますか. 新品のナースシューズの摩擦係数（カーペット上で測った）を1としますと, 1年以上使用した靴は0.66になってしまいました. つまり歩行のとき摩擦力は, 古い靴は新しい靴の2/3しか働かないことを示しています. 古くなっていても外見上あまり目立たなければつい履きつづけますが, 濡れたビニールシート上を歩行するとき, 新しい靴でさえ摩擦係数が減るのですから, 古い靴は注意が必要ですね.

看護と摩擦

患者を移動する際, 図8ⓐのように移動するよりも, ⓑのほうが楽であることを経験したとき, 以前なら,「接触面積が減ったから摩擦が減ったと考えたけれども, ここで摩擦力は接触面積の大・小によらないことを学んだ. どう考えたらよいのだろうか？」と, 疑問に思っていませんか.

とても大切で, しかも当然の疑問です. 実は, 図8ⓑのほうが楽である理由として, 2つ考えられます.

❶ 図8ⓑのほうが, 抗力が小さいから

f（摩擦力）$= \mu$（摩擦係数）$\times R$（接触面からの抗力）, でしたね.

そして, 床に水平に置かれた物体の受ける抗力は, 物体が床を垂直下方に押す力, つまり物体の重さに等しいのですから, 患者は上半身が持ち上げられていることになります. それにより, 床を押す力（＝抗力）が小さくなって, 摩擦力が減ることになります.

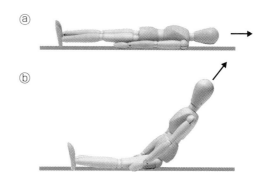

図8 体位変換と摩擦力（1）

❷ 図8ⓑのほうが接触面積が小さいから

「摩擦力が接触面積によらない」というのは, 実は, 接触面の状態が変わらない, 物体が変形しない（難しい表現になりますが, 物体が剛体である）場合について正しい考えなのです.

図8のような移動を行うのは, 固い板上よりもふとん, 畳, ベッド上などが多いと考えられますが, このとき移動によって患者の体位も一定ではありませんし, 接触面の状態も変化します. だから, このような場合はもはや摩擦力は接触面積の大・小によらないという考えが成り立たなくなります. そして, たいていの場合, 移動によって接触面にしわがよったりして, μ（摩擦係数）が大きくなるように変化します.

ですから, そのような変化を避けられない以上, 接触面積が小さいほうが望ましいことになり, ⓑのほうが楽であるという実感は, 理論的にも正しいことになります.

また, 小さくコンパクトにまとめたV字型にすると体位変換が楽であると何度も述べました. そして, 患者を支えるべき力が少なくてすむこと, 回転軸のまわりに小さくまとめたほうが回転が楽であること, の理由で説明しました. けれども, ここでもう1つ理由が加わります. それは, コンパクトなV字型にしたほうがシーツと患者の接触面積が小さくなって（図9）, 摩擦力が減る, ということです.

本文中に何回か出てきた「摩擦力の大きさは接触面積によらない」という考えは,「摩擦係数に

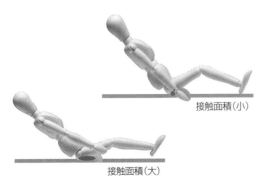

接触面積(小)

接触面積(大)

図9　体位変換と摩擦力(2)

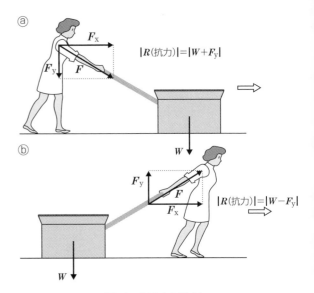

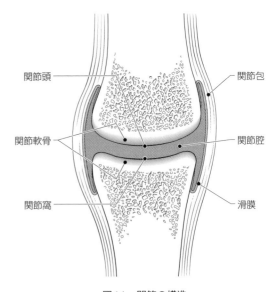

図10　押す力と引く力

変化がない，と仮定した場合」にいえることであり，看護の場では摩擦係数に変化を生じる場面のほうが多いことを，最後に強調しておきます.

知って得する摩擦の雑学

押すほうが楽？　引くほうが楽？

ところで図10は右のほうへ荷物を運びたいのですが，ⓐのように押したほうが楽でしょうか，それともⓑのように引っ張ったほうが楽でしょうか. みなさんも日常こんな場面に出くわしませんか？

図10ⓐもⓑも加える力の大きさは同じでFとし，それを床の方向(x方向)と床に垂直な方向(y方向)に分けた図です. 段ボール箱全体の重さ，つまり段ボール箱が床を垂直下方に押す力をWとしますと，ⓐは床を垂直下方に押す力が全体で$(W+F_y)$，ⓑは$(W-F_y)$となります. これだけの力を受けた床は，必ず逆方向(この場合は垂直上方)に同じ大きさの力で段ボール箱を押し返します. これが垂直抗力で，摩擦力が垂直抗力に比例するのですから，ⓑのほうが(垂直抗力が小さいので)摩擦力が小さくなり，ⓐよりⓑのほうが楽，つまり「押すより引くほうが楽」ということになるのです.

また，床に平行に力を入れる場合は，押しても引いても同じであることがわかります.

関節を曲げても痛くない理由？

骨の連結部は，関節とよばれて，まさにjoint

という名にふさわしいのですが，jointとしてどんな特徴をもっているのでしょうか. それは，骨の連結する面に必ず軟骨をもち，その軟骨と軟骨のあいだには関節腔とよばれるすき間があるということです. そして図11からわかるように，関節腔は関節包で包まれ，さらにその内表面を滑膜とよばれる膜が覆っています. ここから関節腔内

関節頭

関節包

関節軟骨

関節腔

関節窩

滑膜

図11　関節の構造

に滑液が分泌されるのです．この液は骨と骨との摩擦をなくし，関節の運動を円滑にします．

この液の分泌によって私たちは自由に関節を動かせるのだということは，人体がもつ不思議の1つですが，関節が動かないときは液は吸収され，それによって骨が固定されるということを知るに及んで神秘さえ感じますね．

摩擦力のまとめ

摩擦力というのは日常生活上防ぐことができず，いろいろな場所で顔を出してくる力であるわりには，まだ物理学的に解明されていない点が多く，用いている式も実験式*が多いのです．摩擦力について実験的に知られている関係をあげておきますと，

❶摩擦係数の値は物体の接触面積によらず，接触しあう2物体間の性質によって決まる（ただし，接触面における状態が変化するとこのかぎりではない）．

❷摩擦力の大きさは（垂直）抗力に比例する．

❸（運）動摩擦力の大きさは，物体の速度によらない．速く動かしてもゆっくり動かしても（運）動摩擦力の大きさは同じ．

❹一般に（運）動摩擦力のほうが最大静止摩擦力より小さい（動きはじめたほうが，摩擦力が小さくなって楽に感じる場合が多い）．さらに，転がり摩擦力のほうが小さい．

大切なことは，上記の結果は実験から得られた結果であり，まだ不明なことも多く，上記のように簡単に結論づけられない点も多々あるということです．

摩擦力の原因も掘り下げて考えれば，2つの表面（接触面の表面およびその部分と接している物体の表面）を構成している分子の性質，分子間の力学などに及び，摩擦力というのは決して単純なものではありません．

とくに看護の場でみられる摩擦は，接触面の状態が変わるので，いわゆる理論どおりにいかず難しいのです．

*実験式というのは，理論的に考えられた式ではなく，実験の結果で得られたデータから導かれた式のことです．

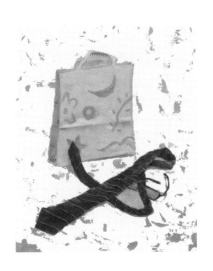

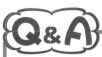

Q&A

Q 摩擦は接触面に生じる現象なのに,どうして「摩擦力の大きさが面積の大小によらない」のでしょうか?

A ここでは「摩擦力の大きさは抗力に比例し」,「抗力は物体が面を押す力に等しい」ということを説明しました.

いま,物体を横にしたら,床との接触面積が縦に置いた場合の2倍になったとします(図①・②).すると,物体が床を押す(単位面積当たりの)力は 1/2 になりますね.つまり,接触面積が x 倍になると床を押す力は $1/x$ 倍になるから,摩擦力は接触面積の大小によらないのです.

したがって,「溝のないツルツルのタイヤは摩擦が小さいから怖いけれど,幅の広いタイヤだから大丈夫だろう」と,考えてはいけません.狭くても広くても,同じ効果なのです.本文中で,接触面に変化が生じたり,物体に変形が起こると,摩擦力は変化すると述べましたが,この場合,路面上には変化が起こりませんし,タイヤの幅の広さによって変形の度合いに大きい差があるわけでもありませんので,上記のように考えたほうがよいのです.おまけに,転がり摩擦力は(運)動摩擦力よりさらに小さいので,幅の大小にかかわらずツルツルタイヤの恐ろしいことは肝に銘じておく必要があります.

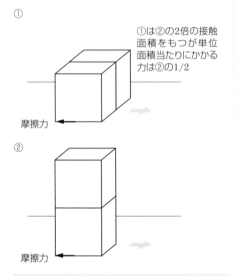

①は②の2倍の接触面積をもつが単位面積当たりにかかる力は②の1/2

摩擦力

摩擦力

もしも摩擦がなかったら……

「目が覚めたら虫になっていた……」という小説がありますが,もし目が覚めたとき摩擦のない世界だった……なら,どうなるでしょうか.

目覚まし時計のベルで起床したあなたは,まずクシャミをするでしょう.しっかりかぶっていたおふとんが,いつの間にか床に落ちているからです.

そんなことにとりあってはいられないので,洗面所で歯を磨こうと思ったのはよいのですが,歯磨きチューブのキャップがはずれて,ニュルニュルと中身が出ています.歯ブラシだって手から滑って持ちにくいこと! なんとか磨けたと思っても,実はブラシは歯の上を滑るだけで磨けていません.これではうまくお化粧できないと悟ったあなたは,しかた

なくスッピンで出かけることになりますが,朝食だけはしっかりとらないと…….

でも,牛乳びんは手からツルリ.サラダはお皿におさまらず,お皿は少しずつテーブルの上を滑っていく.フォークも持てない.あれ? 変な音? 洗面所の水道は締められず,水はジャージャー出っ放し.よく見れば,タオルがなくなって床には繊維の山.目覚まし時計のボタンを押したつもりがままならず,リンリン鳴っている.

ここであなたは叫ぶはずです.「もう,イヤッ! 摩擦のない世界なんて!」.たった10分で音をあげるでしょう.がまんして出かけても,歩けない,乗り物のブレーキは利かない……やっぱりあきらめて戻ってくるしかありません.

「摩擦様ありがとう」.

11.「人肌程度の温度」のあいまいさ

　日常生活はもちろんのこと，看護の場でも温度の変化や熱の出入りの及ぼす影響を考えなければならない場合が多くあります．思いつくままにあげても，清拭時のお湯の冷め方，氷枕の氷の溶け方，発汗による熱の喪失，適温の湯を用意する，やけどや凍傷……など，すべて熱の出入りがかかわっています．これらを計算するとき，まず「比熱」の知識が必要になります．

　ここでは，比熱になじむことが目的ですが，その前に私たちの温度に対する感覚の不確かさにもふれておきます．

感覚には頼れない？

　私たちは手で触ったときの感覚で，温度が高いとか，低いとか判断することがあります．つまり感覚が温度を決める1つの目安になっていますが，人によって感覚は異なりますし，周囲の温度

によってかなりあいまいなものであることをはじめに述べておきたいと思います．

　1つの例が井戸水に対する感じ方です．井戸水の温度は1年を通じてそんなに大きい変化はないのに，夏は冷たく冬は温かく感じますね．

　温度に対する感じ方がいかにいい加減なものかを知る簡単な方法があります．図1に示すように，氷を入れた水Aとやけどをしない程度の熱い湯Cにそれぞれ右手と左手を入れ，しばらくしてからぬるま湯Bに同時に手を入れます．すると右手はかなり温かいと感じ，左手はかなり冷たいと感じるはずです．

　同一の温度を同一の人が，こんなに異なって感じるのですから，人間の感覚がいかに不正確かわかります．

　よく「人肌程度の温度」という記述があります．これは，自分で触ってみて，「少し温かく感じる程度の温度」を意味していると一般に認識されて

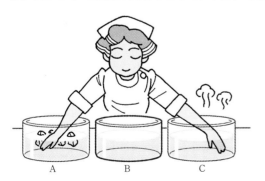 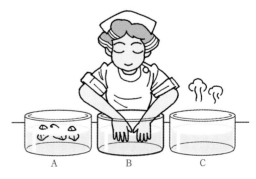

図1　温度に対する人間の感覚は?

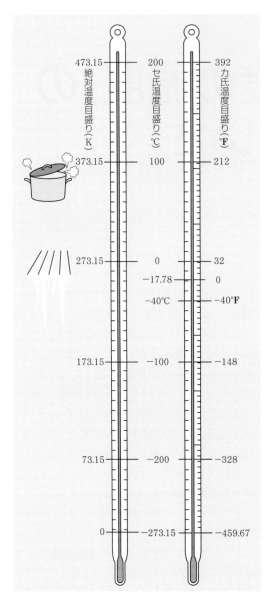

図2　温度計

いるようですが，実際に試してみたことがあります．

　するとなんとナース25人の示した「人肌程度の温度」は，36〜53℃の幅がありました．約1/3の人が42〜44℃付近に集中しましたが，それより低いあるいは高い温度に1/3ずつの人が散らばりました．

　これは，「少し温かく感じる程度」という言葉のあいまいさにもよりますが，同時に人間の感覚というのがいかにあいまいなものかを如実に示す例といえるでしょう．

　経管栄養などで管を触って温かいからといって，体温以上の栄養物が流れていると判断すべきではありません．管はあなたの指の皮膚温よりも高いのであって，体温より高いのではないからです．

　指先の皮膚温が28℃なら30℃でも温かく感じますが，体温よりもずっと低い温度です．

　一年中25℃に保った熱帯魚の水槽は，夏に触れば冷たく，冬に触れば温かく感じることから，人間の皮膚温は周囲の環境にかなり左右されることが実感できます．

　そこで，人間の感覚に頼らず，同じ温度のものを誰がいつ測っても同じ温度を示すものとして考えられたのが温度計です．セ氏目盛り以外に（外国の本では）カ氏目盛りで示されていることもあり，絶対温度もありますので，それらの関係を簡単につけ加えておきます（図2）．

　1気圧のもとで氷の溶ける温度を0℃，水の沸騰する温度を100℃と決め，そのあいだを100等分し，この目盛りを0℃以下，100℃以上にも広げたのがセ氏目盛りです．

　一方，カ氏目盛りは0℃を32°Fとし，100℃を212°Fとし，そのあいだを180等分して目盛りを決めました．したがって，セ氏100目盛りがカ氏180目盛り（＝212 − 32）に相当するので1°F＝5/9（＝100/180）℃，カ氏温度から32を減じた値（F − 32）は0℃から数えたカ氏目盛りの個数，ということから，セ氏温度は $C = \frac{5}{9}(F - 32)$ で求められることになります．目盛りの上でセ氏とカ氏の値が等しくなる，つまり−40℃＝−40°Fであることを確かめてみましょう．

　絶対温度の0Kは−273℃（正確には−273.15℃）であり，目盛りの間隔はセ氏目盛りと同じですから，図2のようになります．

　なお，本書では比熱の単位にcal/gKではなく，cal/g℃を用いています．理由は，日常セ氏温度を用いていること，1℃間隔＝1K間隔だからです．

「比熱」とは？

「比熱」といっても決して難しいことではなく、「物質1gを1℃だけ温度上昇（下降）させるためにもらう（捨てる）べき熱量」のことです。したがって、単位はcal/g℃、cal毎（まい）g℃と読みます。表1にいろいろな物質の比熱をあげますが、水の比熱は1cal/g℃で、他の物質に比べ非常に大きいということを値とともに心にとめておきましょう。では、どのようにこの値を計算に役立てたらいいのでしょうか。

「比熱は物質1gが1℃温度変化する際に出入りする熱量」なので、比熱の値が大きいほど、質量が大きいほど、温度変化が大きいほど、多くの熱量が出入りすることがわかります。

ですから、ある物質（比熱をc cal/g℃とする）がm gあり、Δt（デルタt）だけ温度が変化したとすると、出入りする総熱量Qは、

$$Q = \boxed{\text{比熱}c} \times \boxed{\text{質量}m} \times \boxed{\begin{array}{c}\text{温度変化}\\ \Delta t\end{array}} \quad ①$$

で表せることになります。この式を利用したいくつかの例をあげてみましょう。

表1　各物質の比熱

状態	物質名	比熱（cal/g℃）
固体	鉄	0.15
	銅	0.09
	ガラス	0.16
	氷	約0.49
	コンクリート	約0.20
	砂	0.19
液体	水	1.00
	エチルアルコール	0.57
	水銀	0.03
	海水	0.94
	ナタネ油	0.49
気体	水素	3.38*
	酸素	0.22
	空気	0.24

＊水素は他の気体に比べてとても軽いので、1g当たりの熱量の値が非常に大きくなる

 ## 比熱を使った具体的な計算例

例1 氷は溶けはじめる寸前の状態になるまでにどのくらい冷やすか

Question

冷凍庫から出した直後の氷は−20℃であった。氷の比熱は0.5cal/g℃とすると、100gの氷が溶けはじめる寸前の状態になるまでに、何calの熱を氷は外からもらう必要があるのか？

また、200gの魚が氷でくるまれていたとしたら、このあいだにはじめ10℃だった魚は何度まで下がるのか？　ただし、水分の多い魚の比熱を1cal/g℃とし、氷は魚からのみ熱を奪ったとする。

Answer

「氷の温度は？」と聞かれると、0℃と答える人がときどきいますが、そうではありません。冷凍庫内では−20℃近くまで下がっています。そして氷が溶けはじめるためには0℃まで上昇しないとだめです。つまり、−20℃の氷を温めてもいきなり溶けず、−20℃から0℃まで上昇してからでないと溶けないのです。

ですからこの問は簡単で、①式より、

$$Q = 0.5\text{cal/g℃} \times 100\text{g} \times 20\text{℃} = 1{,}000\text{cal}$$

となります。ですから、魚の温度変化Δtは、

$$1{,}000\text{cal} = 1\text{cal/g℃} \times 200\text{g} \times \Delta t\text{℃}$$

を解いて、

$$\Delta t = 5\text{℃}$$

つまり、10℃だった魚は5℃まで下がります。

氷のうや氷枕の氷が患者の熱ですぐに溶け出さないのは、熱をもらって0℃に上がるまで氷の状態だからです。言葉を換えると、外観は氷の状態であっても、氷自身の温度は少しずつ上昇しているということになります。

例2 清拭時の湯の冷め方

Question

清拭に用いる湯を 2L，50℃の状態で用意した．室温 20℃の部屋にあったタオルをつけただけで，湯に明らかな温度低下がみられるだろうか？　ただし，タオルの質量を 100g，比熱を 0.2cal/g℃とする．

Answer

考え方は例 1 と同じですが，方程式が少しややこしいので取り上げました．湯もタオルも最終的に t℃になったとすると，湯は 50℃→t℃，タオル（はじめは室温と同じと思ってよい）は 20℃→t℃に変化するので，

$$1\text{cal/g℃} \times 2{,}000\text{g} \times (50 - t)\text{℃}$$
$$= 0.2\text{cal/g℃} \times 100\text{g} \times (t - 20)\text{℃}$$

これを解いていくと，

$$101t = 5{,}020$$
$$t = 49.7$$

となって，タオルをつけた直後のみを考えると，そんなに温度が低下するとはいえません．

例3 お風呂の沸かし方

Question

家でお風呂を沸かすとき，水を必要量入れて適温になるまで沸かすか，水を少なく入れて熱めに沸かしてから水でうめるか，どちらが時間と熱量の節約になるのだろうか？

Answer

簡単にするためにわかりやすい数値にします．浴槽に 200L（200,000cm³）の水（水温 20℃）を入れ，45℃に温めて入浴したいとすると，200,000cm³ の水は 200,000g ですから，必要な熱量 Q は，

$$Q = 1\text{cal/g℃} \times 200{,}000\text{g} \times (45 - 20)\text{℃}$$
$$= 5{,}000{,}000\text{cal}$$

一方，水を半分入れ 70℃に温めたあと，残りの 100L の水でうめてよく混ぜるとちょうど 45℃になるので（水量 1/2，温度変化 2 倍），

$$Q = 1\text{cal/g℃} \times 100{,}000\text{g} \times (70 - 20)\text{℃}$$
$$= 5{,}000{,}000\text{cal}$$

となり，結局，加えた熱が全部水に与えられるとしたらどちらの沸かし方でも，時間的にも経済的にも同じになります．しかし，同時に熱が伝導で容器へ逃げたり，空気中へ放射で逃げることによる温度低下も無視できません．

例4 任意の温度の湯を用意するには

Question

水と 100℃の湯を使って，任意の温度の湯を任意の量用意するにはどうしたらよいだろうか？

Answer

x℃の湯 ymL 用意したいとします．水 mmL，残りの $(y - m)$mL は 100℃の湯を用い，両者をかき混ぜてつくるとします．水温は測ればわかりますので，かりに a℃とすると，

水がもらう熱量
$$= 1\text{cal/g℃} \times mg \times (x - a)\text{℃}$$
沸騰しているお湯の，捨てる熱量
$$= 1\text{cal/g℃} \times (y - m)g \times (100 - x)\text{℃}$$

両者の熱量が等しいとして熱量を解くと，

$$m = \frac{100 - x}{100 - a}y$$

つまり，

用意する水の量 mmL
$$= \frac{(100 - 希望する湯の温度)℃}{(100 - 水温)℃}$$
　　× 希望する湯の量 mL

となって，用いる水の温度，希望する湯の温度と量を代入すると，そのとき用意すべき水の量がたちどころに求められます．したがって，残りは 100℃の湯を加えたらよいということになりますね．

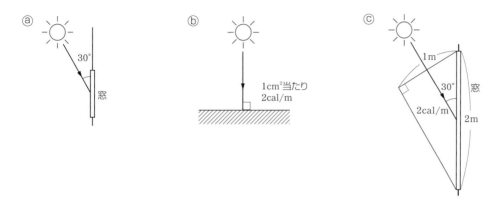

図3　病室の暖まり方

しかし，容器などに逃げる熱は考えていません
から，希望する温度の値を少し高めにして前述の
式に入れたほうがよいでしょう．

このことは清拭やベビーバスに湯を用意すると
きなどにも応用できます．

例5　病室の暖まり方

Question

図3ⓐは太陽が病室の窓を照らしている様子で
ある（太陽光線と窓ガラスのなす角は30°とする）．
$2m \times 2m$ の窓がこの病室には3つ同じ方向に並
んでおり，入射した太陽のエネルギーの95％が
室外に逃げるとすると，容積$100m^3$の病室の空
気の温度は毎分どのくらいの割合で上昇するだろ
うか？　ただし，地上で太陽光線に直角な
$1cm^2$の面積が受ける熱量は毎分2cal（図3ⓑ）と
し，空気$1m^3$は約1.29kgとする．

Answer

いままで液体や固体の比熱が問題になりました
が，気体の場合も同じです．容積$100m^3$の病室（た
とえば床面積$40m^2$，天井までの高さ2.5m）の空

気は$1.29 \times 100 = 129$（kg）です．

また，図3ⓑとⓒを比べるとわかるように，こ
の場合は，窓$1cm^2$当たり毎分1calの熱を垂直方
向に受けることになります．窓2m（＝200cm）×
2mが3つあり，95％の熱が室外に逃げ，5％だ
け室内に入るから，有効な太陽の熱量は毎分，

$$1cal/cm^2 \times (200 \times 200)cm^2 \times 3 \times 0.05 = 6{,}000cal$$

一方，空気の質量は129kg＝129,000gであり，
表1より比熱が0.24cal/g℃ですから，①式より，

$$6{,}000cal = 0.24cal/g℃ \times 129{,}000g \times \Delta t℃$$

となって，

$$\Delta t \fallingdotseq 0.19℃$$

つまり，1分ごとに約0.2℃（5分ごとに約1℃）
の割合で部屋の温度が上昇することになります．

ただし，ガラスの熱吸収も無視していますし，
室外へもっと（95％以上）逃げるとも考えられま
す．実際は，もう少し小さい割合になる場合のほ
うが多いでしょう．

Q&A

Q 暖められた空気は軽くなって上昇し，そこへ冷たい空気が流れ込む，つまり，風は温度の高いほうへ大気が移動することによって起こることはわかりますが，なぜ海風や陸風が生じるのでしょうか．

A 水の比熱が大きいので，海のほうが陸地よりも昼間温度が上がりにくく，夜間は下がりにくいことはこれまでの話から明らかです．つまり，昼間は陸地のほうが温度が高く，夜間は海岸地方のほうが温度が高いことになります．一方，風は温度の高いほうへ大気が動くことによって生じることを思い出すと，昼間は海から陸へ，夜間は陸から海へ向かって風が吹くことになり，それぞれ，海風，陸風とよびます．朝と夕方にはそれぞれが入れ替わりますので，わずかのあいだ風がやみ，これを朝なぎ，夕なぎといいます．

季節風（モンスーン）なども全く同じように水の比熱の大きいことによるのです．

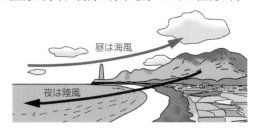

昼は海風

夜は陸風

☕ COFFEE BREAK ●●●

カ氏温度目盛りの決め方裏話

カ氏温度目盛りを決めたのは，ドイツの物理学者ファレンハイトですが，中国ではファレンハイトを華氏（ファシ）とよんだので，日本でも同じ文字を用い，華氏（カ氏）としたのです．°Ｆはファレンハイトに由来しているのですね．

この目盛りは，はじめ食塩と氷の混合物の温度を0°Ｆ，健康な人の体温を96°Ｆと決めたのだそうで

す．0°Ｆは約 − 17.8℃，96°Ｆは約35.6℃になります．

食塩と氷の混合物を寒剤といいますが，− 21.2℃まで下がります．それに健康な人間の体温が35.6℃というのは，やや低すぎる感じがしますね．

ちなみにセ氏温度は，セルシウス（スウェーデン）が決めたのですが，中国では摂氏（セッシ）といい，日本でもそのまま，セ氏を用いています．℃も名前に由来しているのですね．

12. なぜ水は冷罨法にも温罨法にも役立つのだろうか

熱と温度，比熱については p.95 で述べ，比熱に関するいくつかの演習も行いました．看護で熱現象がかかわるときの多くは水が関係しています．けれども，水が固体（氷）になった場合と気体（蒸気）になった場合についてはまだ述べていません．

ここでは，液体の状態の水を復習するとともに，氷，蒸気がどのように熱現象とかかわるのかを述べてみたいと思います．

湯たんぽが冷めにくいのはなぜ……

保温に用いる湯たんぽは，文字どおり湯を用います．湯（温めた水）を用いるのはなぜでしょうか．もちろん水は身近にあり，経済的で扱いも簡単（危険性がない）という理由は即座にあげられますが，湯たんぽを用いる理由として忘れてならないのは，水は「冷めにくい物質である」ということです．

ところで，熱があると，冷水でしぼったタオルで額を冷やします．これは等量の熱を吸収したとき，水は他の物質よりも「温まりにくい物質である」ことを示しています．この「水は冷めにくく，温まりにくい物質である」という性質が，温罨法にも冷罨法にも用いられる理由です．このことは「水の比熱が大きい」ことに由来しています．水の比熱の大きいことは罨法に役立っているだけではありません．人間の体温の恒常性にも役立って

います．

人間は，食物を摂取して熱に変えています．かりに 2,000kcal の熱を体内で生じたとします．いま，体重 60kg の人の 2/3 が水分（40kg）であり，生じた 2,000kcal の熱量がこの水分に加えられたとしましょう．2,000kcal は 2,000,000cal のことで，これだけの熱量が 40kg=40,000g の水に加えられますと，50℃上昇という結果になります（水の比熱が 1cal/g℃ ということは 1g の水の温度が 1℃上昇するのに 1cal 必要）．もちろん，皮膚から体外へ熱が放散され，仕事をすることによって摂取したエネルギーは消耗されますから，50℃も上昇せず，36～37℃に保たれていることはご存じのとおりです．

ところが，もし人体の大部分が水分でなく比熱の小さい物質（たとえば水の 1/5 くらい）でできているとすると，当然この5倍の 250℃の温度上昇が起こり，皮膚から熱を放散しても追いつかず，身体を構成しているタンパク質が高温のために固まり，死に至ることも考えられます．

物をよく冷やすのは0℃の水より0℃の氷

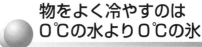

さて，水は比熱が大きいため，温罨法にも冷罨法にも適することがわかりました．では氷枕や氷のうに用いられる氷はどうでしょうか．氷も水でできているから同じように考えてよいと思われる

かもしれませんが、はたしてそうでしょうか。水は液体ですが、氷は固体ですので、全く同じようには考えられません。事実、氷のほうが水より比熱が小さく約半分くらいですが、このことはたいした問題ではありません。

私たちは、物質を熱すると温度が上がり、熱を奪うと温度が下がることを想像しがちです。けれども氷塊を熱したら……。

いま、冷凍庫から氷1g（角砂糖1個ぶんくらいの大きさ）を取り出したとします。−20℃くらいになっているでしょう。氷の比熱は水の半分くらい（0.5cal/g℃）ですから、1gの氷の温度を1℃上昇させるには0.5cal与える必要があります。したがって、−20℃の氷1gは10calの熱をもらうだけで0℃に上がります。

しかし、この氷にさらに熱を与えるとどうなるでしょうか。当然、溶けて水になるわけですが、たった1gの氷を溶かすのに、なんと80calもの熱がいるのです。しかも、水の温度は0℃のまま!!

氷にかぎらず固体をつくっている原子や分子は、規則的に並び、ばねのような手で互いに結ばれている（結合手という、図1 ⓐ）のですが、液体になるためにはこの結合手を断ち切って、ある程度バラバラの状態にならなければならず（図1 ⓑ）、そのためには外から熱のエネルギーをもらう必要があります。だから熱を与えたにもかかわらず、その熱は結合手を切るのに使われ（固体から液体になるのに使われ）、温度上昇にまでまわりません。したがって、0℃の氷がすべて溶け終

わるまで水も0℃のままなのです（図2）。

このように物質1gを固体から液体に変えるのに必要な熱量を融解熱といい、表1に示したように氷の融解熱は80cal/gになります。この値は他の物質に比べてかなり大きく（水銀3cal/g、アルコール26cal/g）、言い換えれば、氷が溶けて水になるにはかなり多くの熱を外からもらわなければならないことになります。このことは、氷が溶けて水になるとき氷と接している物をよく冷やすことを意味しますから、氷枕や氷のうに適しているわけです。

また、0℃以下の寒冷地に行っても、人体がすぐ凍ってしまわないのも同じ理由です。なぜなら、氷が水になるとき1gにつき80calの熱を外からもらう必要があるということは、逆に1g, 0℃の水が80calの熱を外へ放出したら氷になることをも意味しています。だから人体（ほとんど水であるとすると）が凍るためには外へ非常に多くの熱を放出しなければならず、少々外から熱を奪われても、ただちに凍ることはありません。氷の融解熱の大きいことは、ここでも役立っています。

表1 いろいろな物質の融解熱

物質名	融解熱 （cal/g）
氷	80
鉄	65
酢酸	47
ドライアイス	43
エチルアルコール	26
水銀	3

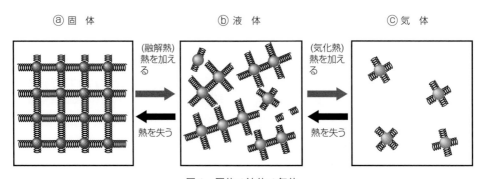

図1 固体⇄液体⇄気体

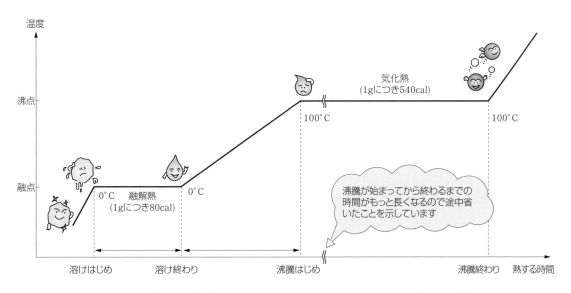

融解・気化するとき温度が変化せず，熱を必要としないようにみえます．しかし，実際には融解熱・気化熱が必要です．これらの熱を潜熱とよぶのは，グラフからみてもわからない熱(潜っている熱)だからです．

図2　1気圧下での水の変化

また，物を冷やすのに0℃の水より0℃の氷を用いるほうがよい理由も明らかでしょう．

図2の左端の折れ線は0℃以下の氷の状態を示していて，徐々に温度が上がって0℃に達すると溶けはじめるのでしたね．氷の温度は0℃だと思っている人が案外多いのですが，そうではなく，性能のよい冷凍庫の氷は－20℃近くまで下がっています．凍りつつある，または溶けつつある氷の温度が0℃なのです．

製氷皿から取り出した氷と氷がくっついてしまったり，氷を手に持ったとき指が吸いつけられるように感じたことはありませんか．それは氷が0℃よりずっと低いことによる現象で，氷の表面の水分同士が凍りついたり，指の皮膚のわずかな水分が0℃以下の氷によって凍らされるからです．

小さい子供が冷凍庫から出したばかりの(つまり－20℃くらいまで下がっている)製氷皿をおもしろがって，あるいは冷たくて気持ちがいいからといって，頬に当てたりしますと，皮膚が製氷皿に凍りついて危険です．ときには唇を当てて凍りつき，あわててはがそうとして，柔らかい皮膚が

はがれることもあります．はがす際には水につけるのがいちばんよいのですが，注意が必要ですね．

氷枕を使ったときの熱の奪い方

水の比熱に関する例題はすでに取り上げました．ここでは氷を用いる看護の場面での例題を1つ記しておきます．

例

フレーク状の氷500gに18℃の水100mLを加えて氷枕を用意したところ，氷が溶けて15℃の一様な水になった．このあいだに患者からどれだけの熱を奪ったのだろうか．ただし，患者と氷枕のあいだだけで熱のやりとりが行われるとする．

氷枕にフレーク状の氷を使用するとき，水をほとんど加えないと書かれています．フレーク状の氷は全体の表面積が大きくなるので(塊を粉末にしたら，トータルの表面積は後者のほうがずっと大きくなるのと同じ)，溶けるのが速く，また，フレーク状だと角が立っていないので痛くないから，という理由なのでしょう．

フレーク状の氷は0℃近い温度になっている場合が多いですが，演習のため氷は−5℃，比熱は0.5cal/g℃とします．

最初，氷は図3のA，水はA′の状態ですが，ともにBの状態になります．

A⇒Bでもらう熱量

0.5cal/g℃ × 500g × 5℃ + 80cal/g × 500g + 1cal/g℃ × 500g × 15℃

= 1,250cal + 40,000cal + 7,500cal

= 48,750cal

A′⇒Bで捨てる熱量

1cal/g℃ × 100g × 3℃ = 300cal

したがって，
患者から奪う熱量

= (48,750 − 300)cal = 48,450cal

ということになりますが，氷枕が患者から多くの熱を奪う理由は，氷の融解熱の大きいことに起因していることを心にとめておきましょう．

氷の融解熱が大きいので溶け終わるまで時間がかかりますが，それに比べて溶け終わると案外短時間で水の温度は上昇します．したがって，取り替えるタイミングに注意しなければなりません．

熱湯より蒸気のほうがやけどがひどい？

このように水が固体⇄液体に変化するとき，1gにつき80calもの熱の出入りがあるわけですが，それでは液体⇄気体の変化はどうでしょうか．

水（液体）を100℃まで熱すると沸騰して水蒸気（気体）になりますが，熱しているにもかかわらず，液体が全部気体になるまで温度は一定（100℃）のままで（図2），与えられた熱は全部液体が気体に姿を変えるのに使われます．なぜなら，気体は液体よりさらに原子や分子がバラバラで自由に動きまわれる（図1ⓒ）ので，結合手を切るために熱というエネルギーをもらう必要があるのです．

このように液体が気体に変化（気化）するときの物質1gにつき必要な熱量を気化熱といい（表2参照），100℃の水1gの気化熱は540calです．この値はアルコール204cal，エーテル84calに比べるとずっと大きく，夏に打ち水をすると涼しいのも，お風呂からあがって濡れたままでいると湯冷めするのも，また，汗をかくことにより体熱を奪われ体温を一定に保てるのも，すべて水の気化熱が大きいからです．

ただし，汗などが気化するときは100℃ではありませんから，気化熱は540calよりさらに若干大きくなりますが，理由は省きます．また，水ほど大きい気化熱ではありませんが，アルコールで拭くと涼しく感じるのも，気化熱が皮膚から奪われるからです．

液体→気体のとき熱をもらう必要があるならば，逆に気体→液体のとき同じ量の熱を放出することになりますね．その一例として，同じグラム

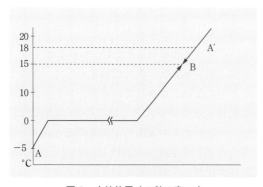

図3 氷枕使用時の熱の奪い方

表2 いろいろな物質の気化熱

物質名	気化熱 （cal/g）
水	540 （100℃）
エチルアルコール	204 （78℃）
酢酸	97 （118℃）
エーテル	84 （34.6℃）
水銀	71 （358℃）

（　）内は沸点

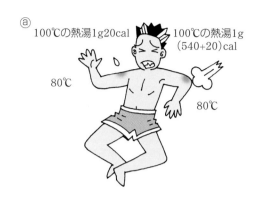
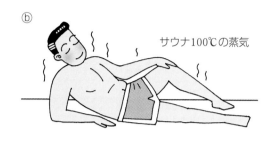

ⓐ 100℃の熱湯1g20cal　　100℃の熱湯1g
(540+20)cal

80℃

80℃

ⓑ サウナ100℃の蒸気

図4　やけどとサウナ

数の 100℃の蒸気と 100℃の湯を身体に浴びた場合を考えます.

　赤ちゃんが, ちょっと目を離したすきに熱湯を浴びてやけどをすることがあります. たとえば 100℃の湯が身体で冷やされ, 80℃に下がった時点で考えると(そのかわり熱湯のかかった身体の部分は 80℃に上がっている), 熱湯 1g につき 20cal の熱を皮膚に与えたことになり, やけどの原因になるわけです.

　ところが, 100℃の蒸気を浴びたらどうなるでしょうか? 100℃の蒸気はまず身体で冷やされ 100℃の液体にならなければなりません. すなわち, 気化とは逆に液化しなければならないので気化熱と同量の熱を放出するわけで, この場合, 熱湯のときに比べ余分に 1g につき 540cal も皮膚に熱を与えることになります. ですから, 熱湯を浴びたときよりはずっと多くの熱を皮膚に受け, ひどいやけどになります(図4ⓐ).

　ここまで読んでみなさんのなかには首をかしげる方がいるかもしれません. なぜならサウナでは 100℃近い蒸気が部屋に満ちている場合が少なくなく, それなのにやけどをしないからです. やけどの話もサウナの話も事実ですが, どこにそのトリックがあるのでしょうか?

　やけどの例は, 蒸気も湯も同じグラム数を浴びたときの比較でした. ところが, 水は 100℃で蒸気になりますと, 約 1,700 倍もの体積に膨張して

しまいます. したがって, サウナで 100℃の蒸気を身体に受けても 1,700 倍に薄まった状態(すなわち, 湯のときに比べ水の分子が 1/1,700 の希薄な存在)であるためにやけどをしないのです. 同時に乾燥しているので汗がどんどん蒸発し, 気化熱を奪っているからという理由も見逃せません. けれども, サウナで長時間眠っていてやけどを負った人もいますし, 蒸気の噴出口の近くにいたためにあとから水疱ができたという例もあります. 注意しましょう(図4ⓑ).

🔵 氷とシート

　冷療法というと氷嚢・氷枕に決まっていましたが, 最近はシート状の冷却用グッズがよく使用されます.

　氷を用いる療法は氷の大きい融解熱(1g の氷が融けるとき 80cal の熱を奪う)を利用したものであり, 奪われた熱量の求め方はすでに述べました.

　シート状のグッズによる冷療法はポリマーに含まれている水分の大きい気化熱(1g の水が気化するとき 540cal の熱を奪う)を利用したものであることがわかります. 奪われた熱量の求め方は, ポリマーの質量の変化を求めればわかります. わずかとはいえポリマーの中の水分の質量は減少しているはずです.

Q 本文中でアルコールの気化熱が204cal/gであるのに対し水の気化熱は3倍近い(540cal/g)値をもっていることが述べられていました．しかし，注射をする前にアルコールで拭いたほうが水よりずっとヒヤッと感じるのはどうしてでしょうか．

A たしかに水の気化熱のほうがずっと大きいので，水で拭いたほうがヒヤッとするはずなのにそう感じません．

理由はアルコールが瞬時に気化熱を奪うのに対し，水は時間をかけて気化熱を奪うからです．トータルすればたしかに水のほうがたくさん熱を奪うのですが，私たちは，瞬時に奪われたほうがヒヤッと感じるのですね．

身体が濡れたままでいるといつの間にかかぜをひくのも同じ理由でしょう．

☕ COFFEE BREAK ●●●

本来，人間は気体である?!

水(H_2O)と構造上似た物質を調べるとおもしろい規則性が見出されます．

水素化テルル(H_2Te)，水素化セレン(H_2Se)，硫化水素(H_2S)がそれで，沸点も融点もこれらの物質の分子量(図①のカッコの中の数値)が小さいほど低くなり，また，融点と沸点との間隔が狭くなっていくという規則性があります(H_2SeとH_2Sの間隔の違いはあまりないが，存在範囲の温度は明らかに後者のほうが低くなっている，図①)．

この規則性に従うと，水(これらのなかでいちばん分子量が小さい)は，図の斜線のところに来るべきなのです．つまり，水の存在は-100℃近辺で，液体の水として存在する温度範囲はたったの8℃ほどしかありません．

ですからこの規則に水も従うなら，常温ではもちろん気体の状態．生物はいまの状態では存在しませんね．実際には水だけ特異な位置に存在します．

この特異性の原因は，水の構造が一直線でなく，図②のように三角形になっていて，電気的な結合を生じています．つまり，1つの分子のプラスを帯びた水素側が，そばの分子の酸素側(マイナスを帯びている)と結合するからです．タンパク質に出てくる水素結合もこの構造に起因していますが，ここではそれ以上ふれません．

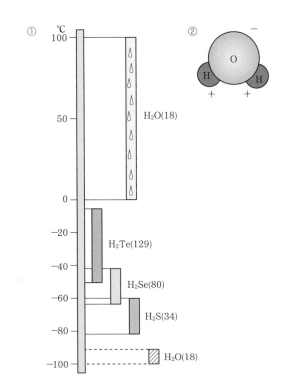

13. 体熱の産生と喪失のバランス

身体の体温調節がうまくなされている理由は，熱産生と熱喪失のバランスがとれているからであることは周知のとおりです．そして，熱産生は主として体内に取り入れた食物の燃焼によってなされているのですが，熱喪失は，熱が身体から移動していくために起こり，それには3つの方法（伝導，対流，放射）があります．

それらはどのような過程で起こるのか，また，喪失される熱量の計算はどうすればよいのかを人体などに適用し，具体的な値とともに述べたいと思います．

物体の接触によって熱を伝える「伝導」

接触している物体間で，高温側から低温側への熱の移動を，熱伝導といいます．

金属性のスプーンで熱い湯をかき混ぜると，スプーンはすぐに熱くなって手で持てません．ところが木のしゃもじなら平気です．ドライアイスも素手で持つのは苦痛ですが，布製のなべつかみを用いると10秒以上も可能です．このように高温の湯から低温のスプーンやしゃもじへ，また，高温の手やなべつかみから低温のドライアイスへ熱が移動するのが伝導ですが，なぜ伝わり方が異なるのでしょうか．

それは，熱を伝える割合（熱伝導率という）が異なるからです．前者の例でいいますと，金属（スプーン）の熱伝導率は非常に大きく，木（しゃもじ）

の3,000倍もの大きさをもっているからです．金属にはもともと金属内部を自由に渡り歩くことのできる電子（マイナスの電気をもった小さい粒だが，これらを自由電子と名づける）がたくさんあり，それが熱を移動させる働きをするのです．

それに対し，木などの自由電子をもたない絶縁体は，物質を構成している粒子の振動（熱に相当）を，次々と隣接している粒子に伝える方法で熱を伝えるので，熱の伝わり方が金属よりずっと小さいのです．なべつかみは熱伝導率が小さいので，手の熱をドライアイスへ速くは伝えません．

身体の組織（筋や脂肪）も木材と同じくらい熱伝導率が小さいので，外からの熱を運び込んだり，

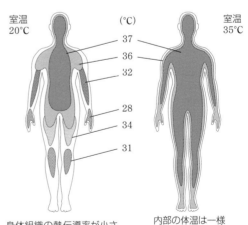

身体組織の熱伝導率が小さいため，外が寒くても身体内部は影響を受けず，暖かさを保てる

内部の体温は一様

図1　体内深部の等温度分布線（Aschoffs ら）

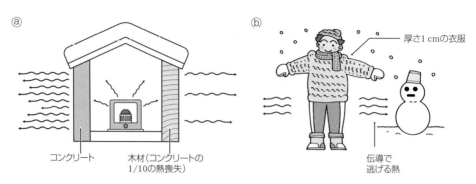

ⓐ

ⓑ

厚さ1cmの衣服

コンクリート　木材(コンクリートの
1/10の熱喪失)

伝導で
逃げる熱

図2　伝導

体内の熱を外へ運び出したりしにくいのです．だから周囲が寒く皮膚温度が下がっても，体内の熱は簡単には移動できず，身体内部は温かく保てるわけです．周囲が暖かいなら，外気温の影響はさらに小さくなります（図1参照）．

空気はさらに熱伝導率が小さいので，重要な断熱材でもあります．冬に毛や綿の衣料を着ると暖かい理由は，毛や綿自身の熱伝導率が非常に小さいので身体の熱を外へ逃がしにくいからでもあります．それと同時に毛や綿の繊維の中に，熱伝導率が同じくらい小さい空気が含まれていて，断熱材の働きをしてくれるからです．ですから，体裁は二の次で防寒本位に考えるなら，毛足の長い毛皮は空気をたくさん含むことができるので，コートは表と裏を逆に着用したほうがずっと暖かです．事実，イヌイットの着る衣服は内側が毛になっているそうです．

空気が断熱材の働きをする例を日常生活でもう1つあげるなら，二重窓があります．2枚のガラスに含まれている空気の熱伝導率が小さいので，冬は暖かく夏は涼しいのです．もし1枚のガラスだけの窓なら，ガラスの熱伝導率の大きさは空気

の35倍くらいですし（表1），二重窓より厚さも薄くなりますので，当然熱の伝導が激しくなります．

伝導による熱の移動——計算とその例題

伝導による熱の移動は，1秒当たり

$$\boxed{熱伝導率} \times \boxed{接触面積} \times \boxed{\begin{array}{c}単位厚さ\\当たりの\\温度差\end{array}} \quad ①$$

という式で求められます．

では，コンクリートと木でできた2種類の壁があって，部屋の中から外へ出ていく熱を考えてみましょう（図2ⓐ）．①式は，熱を伝えやすい，つまり熱伝導率が大きい物質ほど，温度の異なったもの（この例では部屋の内外）と接している面積（壁）が大きいほど，壁の単位厚さ当たりの（部屋の内外の）温度差が大きいほど，出ていく熱が大きいことを意味します．そこで，この2種類の壁の面積と厚さを同じ条件にすれば，木の伝導率はコンクリートの1/10ですから木の壁なら1/10の熱喪失ですみます．つまり暖房費はコンクリート壁のほうがずっと多く要することになります．コンクリートの代わりにガラスにしても少し小さくなる程度です．

例

皮膚温34℃の人が外気温0℃の場所に立っている．着用している衣服は1cm厚さで熱伝導率の大きさは1/100,000（kcal/ms℃）である．体

表1　熱伝導率

物質名	熱伝導率 (cal/cm・s・℃)	物質名	熱伝導率 (cal/cm・s・℃)
銅	0.95	動物の筋，脂肪	5×10^{-4}
アルミニウム	0.57		
氷	4×10^{-3}	木，石綿	2×10^{-4}
ガラス	2×10^{-3}	空気	5.7×10^{-5}
パラフィン	5.7×10^{-4}	綿毛	4.6×10^{-5}

表面積 1.8m² なら 1 時間当たりどれだけの熱が外へ逃げるだろうか（図2ⓑ）.

この場合，衣服 1cm 厚さ当たりの（衣服の内外で）温度差は 34℃ ですから，1m 当たり 3,400℃ の差をもつことに注意して①式に入れてみますと，

$$1/100,000(\text{kcal/ms℃}) \times 1.8\text{m}^2 \times 3,400℃/\text{m}$$
$$= 0.061\text{kcal/s}$$

1 時間（3,600 秒）当たりでは，

$$0.061\text{kcal/s} \times 3,600\text{s} = 約 220\text{kcal}$$

の熱が逃げていきます.

体重が 70kg の人が安静時に発生する熱量が毎時約 70kcal としますと（基礎代謝量より），逃げる熱量は多すぎ，衣服として不適当であることがわかります．しかし，衣服に空気を含みますと伝導率はこの半分くらいですので，衣服を通して伝導で逃げる熱はもっと少ないでしょう.

湯たんぽを布などで包むと冷めにくいのは，布の熱伝導率が小さいからだけではなく，包んだぶんだけ厚みが増し，湯たんぽ内外の単位厚さ当たりの温度差が小さくなるからでもあります．布のあいだに空気という断熱材（熱伝導率の小さい物質）を挟んでいることも，もちろん見逃せません.

また，パラフィン浴による温罨法がありますね．パラフィンは熱伝導率が非常に小さいので（比熱が大きいという性質もある），熱の伝え方が遅く温度が下がりにくいから，温罨法に適しているのです.

液体や気体自身の運動によって熱を伝える「対流」

熱伝導のしかたを金属に例をとるなら，金属の原子 1 つひとつが動いて熱を運ぶのではありませんでしたね.

液体や気体のことを流体といいますが，固体物質と違って，流体では流体自体の運動によって熱が運ばれます．このような熱の移動を対流といい，よく知られている例が水の温まり方（図3ⓐ），

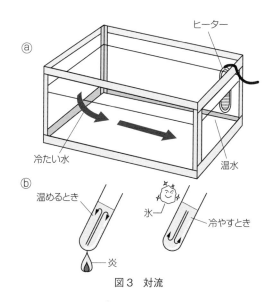

図3　対流

ストーブによる部屋の空気の暖まり方です．温められて膨張した水，または空気は密度が小さくなって（みかけでは軽くなって）上昇し，まわりの冷たい水，または空気がそのあとに流れ込み，これが熱せられて同じ運動を繰り返します．そのためお風呂の下方がぬるかったり，部屋の暖房で足もとが冷えて顔がほてったりするので，手で湯をかき混ぜたり，扇風機などを使って空気を循環させる必要があります．このように人工的に起こす対流を強制対流，自然に起こる対流を自然対流と，区別することがあります.

ところで，部屋の空気を冷やすとき，下部を冷やしたらどうなるでしょうか．冷やされた空気は収縮し密度が大きくなり（重くなり）底に下がり，そのあとまわりの空気が流れ込んで再び冷やされ……という対流は起こりません．冷たい空気は下部にたまったまま循環せず，部屋を一様に冷やすわけにはいかなくなります．だから暖める場合は下部を，冷やす場合は上部を，という注意が必要です（図3ⓑ）.

対流による熱の移動
——計算とその例題

対流によって移動する熱の量を理論的に取り扱

うのは難しいですが，静かな空気中では，近似的な取り扱いとして次のような簡単な実験式があります．

対流による熱の移動は，1秒当たり

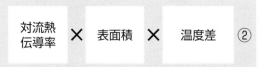

| 対流熱伝導率 | × | 表面積 | × | 温度差 | ② |

この式の対流熱伝導率というのは，対流による熱の伝え方の度合いをいいます．

【例】

体表面積を $1.8m^2$，皮膚温度34℃とし，裸の状態で29℃の部屋で休んでいるとき，対流による熱の喪失量を求めよ．ただし，対流熱伝導率は，裸の人間に対して $17/10,000(kcal/m^2s℃)$ という大きさとする．

$17/10,000(kcal/m^2s℃) \times 1.8m^2$
$\times (34 - 29)℃ = 0.015kcal/s$

1時間当たりの喪失は，54kcalとなって図2ⓑの例と同様に考えますと，産生される熱の約8割が対流によって運ばれることになります．もし風が吹けばそれに応じてもっと増加しますし，部屋の温度が下がっても当然増加します．けれども実際には裸でなく衣服をつけていますから，人体からの対流による熱の喪失はもっと小さいと考えられます．

電磁エネルギーの伝達によって熱を伝える「放射」

ストーブに手をかざすと暖かいですし，熱いアイロンのそばに手をもっていっても暖かく感じます．アイロンと手のあいだの空気が対流を起こしたわけではなく，空気の熱伝導率は非常に小さいので伝導によって伝えられたのでもありません（直接触れると熱いのは伝導による熱の移動）．

これは，高温のアイロンからエネルギー，難しくいえば電磁波のエネルギーが放射されているからなのです．伝導，対流の場合は，固体，液体，

気体の違いはあっても何か物体の存在が必要でしたが，このエネルギーは真空中も運ばれるので，真空中でも放射による熱は伝わります．

その例が太陽熱です．太陽から地球までのあいだの大部分は何も物質の存在しない空間ですが，太陽からエネルギーが運ばれてきます．

そして，電磁波のエネルギーに出合うとなぜ暖かいのかというと，エネルギーが物質に吸収され，物質を構成している原子や分子がゆさぶられて温度が上がるからです．この熱の伝わり方を放射とよび，ちょうど放射性物質から目に見えない放射線が出されているのと同じように，高温の物質から熱線が放射されているようなイメージだからです．

けれども，この熱放射は，とくに高温でなくても温度が0K（−273℃）でなければ，どんな物体からも熱の放射は起こっているのです．つまり，私たちの周囲の物体すべては−273℃以上ですから，すべての物体から（たとえ触って冷たいものでも）熱放射は起こっているのです．

もちろん温度の高い物体ほど多くの熱を放射しますから，低温の物体に手をかざしても暖かく感じられません．それは私たちの身体からはもとより，まわりの壁からも熱放射は起こっているということです．体温の高い患者のそばにいると，こちらも少し暖かく感じ，熱っぽい雰囲気が伝わってきます．これは体温の高い患者の放射するエネルギーのほうがみなさんの放射するエネルギーより大きいからです．

ちなみに，体温計を腋窩に挟んで測定したり，おでこに手のひらをおいて熱をみるのは伝導を利用しているのです．そして，熱放射を測定するのが耳式体温計ですが，p.208に述べています．

放射による熱の移動 ——計算とその例題

物体から放射される熱の値は，高温の物体ほど大きいことは日常経験からもうなずけますが，絶対温度の4乗に比例するという特徴があります．

これを『シュテファン・ボルツマンの法則』といって，詳しくは次のような式で表せます．
放射による熱の移動は，1秒当たり

$$\sigma \times 表面積 \times (絶対温度)^4 \quad ③$$

このσは1.36×10^{-11}（kcal/m²sK⁴）という定数で『シュテファン・ボルツマン定数』といいます．

例

図4では，皮膚温34℃（307K）の人が壁の温度が25℃（298K）の部屋にいる．身体表面積が1.8m²なら，放射による熱の出入りはいくらになるだろうか．

人間の身体から出ていく熱量を$Q_{出}$，（壁が放射することにより）人間へ入ってくる熱量を$Q_{入}$としますと，③式のσに前述の値を代入することによって次式が出てきます．

$$Q_{出} = \sigma \times 1.8m^2 \times 307^4 = 0.22\,kcal/s$$
$$Q_{入} = \sigma \times 1.8m^2 \times 298^4 = 0.19\,kcal/s$$

したがって，正味の熱喪失は差し引き，

$$Q_{出} - Q_{入} = 0.03\,kcal/s$$

1時間では，

$$0.03kcal/s \times 3,600s = 108kcal$$

になります．

温度が0Kでないかぎり，どんな物体からもエネルギーが出ていますので，A（この例では人間）

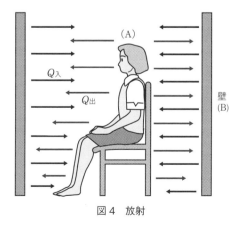

図4　放射

はエネルギーを失ってもB（この例では壁）からエネルギーを得ますから，正味出ていく熱は両者の差し引きで決まることになり，

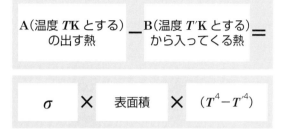

| A（温度 TK とする）の出す熱 | B（温度 $T'K$ とする）から入ってくる熱 | |

$$\sigma \times 表面積 \times (T^4 - T'^4)$$

ですが，この式は，

$$4\sigma \times 表面積 \times T^3(T - T')$$

の近似式で表せます．

どうしてこの式が導かれるのでしょうか．

$$\sigma \times 表面積 \times (T^4 - T'^4)$$
$$= 4\sigma \times 表面積 \times T^3(T - T')$$

の証明，つまり，

$$T^4 - T'^4 = 4T^3(T - T')$$

の証明ということになります．

$T - T' = \Delta t$とすると，

$$T' = T - \Delta t$$
$$\therefore T'^4 = (T - \Delta t)^4$$
$$= T^4 - 4T^3\Delta t + 6T^2\Delta t^2 - 4T\Delta t^3 + \Delta t^4$$
$$\therefore T^4 - T'^4 = 4T^3\Delta t - 6T^2\Delta t^2 + 4T\Delta t^3 - \Delta t^4$$

$\Delta t = T - T'$は，TやT'に比べて小さいので，Δt^2，Δt^3，Δt^4は無視できる．

つまり，熱は温度差に比例して出ていくことを意味します．これを『ニュートンの冷却の法則』といって日常生活にも役立つ法則です．

たとえば，お風呂を沸かすとき，適量の水をはじめから入れて適温まで沸かすという方法と，はじめ水を少なく入れて熱めの温度まで沸かし，水をうめて適温にするという方法があります．

すでに述べたように必要な熱量は両者とも同じですが，これは与えた熱量がすべて水の温度を上昇させることにのみ使用されたらという仮定のも

とに計算した場合です.

けれども, 実際には沸かしているあいだにも周囲に熱が逃げていきます. そのとき, 湯と周囲の温度差が大きいほどたくさん逃げていくのですから, 後者の沸かし方は周囲との温度差が大きくなって不利になります.

経管栄養物と石けん液における熱喪失の違い

経管栄養を行う前にかなり液を温めたはずなのに, 管を通っているうちに温度が下がり, 患者に到達するころは温度が驚くほど低下していることに気づかれたことはないでしょうか. 一方, 浣腸に用いるため(たとえば42℃に)温めた石けん液は, 患者に到達したとき, そんなに温度は低下していません.

この違いはなんでしょうか.

経管栄養物が患者に到達するまでの熱喪失が非常に大きい理由は次のように考えられます. まず, イリゲータやチューブが液と接することによって, 伝導熱を奪います. また, それらと接している周囲の空気の対流もあって, 少しは対流熱の損失もあるはずです.

しかし対流よりもっと大きい熱喪失は放射によるものです. とくにイリゲータ内の液は側面からも液面からも熱をどんどん放射します.

以前用いられていた浣腸の石けん液と最も異なるのは, 液体が落下中に生じる管の壁面からの放射による熱喪失です. 浣腸に比べ, 経管栄養の栄養物は非常にゆっくり落下し, 患者に到達するまでの時間が長くなるため, 管の壁面から空気中へ多くの熱を放射で失うことになります.

それに比べ, 浣腸の石けん液は速く落下するので, 落下中における熱喪失は, 放射よりも管に伝導で熱を奪われるほうが大きいでしょう. したがって, 石けん液は落下してきたはじめの部分だけ少し温度低下を生じます. けれども, 管が石けん液と同温度に温まったら(伝導で), その後はほとんど温度低下をきたしません.

水分の蒸発による「熱喪失」

いままで述べた3つの方法のような熱の伝わり方ではありませんが, 間接的に熱が移動するのはまだあって, とくに体熱を喪失させるのに大きな影響を与えているのが水分の蒸発です. 肺からの水分の蒸発, 皮膚からの汗の蒸発によって奪われる熱量はばかにならず, 1Lの蒸発によって580kcalも奪われます. 水は100℃で沸騰して気体になりますね. そのとき1Lにつき540kcalの熱を奪うのですが, どうして汗の蒸発のほうが多くの熱を奪うのでしょうか.

液体が気体になるときなぜ熱を奪うのかといいますと, 手をつないでいた液体の分子が気体になるためには, 手を切ってバラバラにならなければならず, そのためには熱エネルギーを必要とするからです. けれども汗は100℃より温度が低く, 温度が低いほど水の分子同士の手のつなぎ方は強固なのです. したがって, 汗がバラバラに手を切って気体になるためには, 100℃のお湯が気体になるときよりも多くの熱を必要とします.

汗のかき方は運動状態, 気温, 着衣の状態などによってさまざまですが, これらが全く同じ条件下にあるときは, 一般に太って大きい人のほうが汗を多くかきます.

これには理由があります. 産生される体熱の量は身体の体積に比例すると考えてよいのですが, 伝導, 対流, 放射で失われる熱量は, 前述したように, すべて表面積に比例していましたね. つまり人間でいえば体表面積に比例します. 汗の蒸発による喪失も同様に体表面積に比例するのです. なぜなら汗腺は体表面に分布し, 体表面積が大きいほど汗腺が多い, つまり発汗による熱喪失が大きいことになります. 体熱の産生は身体の体積に, 喪失は表面積に比例するといえます.

大きくて太っている人は, 体積に対する表面積の割合が小さいので, 産生される熱の量に対して発散していく熱の割合が小さくなり, できるだけ汗をかいて熱を失おうとします. 太った人は寒さには強く, 逆に, 小さく細い人には寒さに弱い人

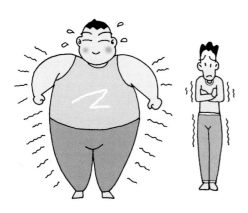

図5 体熱の産生は体積に，喪失は表面積に比例する

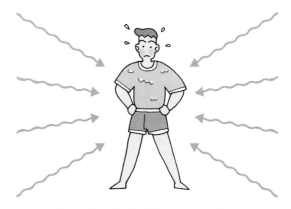

図6 外気の温度が体温より高ければ……

が多いですね（図5）．また，太古の時代，地球が極寒であったと考えられるころ，超大型の生物が生き残っていたこともこれと無関係ではないと考えられます．

ところで，犬などのように汗をかかない動物の場合はどうでしょうか．彼らは暑いとハアハアあえいでいます．浅促呼吸というのですが，これによって大量の空気を吐き出して肺からの水分の蒸発を盛んにし，身体を冷却しているのです．私たちにはいかにも苦しそうにみえますが，彼らはそうすることによって楽になるのですね．

夏の暑い日中，車の中に犬を残したまま所用で出かける人がいます．これは犬にとって大変迷惑なことで，窓が少々開いていても狭い車内の温度はかなりの速さで上昇します．たとえば外が30℃なら10分くらいで車内は40℃に，30分たてば50℃にもなりかねません．犬が耐えられる体温は42℃前後が限界で，しかも短時間だそうですから注意が必要です．万一そのような状態になったら，すぐ冷水の中に入れて体温を下げてやることが先決です．

ときには眠っている赤ちゃんを車の中に残していく人がありますが，恐ろしい結果を招きかねないことを納得していただけると思います．

体熱の産生と喪失のバランス

私たちを取り巻く外界の温度が大きい変化もなく適当に温暖であるなら，基礎代謝によって生じた熱量だけで体温は一定値を保ち，この状態をサーマル・ニュートラリティ（thermal neutrality）といいます．けれども，外界の温度は常に一定というわけにはいきません．1年を通して，あるいは1日のうちでも変化しますし，場所が変われば気温も当然異なります．

そんなとき，外界の温度が非常に極端な変化をしないかぎり，外界の変化に従って，私たちの身体内では熱の産生と喪失の増減が行われてバランスが保たれているのです．つまりサーマル・ニュートラリティの状態より温度が下がれば体熱の産生が増え，逆に温度が上がると熱喪失を増加させて体温を下げ，常に一定に保つ（体温の恒常性）わけです．

体熱の産生は，取り入れた食物の物質代謝，つまり化学変化によるものであり，反面，熱喪失はこれまでに述べた伝導，対流，放射，蒸発という物理的変化によるものです．これらがうまくバランスのとれた状態であることは，次のように記述できます．

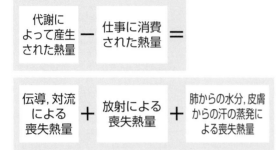

身体の内部と表面の温度差は小さいので実際には内部から伝導で逃げる熱量は少なく、また前述のように、対流も放射に比べかなり少ないと考えてよい。

この式の伝導、対流、放射による熱の出入りは温度差に比例するのでしたね。気温が下がって人体と外界の温度差が大きくなると、それに比例してたくさんの熱が出ていき、それを補おうと熱産生が促されます。もし外界の温度が上がると、それでも普通は体温より低いので熱は出ていきますが、身体との温度差が小さくなって喪失量が抑えられますから、発汗が盛んになるのです。

けれども特殊な例として、外気温のほうが体温より高くなったらどうでしょうか。たとえばサウナに入っている場合を考えてみましょう。この場合、伝導、対流、放射によって移動する熱は、すべて身体から出ていくのではなく身体へ運ばれてきます。熱喪失の残された手段は発汗による方法しかありませんので、サウナはもちろん外気温が体温より高いところでは、どんどん汗が出るわけです（図6）。

そんなところで扇子や扇風機を使えば、風によってよけいに多くの熱が運ばれてくるから逆効果であることはいうまでもありません。

汗の話

いままで述べた、体温調節に役立つ発汗を「温熱性発汗」といいますが、外の気温に関係なく汗をかくことがあります。

「精神性発汗」と「味覚性発汗」とよばれるものがそれです。

精神性発汗は、驚いたときや恥ずかしいとき、つまり精神的に興奮したときに起こる発汗で、手のひら、足の裏、腋窩、額など、汗の出る場所はだいたい決まっています。別名「冷や汗」と呼ばれるのは外部気温が低くても発汗するからです。

ちなみに冷や汗を顔面にかくと電流が流れやすくなり、虚偽の供述をした場合、電流が1.5〜2.0倍以上に増加するといわれています。ウソ発見器に皮膚電気反射法というのがあるのはそのためです。

味覚性発汗は辛いものなどを食べたときに起こり、これも顔面、とくに鼻の周辺や額など、発汗する場所はだいたい決まっています。

「風冷実効温度」の話

私たちはお風呂場のタイルの床に素足で立つより、スノコなどの敷き物の上に立つほうが冷たさを感じません。スノコもタイルもずっと同じ場所にあるのですから両方とも同じ温度なのに、なぜそう感じるのでしょうか？

それはタイルの熱伝導率のほうが大きく、足から早く熱を奪っていくからです。同じようにオーブンから出したてのケーキには素手で触れることができても、金属のケーキカップには触れられません。金属の熱伝導率はきわめて大きいので、手に早く熱を伝えるからです。

タイルの床、ケーキカップなど、いずれも伝導によって運び込まれてくる熱量の大小を、私たちは温度の高低と感じてしまうのですね。

このことに関連して知っておいたほうがよい、「風冷実効温度」という言葉があります。私たちは風が吹くと冷たく感じます。とくに冬の寒い日の風はつらいものです。また、冬に戸外で風にあたったために鼻かぜをひいたりします。風が吹いても吹かなくても同じ温度の空気に接しているはずなのに、なぜこのように感じるのでしょうか。

これは風が皮膚から熱を運び去る働きをするからで、強い風が吹くとそれだけ早く熱が皮膚から失われ、身体が冷えるのです。風が吹くと、何度くらいの静止した空気と同じ冷却効果をもつかを表したものが風冷実効温度です（表2）。

露出した肌は − 30℃のとき 1 分で凍結するそうですが, − 10℃の戸外で 10m/s の風を受ければそれに相当することが表2からわかります. この程度の風は海上ではほとんど毎日吹いていますので, 釣りをしたり, 海上の仕事に携わる人は注意が必要ですね.

また, 風がなくても自分が動けば風をつくり出すことになりますので, 10m/s(36km/h)で動いても同じ効果を受けます. ですから, スキーをす

るときや冬の寒い日にジョギングをしたり自転車に乗る際には, 実効温度がかなり下がることを知っていて注意しておくとよいでしょう.

表2には出ていませんが, たとえば冬の朝5℃くらいの外気のなかを時速 10km でジョギングしますと, 風が吹いていなくても実効温度は0℃になります. 風に向かって走ればもっと下がることはいうまでもありません.

表2　風冷実効温度

空気の温度℃ ＼ 風速	2 (7.2)	5 (18)	10 (36)	15 (54)	20 (72)	m/s (km/h)
2	1.0	− 6.6	− 12	− 16	− 18	
0	− 1.3	− 8.4	− 15	− 18	− 20	
− 5	− 7.0	− 15	− 22	− 26	− 29	
− 10	− 12	− 21	− 29	− 34	− 36	かなり危険
− 20	− 23	− 34	− 44	− 50	− 52	
− 30	− 33	− 46	− 59	− 65	− 68	
− 40	− 43	− 56	− 68	− 75	− 78	非常に危険
− 50	− 53	− 64	− 78	− 84	− 87	

Q 液体や気体中の熱の移動は,「対流」によるのだと学びました.

これは, 底で温められた液体が膨張して軽くなり上へ昇り, 上部の冷たい液体(重い)が下へ降りる……を繰り返すことによって, 全体の温度が上昇するのでした(図ⓐ).

けれども無重力の世界なら液体の上・下の移動ができません. つまり液体の対流が生じません. どのようにしてお湯を沸かすのでしょうか.

A たしかにそのとおりで, 無重力の世界では対流が起こりません.

では, お湯を沸かす方法はないのでしょうか?

そうではありません. 無重力下では「伝導」という方法で沸かすのです.

わかりやすく書くなら, 図ⓑのようになります. つまり, 熱せられた底の水が温まると, それに接している部分の水が伝導で温まり, 次いで, それに接している部分が温められ……と順次温められていくので, 時間がかかります.

さらに, 無重力下では水だけでなく空気の対流も起こりません. 空気の対流によってローソクの炎は上を向くのですが, 空気の対流がなければ, 炎は球状に丸まったままで酸素の補給が起こらず, 炎はすぐ消えてしまいます.

無重力下ではお茶ひとつ飲むのも簡単ではありませんね.

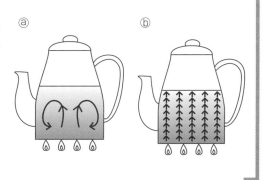

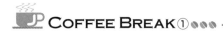 COFFEE BREAK①●●●

空気と髪

戦後の混乱時には新聞紙にくるまって，駅で寝ている人を見かけたことがあります．また，登山で道に迷ったとき，新聞紙を何枚も重ねて身体に巻きつけ，寒さとたたかったという話を聞いたことがあります．

寒いとき，身体の熱が外へ逃げるのを防ぐために新聞紙が案外役立つのは，紙だけでなく，新聞紙間あるいは新聞紙と身体のあいだに含まれる空気の熱伝導率が非常に小さいからです．つまり空気が（身体から外への）熱の移動を遮断するので，何枚も巻くと効果が増加するわけですね．

私たちが，冬に衣服の重ね着をしたり，毛織物を着るのも空気を重ね着するのと同じです．

ところで暑い国に住む人たちの髪は縮れています．髪は頭・脳を保護するために重要なものですが，暑い国に住む人たちにとって太陽の強い熱から頭・脳を守らねばなりません．縮れた髪は頭皮とのあいだに空気を含みますから，太陽からの熱の遮断に役立ちます．自然の素晴らしい知恵ですね．

ちなみに，これらの人たちの髪の本数は，いろいろの人たちのなかで最も少ないのだけれど，縮れていることによって，髪の密度が多く見えているのだそうです．

COFFEE BREAK②●●●

三匹の子豚

童話「三匹の子豚」の話があります．

第一の子豚はわらの家を建てたところ，オオカミに火をつけられます．そこで第二の子豚は木の家を建てますが，オオカミに強い息を吹きかけられ，飛ばされます．

さらにもっと強い家を，と第三の子豚はレンガの家を建てましたが，煙突からオオカミに侵入され子豚はひどい目にあう．という内容です．

これは建物の安全性を比べた童話ですが，もし保温性から考えるとどうなるでしょうか．

わら・木と比べてレンガの熱伝導率はずっと大きいので，同じ厚さの壁なら，レンガの家はとても冷えるでしょう．

そして，わらと木を比べたとき，わらはさらに熱伝導率の小さい空気をたくさん含みますから木よりも熱を外へ逃がしにくく，温かなはずです．

寒がりの子豚ならきっとわらの家を選んだことでしょう．

ちなみに補修をしないコンクリートの屋根よりも，手入れをしたわらぶき屋根のほうが長期間風雨に耐えうるそうですし，10円玉の宇治平等院鳳凰堂が11世紀の建造物であることを考えると，木造建築もレンガ造りに負けません．

14. 看護における電気

物理学の基本においては「力学」と「電磁気学」が大きい柱ですから，看護にもそれらが必要な場面は数多くあります．

力学でいえば，ベクトルからはじまり，看護の現場での腰痛に至る内容がそうでした．

けれども電磁気学を看護に導入しますと，簡単な電磁気の話にはじまり，複雑な電気・磁気機器に及び，際限ありません．そうかといって，病院はもちろん日常生活はこれらと無縁では考えられません．だから最近，ナースのためのわかりやすい電磁気学の書籍の出版も散見されます．

ここでは，一番身近な電気の基礎を述べ，看護に利用されるいくつかの機器を説明し，電撃（電気ショック・感電）にもふれておきたいと思います．

電流・電圧・抵抗

ガラスのような絶縁体は電気を流さないけれど，金属は電気をよく流します．

なぜでしょうか．また電気の流れ（電流）とはなんなのでしょうか．

実は，金属には結晶のなかを自由に動き回れる電子（自由電子）があります（図1 ⓐ）．だから，もし銅板の両端を電極につなぐと，自由電子は矢印の方向（電子は－の電気をもっているので＋の方向）へ移動します．この電子の流れが電流なのです．自由電子をもたない絶縁体には電気が流れ

ない理由がわかります．

ここで，電子の流れる方向と逆方向を電流の方向と約束していることを知っておきましょう．

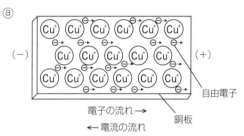

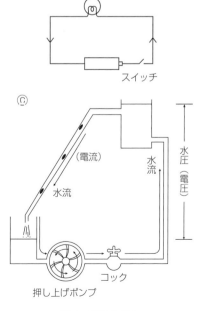

図1 電流とは？

電流の単位は A (アンペア) を用いますが, 小さい電流には mA (ミリアンペア) を用います. 1mA = 1/1,000A です.

電流を流すためには, 外からの働きかけが必要になりますね.

たとえば, 図 1 ⓑの回路において, 電流を流すために必要な電池がそれに相当します.

電流を水流に例えると図 1 ⓒで表され, 押し上げポンプが電池に, コックがスイッチに相当します. このとき水位差の大きさ (外からの働きかけの大きさ) に相当する量を電圧といいます. ここで, 水位差 (水圧) に比例して, つまり電圧に比例して, 電流が流れることを心にとめておきましょう.

電圧の単位は V (ボルト) を用いますが, 小さい電圧には mV (ミリボルト) を用います. 1mV = 1/1,000 V です. 大きい単位には kV (= 10^3V) や MV (= 10^6V) があります.

水が流れるとき, もし流れを邪魔する抵抗が水路にあれば, 水流は弱くなりますが, 電流も同じで, 導線には電流の流れをさまたげようとする (電気) 抵抗があります. ここで, 電流は抵抗が小さいほどよく流れる. つまり, 電流は抵抗に反比例することを心にとめておきましょう.

抵抗の単位は Ω (オーム) を用います. 大きい抵抗には kΩ を用います. 1 kΩ = 1,000Ω です. 小さい単位に 1 μΩ = (1/1,000,000Ω) もあります.

上記のことから, 電流 (I) は, 電圧 (V) に比例し, 抵抗 (R) に反比例するので,

電流 (I)	=	電圧 (V)	÷	抵抗 (R)

という式が導かれます. これを『オームの法則』といいます.

直流・交流

図 1 ⓑにおいて, 電流は (電子の流れと逆方向で) ＋極から－極へ流れるのですから, 矢印の方向に流れますね. この流れの方向は, 時間とともに変わったりせず, いつも同じです (図 2 ⓐ).

このタイプの電流を直流といい, 乾電池がその代表です. 電気メッキも直流でないとだめですね. 直流 (Direct Current) は DC で表します.

それに対し, 電力会社で生産され, 家庭など一般に最もよく使われるもう 1 つのタイプの電流があり, 交流 (Alternating Current) といいます. AC で表します.

これは, 電圧がたえず正・負・正・負……と変化し, それに伴って電流の方向もたえず変わります (図 2 ⓑ).

そして図の山から山までの時間を周期 (T) といい, 1/T は 1 秒間に起こる交流の電流変化の回数を表します. この値を交流の周波数といって, Hz (ヘルツ) という単位で表します. 図 2 では, T = 0.5 秒, 周波数 = 1/0.5 = 2Hz ですね. 家庭にきている交流の周波数は東日本では 50Hz, 西日本では 60Hz です.

また発電所でつくられた高電圧の交流は, (日本では) 100V という使いやすい電圧に下げて家庭に送られてきます.

オームの法則や (後述する) 電力の式は抵抗だけをつないだ交流回路にも用いることができる (コイルやコンデンサーを含む交流回路では適用

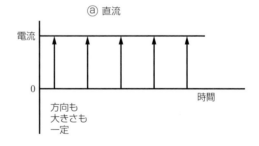

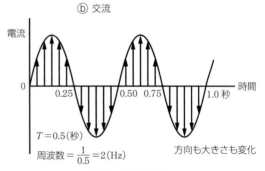

図 2　直流と交流

できません).

 直列・並列回路

図3ⓐは，3つの電球を直列につないだ直列回路です.

導線は1本なので，電球を流れる電流の大きさは，どこも同じ(I)ですね．そして全体の電圧(V)は，個々の電圧降下(V_1, V_2, V_3)の和ですから，

$$V = V_1 + V_2 + V_3$$
$$= IR_1 + IR_2 + IR_3$$
$$= I(R_1 + R_2 + R_3)$$

つまり，直列回路における全体の抵抗をRとすると，$V = IR$なので，Rは次式で表されます.

$$R = R_1 + R_2 + R_3 + \cdots\cdots$$

直列回路では，もし1つの電球が切れると，他のすべての電球にも流れなくなることに注意しましょう.

図3ⓑは，並列回路です．ⓐと違い導線が3本なので，全体の電流(I)は，各々の電球の抵抗によって，異なる電流(I_1, I_2, I_3)に分かれます.

$$I = I_1 + I_2 + I_3$$
$$= \frac{V}{R_1} + \frac{V}{R_2} + \frac{V}{R_3}$$
$$= V\left(\frac{1}{R_1} + \frac{1}{R_2} + \frac{1}{R_3}\right)$$

つまり，並列回路における全体の抵抗をRとすると，$I = \dfrac{V}{R}$ですから，$\dfrac{1}{R}$は次式で表されます.

$$\frac{1}{R} = \frac{1}{R_1} + \frac{1}{R_2} + \frac{1}{R_3} + \cdots\cdots$$

家庭における電気器具は，並列に接続されています(図3ⓒ).

並列回路の利点を考えてみましょう.

・直列接続では，1つの器具が故障すると他の器具も動作しなくなると述べましたが，並列回路では，1つが故障しても他の器具は影響を受けず，完全なままです．つまり，電気スタンドが故障しても電気ポットは影響を受けません.

・図3ⓒのような接続を用いると，200Vの電圧を得ることができ，集中冷暖房装置のような大きい電気器具に対し適用できることになります.

 電力

電流が回路を流れますと，光や熱を発してエネルギーが消費されます.

外部に毎秒出されるエネルギーを電力といい，W（ワット）という単位を用います.

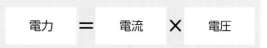

で定義されますが，オームの法則を用いると，

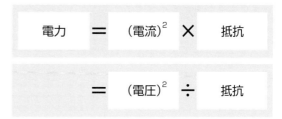

ⓐ 直列回路
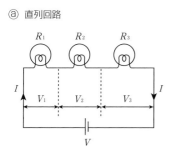

ⓑ 並列回路
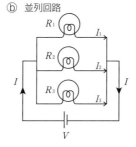

ⓒ ヒューズまたはブレーカー
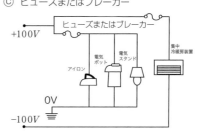

図3　直列回路と並列回路

とも表せます.

ところで, 電球に100V-60Wと書いてあるのを見かけたことがありませんか? これは, この電球が100V用であり, 消費電力が60Wということを意味しています. だから前述の式を用いると, この電球の点灯時には0.6Aの電流が流れていることがわかります.

ここで, 電力は1秒当たりの消費エネルギーであることに注意しなければなりません. だから, 使用時間内に消費される全電力(電力量といいます)は, 次式で表されます.

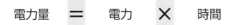

| 電力量 | ＝ | 電力 | ✕ | 時間 |

電力量の単位は, Wh(ワット時)を用い, 1Whは1Wの電力を1時間使用したとき消費される電力量であり, 1kWhは1kWの電力を1時間使用したときの電力量です.

もし, テレビ(200W)を1日に3時間見て, こたつ(500W)を5時間使用し, 電灯(30W)を10時間点灯するなら(図4), 1か月の消費電力は,

$$(200W×3h + 500W×5h + 30W×10h)×30$$
$$= 102kWh$$

1kWhの料金が25円としますと, 2,550円となります. また, こたつに入りながら, 電灯をつけてテレビを見ているときに流れる全電流は,

$$(200/100 + 500/100 + 30/100)A = 7.3A$$

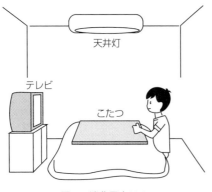

図4 消費電力は?

ですね.

電撃

電気を扱ううえで, 電気的安全は非常に重要なことなのでふれておきましょう.

感電のことを(電気)ショック・電撃といいます.

図5 ⓐにおいて, 器具に電流漏れがあったとしますと, あなたが触れたとき, 体表を通してその電流は流れますが, 電流が大きくなると, 体表だけでなく体内にも流れます. このように, 電流が皮膚を通して体内に流れ込み, 再び体外に出る電撃をマクロショックといいます.

機器は普通, ゴム足で絶縁されていますから, 漏れた電流は機器からテーブルに直接流れず, ナースの身体を通して地面(地球)に流れたのです.

どの程度の電流で, どのような症状を呈するかは, 年齢はもとより, 個体差がありますが, 成人男性の例を表1にあげておきます.

皮膚を通して流れていた電流が体内にも流れ込むマクロショックにおいて, 電流がときには心臓にも流れ込むことがありますが, 100mA以上の

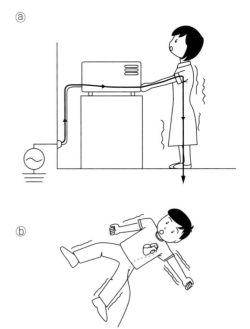

図5 マクロショックとミクロショック

表1　電流値に対する人体の反応

電撃の種類	電流値	人体の反応
マクロショック	1mA	ビリビリ感じ始める（最小感知電流）
	10〜20mA	手が離せなくなる（離脱限界電流）
	100mA	心室細動
ミクロショック	100μA（0.1mA）	心室細動

［注］女子は上記の2/3，小児は1/2（50Hzまたは60Hz）

電流が体表に流れると，心室細動を起こすとされています．

　人間の乾いた皮膚の両手間の抵抗を50kΩとすると，100Vの両端子を持ったとき流れる電流は2mAですが，汗をかくなどで身体が濡れているとき抵抗は2kΩくらいに低下するといわれています．注意しましょう．

　それに対し，皮膚を通さず，電流が直接体内を通り，心臓を直撃した場合（たとえば，心臓カテーテルにつながれた機器が漏電し，心臓に直接電流が流れ込む），上記の1/1,000つまり0.1mA以上の電流で心室細動を起こすとされており，これをミクロショック（図5ⓑ）といいます

　この例では，前記の例と違って，患者はベッド上にいて地面に立っていません．しかし，ベッドに触れると，ベッドの金属を通して電流は地面に流れるので，結局，患者の身体を電流は流れることになります．

　ミクロショックは，検査・治療を目的とした行為が原因となりますから，病院などかぎられた環境下で起こりうる電撃ですが，それでは，大きい電流を流す電気メスで心室細動を起こさないだけでなく，電撃を感じないのはどうしてでしょうか？

　それは，人体が電撃反応の周波数特性をもつからです．つまり，1kHzを超える電流では，電流の周波数が高くなればなるほど，人体は電撃を感じなくなるのです．電気メスは高周波（300kHz〜5MHzの高周波発振器を用いる）の電流を使用しているからです．1kHz以下の低周波に比べ，10kHz，100kHz，1MHzの高周波では，人体の感じ方（感知電流）がそれぞれ1/10，1/100，1/1,000

に減じます．

　反対に，低周波のなかでも最も感じやすい，つまり電撃反応を起こしやすいのは，皮肉なことにわれわれの使用している50〜60Hz付近とされています．

アース

　それでは，電撃を防ぐためにはどうすればいいのでしょうか．

　電気機器の回路の絶縁が悪くなると，電流は通常は通ってはいけないところ（たとえば外箱である金属製のケース）に逃げ出してきます．これが図5ⓐで述べた電流漏れ，つまり漏電なのです．

　漏電があるとき，ケースに触れると電流は身体を通って地球（大地）に流れ込みます．これが電撃です．

　したがって，人体よりももっと流れやすい道をつくっておくと電撃をまぬがれることができます（図6ⓐ）．これがアースの役目で，あらかじめ金属ケースと大地を導線でつなぎ，電流の逃げ道を用意しておくわけです．「アース（earth）」は「大地・地球」という意味ですが，電気機器と大地を接続することなので「接地」といい，Eという記号はearthからきています．そして，図で表すとき，

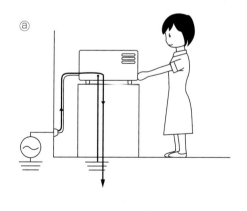

ⓑ アースの記号

図6　アースの役割

図6⑥の記号を用います．なお，外国の機器に
G あるいは GND が用いられるのは，ground（大
地）に由来しています．

電撃は，電気機器からの漏電だけでなく，絶縁
の悪くなったコードに触れても起こります．湿っ
た床に素足で立って，スイッチやコードに触れる
のは危険です．ゴム手袋や長靴をつけて作業する
のは，抵抗を大きくして流れにくくするためです．

ところでアースを取り付けることを「アースを
とる」というふうに表現することがありますが，
これは安全面では禁句とされています．

なぜなら，本来は「アースを接続する」という意
味なのに，アースを取る（はずす）と誤解し，死者
が出たことがあるそうです．

また，アースを水道管に取り付ける場合があり
ますが，水道管は地面に入っているからかまいま
せん．ただし，水道管がすべて金属製で，十分な
長さが土中に埋まっている場合にかぎります．

『オームの法則』から生まれた身近な機器

直流でも交流でも，オームの法則，つまり，電
流＝電圧÷抵抗が成り立つことを述べましたが，
これを利用して生まれた「体脂肪計」ならびに「ス
トレインゲージ」について述べておきましょう．

・体脂肪計

体脂肪計（図7）は体脂肪率計ともいい，人体に
占める脂肪の割合を測定する計器で「生体イン
ピーダンス法」という方法が用いられますが，生
体インピーダンスとはなんでしょうか？

わかりやすくいえば，生体のもつ電気抵抗，つ
まり電気の流れにくさを意味します．

ここでオームの法則「電流＝電圧÷抵抗」を思い
出しましょう．生体に電流が流れたとき，電流は
筋肉内を流れます．脂肪は電流を流さないので，
脂肪が多いと，電流が流れにくい，つまりインピー
ダンス（抵抗）が大きいことになります．

計器の足を乗せるところに極板をつけて両極板
の間に微弱な交流電圧を加え，そこへ裸足で乗る

と弱い電流が体内を流れ，インピーダンスを測定
できることになります．そして，流れる電流が微
弱である⇒生体インピーダンス（抵抗）が大きい⇒
脂肪が多い，ということを教えてくれるわけです．

けれども，身体の水分量は1日のなかでも一定
ではありませんし，入浴後や運動後などでも異な
ります．

もし，両膝が接触していると，電流は流れやす
いところを選びますので，測定値に誤差が出ます．
足の裏にホコリがついていても正確な計測はでき
ません．

さらにインピーダンスの測定結果が，即，体脂
肪率を正確に表すわけではありません．各メー
カーによる換算プログラムによって体脂肪率に換
算しますから，計器によって測定値が異なること
が生じるのです．

したがって，体脂肪率測定は同一機種で継続的
に行い，測定結果の変動に注目することが大切と
いえるでしょう．値そのものは，必ずしも正確な
値ではなく，1つの目安と考えるといいのではな
いでしょうか．

・ストレインゲージ

ところで，圧測定などで，トランスデューサーと
いう言葉を聞いたことはありませんか．もし，なく
てもストレインゲージ，あるいは，ひずみゲージな
らきっと一度や二度，耳にしたことはあるでしょう．

トランスデューサー（変換器）とは，1つの形態
を別の信号に変える装置のことで，たとえば，音
響（空気圧）の変化を電気信号に変えるものがマイ
クロフォン，血圧を電気信号に変えるものが圧ト

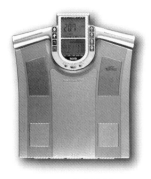

図7　体脂肪計

ランスデューサーなど, 多種あります.

ひずみ(ストレイン)を電気信号(ここでは電気抵抗)の変化に変え, ひずみの量を測定するストレイン(ひずみ)ゲージもトランスデューサーの一種ですので, これについて説明しましょう.

これは, 絶縁体上に薄い金属箔(抵抗体)が取り付けられた, 単純な構造ですが(図8), ここに圧力が加わるとどうなるでしょうか. 金属の抵抗体は圧縮されることによって, 延びるとともに断面積が小さくなるというひずみが生じます.

抵抗の値は, 金属の延びに比例し, 断面積に反比例しますから, ひずみによって抵抗の値は変わり, 大きくなります. しかし, この抵抗変化は値として非常に微小ですので, 検出するためには増幅しなければなりません. 通常, ブリッジ回路(ホイートストンブリッジ回路)と電流増幅器を備えた機器(ストレインアンプ)を用いて, 抵抗の変化を電圧の変化に変換し, 増幅しているのです. ホイートストンブリッジという名前はとっつきにくいかもしれませんが, 非常に小さい抵抗変化を電圧に変換することのできる, 簡単でしかもよく使用される回路なのです. そして,

増幅された電圧の変化 = 抵抗の変化
= ひずみの変化

という過程を観測することになるのです.

ここで生じるひずみは, $1/1,000,000$ つまり 10^{-6} という小さいひずみを基準としますから, わずかなひずみにも対応できる鋭敏さをもち, 取り扱いも簡単なこの方法は, 臨床でも広く利用されるだけでなく, ストッキングの圧迫効果などにも応用されています.

なお, $1/10,000$ のひずみですと, $10^{-4} = 10^2 \times 10^{-6} = 100 \times 10^{-6}$ なので, 100マイクロひずみといったりします.

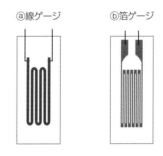

図8 ストレインゲージ

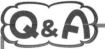

Q クリスマスツリーに小さい電球が飾られていますが, 直列につながれています. だから1つの電球がだめになると, すべての電球が消えるように思われますが, そうではなく, 残りの電球は灯っています. どうしてでしょうか.

A たしかに1つが消えてもほかに影響を与えないためには, 並列回路である必要がありますが, そのためには余分の導線が必要になって不経済です.

それでは直列に接続された電球がなぜ消えないのでしょうか?

それはおのおのの電球にはシャント抵抗器(分列抵抗器)が並列に入れてあるからです(図).

電球が切れるまでは, シャント抵抗器は絶縁されており, 電流はフィラメントに流れて明かりが灯ります.

ところがフィラメントが切れる(つまり電気が切れる)と抵抗器に直接電圧がかかり, その電圧が絶縁を破壊して抵抗器は接触し, 回路の一部となってそこを電流が流れるのです.

だから, ほかの電球は直列に接続されていても影響を受けず, 点灯し続けることができるのです.

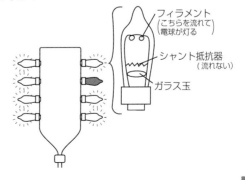

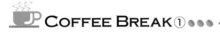

☕ COFFEE BREAK① ●●●

電線のスズメは感電しない !?

大きな電流が体内を流れると，死に至ることもあるのに，電線にとまっている鳥がなぜ感電しないのか，子供のころ不思議でしかたありませんでした．

理由を考えてみましょう．

並列回路があると電流はいくつかに分かれて流れなければなりませんね．

並列の場合なら電流 $I = I_1 + I_2$ のように，2つに分かれます．もちろん，このとき $I_1 = \dfrac{V}{R_1}$，$I_2 = \dfrac{V}{R_2}$ が成り立つことはすでに学びました．
図は電線に鳥がとまっている場合です．

鳥の持つ生体の抵抗を R_1，鳥の両足で挟まれた間隔の電線のもつ抵抗を R_2 とすると，それは両者の並列回路になります．前者は後者に比べて非常に大きく約1,000万倍くらいと考えてよいでしょう．つまり電線を流れる電流の1/1,000万しか鳥には流れていないのです．よかった！

ちなみにツバメの足は，鳥のなかでも短いだけでなく，足の指も短いので地面を歩いたり大きい枝にとまったりしにくいのですが，逆に短い足・指のために電線にとまりやすいのだといえます（たしかに，ツルのように長い足・タカのように長い指では電線にとまれません）．

きっと発達した爪もそれに役立っているのでしょう．

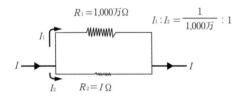

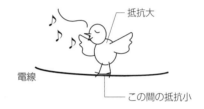

☕ COFFEE BREAK② ●●●

落雷と電撃

日本における感電死の多くは自殺によるとされています．

身体が乾いているときと濡れているときでは，後者は抵抗が小さくなり，前者の10倍以上の電流が流れ死に至るのです．

ところで，落雷による感電に，直撃されなくても起こる「側撃」という恐ろしいものがあります．大きい木に落雷したとき，そのエネルギーが全部木の中を通れず，あふれたエネルギーがその近くにいる人に波及するときに起こるもので，飛ばされることもあるくらい大きいエネルギーをもっています．

それを防ぐためには，数mくらい木から離れて，しゃがんでいることが必要ともいわれます．「寄らば大樹の陰」というのは雷においては成り立ちませんね．

15. 胃洗浄とサイフォン

「サイフォンの原理を利用して，熱帯魚の水槽から水を汲み出したり，ストーブに石油を注入する」と，書いてあるのを見たことはありませんか？

水槽から水を流し出すとき，水槽の水面よりも高いところへ汲み上げた状態を経なければなりません．

サイフォンの原理ってなんでしょうか．胃洗浄でどのように役立っているのでしょうか．考えてみましょう．

以下に述べるように，サイフォンというのは，「曲管を用いて高いところからさらにいったん高いところを経て，低いところへ液体を移動する装置」です．まず，その原理から考えてみましょう．

サイフォンの原理

図1 @は，AからCへサイフォンを使って液体を移動する図ですが，注意しなければならないのは，管が液体で満ちていなければサイフォンは作動しないということです．

管の一番高い場所Bを通って，水は左のほうに流れず，右のほうへと移動します．どうしてでしょうか．

右のほうへ流れようとする圧力を p_1，左のほうへ流れようとする圧力を p_2 とします．

AもCも液面の水は P_0（大気圧）で押し上げられますが，それぞれ，Bのところに達するには，h_1，h_2 の高さまで水を持ち上げなければならな

いので，次式が成り立ちます．

$p_1 = P_0 -$ 高さ h_1 の水柱の圧力

（$\rho g h_1$ となりますが，ここでは簡単にします）

$p_2 = P_0 -$ 高さ h_2 の水柱の圧力

したがって，

$p_1 - p_2 =$ 高さ $(-h_1 + h_2)$ の水柱の圧力 > 0

つまり $p_1 > p_2$ となって水はAからBへと流れるのです．

しかし，Aの水面が下がり，Cの水面が上がるにつれ，$h_1 = h_2$ が成り立つと，$p_1 - p_2 = 0$ となって液体の移動はとまります．

また，この式から，高さの差が大きいほど，$p_1 - p_2$ の差が大きくなりますから，流れる速度が速くなります．表現を変えるなら，高所から低所へ流れる速度は，高さの差だけによるということです．

この考えは「点滴」の章（p.183 ～）でも述べるように，高さの差を h とすると，流速は $\sqrt{2gh}$ に比例します．けれども，時間とともに，h が減少しますので，時間とともに流速は遅くなります．

もしも管が長く，水面の高さの差が非常に大きければ，水面が少々下がっても，速度変化に及ぼす影響は無視できるでしょう．

サイフォンの考え方の基本は，水が大気圧で押し上げられるということでしたから，Cの出口は

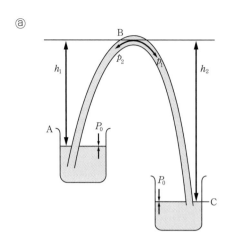

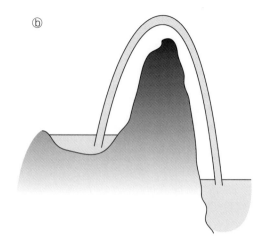

図1　サイフォンの原理

開放されていてもかまわないのです.

　ところで，全量をAから移動させるには，h_1 = h_2にならないように，置く高さを考えなければなりません.

　もちろん，同時にAの管の先端が底まで達していることも必要な条件です.

　こうして水槽からの水の汲み出しやストーブへの石油の注入が可能になるのですが，小高いところを経て大がかりな水の移動などにも利用されています. このとき，図1ⓑのような状態でもサイフォンが成り立つのは，前述した「高さの差」のみによるからですね.

　ただし10m以上の高さには利用できません. なぜなら「気圧」の章（p.141～）で述べるように，大気圧の下では水は10m以上上昇できないからです.

　「サイフォン」を辞書で引きますと，

1) 大気圧を利用して液体をいったん高所に上げて，低所に移すための曲管
2) 水蒸気の圧力を利用したガラス製のコーヒー沸かし

とあります.

　いままで述べたものが, 1)の説明ですね. もし, 2)に興味がある人は，この章の終わりにある「Q & A」を読んでください.

胃洗浄とサイフォン

　胃内の不消化物・腐敗物や毒物などを除いたり，胃の手術透視や膨満感の緩和などの目的で行われる胃洗浄にもサイフォンの原理が使用されますが，注意点として次の2つがあげられます（図2 ⓐ.ⓑ).

1) 洗浄液が漏斗内に少し残っている状態で速やかに胃よりも低い位置に下げる.
2) 漏斗からの管の先端は胃底部にまで到達させる.

　すでに述べたようにサイフォンの原理が成り立つためには，管の中が液体で満ちていなければなりません. そしてサイフォンというのは，高いと

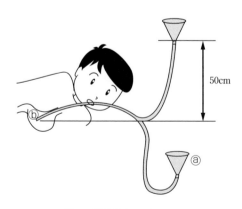

図2　胃洗浄とサイフォン

ころからいったんもっと高いところを経て低いところに移動させるのですから，1)の条件が必要になるのです．もし，うかうかしていると管の中が液体で満ちていない状態になります．少し残った状態で速やかに下げるということがいかに大切かわかるでしょう．

このとき，漏斗を胃の中の液面よりも低いところに下げれば下げるほど，胃からの流出速度は速くなりますが，胃壁に対して吸引力が働き，時間とともに，胃の粘膜を刺激してよくありません，あまり低くしすぎないよう注意しましょう．

また高いところにある容器の液をすべて外へ流出させるためには，管の先端が底まで達していなければならないこともすでに述べましたが，それが2)に相当します．

さらに洗浄液を胃に流し込むとき，管をピンと引っ張らず少したるませる必要も書かれていることがあります．

もしも液体に粘性がなかったり，管内に抵抗がなければ，管がたるんでいてもピンと張っていても同じ高さから流し込めば，流入速度は同じですが，実際は粘性も抵抗もあるので，たるませたほうが流入速度は遅くなり，胃壁への刺激が少なくなることが考えられるからです．

流し込むときの漏斗の高さについても注意が書かれています．低いと流れる速度が遅くなり，高すぎると速度が速くなって胃壁に刺激を生じるか

らで，患者の頭上50cmより高くしないという記述が見られます．

管の中が液体で満たされていればすぐに作動するサイフォンは，簡単な装置なので，胃洗浄だけでなく病院で使用される場面が少なくありません．

よく知られている血液透析療法とは別の「持続的携行式腹膜灌流（CAPD）」では，透析液を腹腔内に入れ，汚れた透析液を体外に汲み出すことを繰り返しますが，汲み出すときにサイフォンを利用しています（図3）．

胃洗浄の例と同じですね．

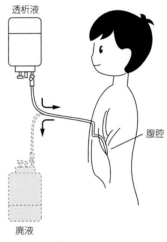

図3　CAPD

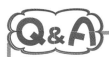

Q コーヒーサイフォンというのは，水蒸気の圧力を利用する，と前述されていましたが，わかりやすく説明してください．

A コーヒーサイフォンは上部の漏斗と下部のポットに分かれています（図）．

水をポットに入れ加熱すると，ポット内の空気の圧力が上昇し，漏斗内の空気の圧力よりも大きくなります．水の沸騰が蒸気となってポット内の水面を押すためです．

だからポット内の湯は圧力の低い漏斗に移動し，挽いたコーヒー豆と混ざることになります．コーヒー豆の浸る時間や混ぜる時間によって抽出されるコーヒーの濃さが決まりますが，時間を見計らって加熱をとめます．

するとポット内の水の水蒸気への変化がなくなり，さらに冷えてくると水蒸気が水に戻るので，ポット内の圧力が下がることになり，今度は漏斗から湯（コーヒー）が戻ってくることになります．

漏斗の下部にはフィルターがつけられているので，フィルターを通っておいしいコーヒーの出来上がり！となります．

ところで，図を見ると，鎖がポットの底に垂らされています．

なぜでしょうか？　答えは湯の突沸を防ぐためです．

水は1気圧の下では100℃で沸騰しますが，静かに熱していると，100℃を超えても沸騰しない場合があり，こうしたとき，何かの刺激で突然沸騰します．これを突沸といい，非常に危険なことがあります．

どんなに危険かについては，水の沸騰（p.217）のところで述べています．

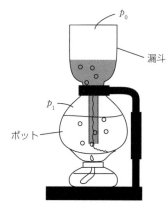

ポットの水が沸騰するとともに$p_1 > p_0$になってお湯が漏斗に移動する

☕ COFFEE BREAK ●●●

「醤油ちゅるちゅる」って？

サイフォンの原理を利用したものを日常生活のなかで求めると，まず見つかるのが「灯油ポンプ」でしょう．

この灯油ポンプの正式名が「醤油ちゅるちゅる」であると言えば，「何，それっ！？」と驚く人もいれば，「よく知っています．Dr.中松の考案でしょう？」という人もあるかもしれません．

たしかに，知る人ぞ知るDr.中松こと中松義郎博士が14歳のときに考え出したものなのです．

冬の寒い日，お母さんが，かじかんだ手で一升瓶からお醤油を小さい醤油差しに立ったまま入れてい

る姿を見て，一升瓶を机に置いた状態で，じっとしていても醤油差しに注ぐことはできないだろうか，と考えたのが発端だそうです．14歳の学力ではまだまだ無理な流体力学を図書館に通って勉強し，お母さんのために考えてあげた「醤油ちゅるちゅる」．いまの時代にも彼の気持ちは生きています．

寒さで手がかじかみ，背中もまるまっているお母さんの姿を見て，なんとか楽をさせてあげたいと考えた親孝行の中松博士は，実業家，発明家として有名です．すでに3,000件以上の発明をされているそうですよ（ちなみに発明王エジソンは1,093件）．尊敬する人は101歳で死去されたお母様でした．

16. 新しい単位を先取りしよう

いままであるいは現在，看護で使用される圧力の単位は，血圧においてはmmHgであり，ボンベの圧力単位においてはkg/cm²(kgf)が用いられてきました．

ところが，国際単位として，圧力はすべてパスカル(Pa)に変わろうとしています．たしかに，気圧がミリバールからヘクトパスカル(ヘクトは100の意)に変更されて久しいですし，ボンベの圧力表示はメガパスカル(メガは100万の意味)になっています．

また，現在，栄養学においてエネルギーの単位にカロリー(cal)を用いていますが，これは間もなくジュール(J)という単位に変更しなければならないでしょう．輸入菓子の袋には，製品の熱量がkcalとkJの両方で併記されているのをしばしば見かけます．

血圧測定におけるmmHgは視覚的にわかりやすい単位でありますし，18章(p.141)以降で述べますが，1kg/cm² ≒ 1気圧なので，この単位はボンベの酸素残量の計算に非常に便利な単位なのです．

さらに，栄養学において，1点 = 80kcalという関係から，calという単位は熱量計算に欠かせない単位に思われます．なぜこのような単位に変更されるのでしょうか？

1960年，国際度量衡総会は国際単位系(略称SI)を採択し，日本も加盟しているのでこの変更に応じなければならないのですが，これは「単位は長さにm，質量にkg，時間にs(秒)，電流にA(アンペア)を基本単位として用い，これらの単位を組み立てて他の単位をつくる」という考え方なのです．だから，力には「ニュートン」，圧力には「パスカル」，エネルギーには「ジュール」という単位を用いなければならなくなりました．

そこで，理解を完全にするため，まず①「ニュートン」について理解し，次いで②「ニュートンとパスカルの関係」，③「ニュートンとジュールの関係」，を(これまでの内容と一部重複するところもあるかもしれませんが)わかりやすく述べます．これらを学べば，放射線の新しい単位も簡単に理解できることになるでしょう．また，「ジュールとカロリーの関係」については　4章(p.28 ～)で詳しく述べています．

まずMKS単位系とは，長さにm，質量にはkg，時間にはsを用い，それらの頭文字をとっていることを確認しておきましょう(ここでのsは，secondつまり秒を意味します)．

ニュートン

「ニュートン(N)」とは，力の単位でkgm/s²で表します．

質量1kgの物体の重さは1kgwであり，重さ(重力)は，地球のもつ加速度(9.8m/s²)によって生じるのでしたね(図1 ⓐ)．

そして，

$$\boxed{力} = \boxed{質量} \times \boxed{加速度}$$

の関係から，

質量 1kg の物体に働く重力
= 1kg × 9.8m/s²
= 9.8kgm/s² = 9.8N

つまり，質量 $m$kg の物体に働く重力は 9.8mN で，およそ 10 倍の値になるので，「10 倍ニュートン」(本当は，9.8 倍)という考え方を覚えておくと便利なことがあります．

練習問題

・100g のミカンを手で支える力は(図 1 ⓑ)？ オレンジジュース 1L のペットボトルなら？

0.1kg × 9.8m/s² = 0.98kgm/s²
= 0.98N ≒ 1N(約 10 倍ですね)

オレンジジュースは水と同じ重さ，またペットボトル自体の重さを考えないなら，

1kg × 9.8m/s² = 9.8kgm/s² = 9.8N

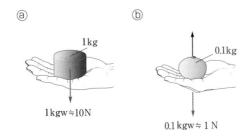

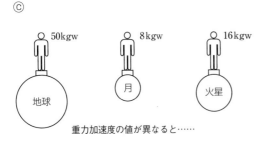

重力加速度の値が異なると……

図1 「力＝質量×加速度」の実際

(1N という力はあまり感じませんが，10N になると力を意識しますね)
・あなたの質量を 50kg としたとき，あなたがヘルスメーターを押す力は？ 同様にして，

50kg × 9.8m/s² = 490kgm/s² = 490N

上記のペットボトルを思うと随分大きい力です．
・もし，月面上なら求める力の大きさは？ ただし，月の重力加速度は 1.6m/s² とします．
「力＝質量×加速度」の関係から，どれも地球上における値の約 1/6 になりますね．あなたの体重も 1 歳の赤ちゃん以下！
宇宙飛行士の着用する宇宙服も月では 1/6 の重さになっているのです．ちなみに火星では約 1/3 の重さになります(図 1 ⓒ).

ニュートンとパスカルの関係

ニュートン(N)は力の単位(kgm/s²)，パスカル(Pa)とは圧力の単位で，N/m² で表します．圧力は単なる力の大きさではなく，

$$\boxed{圧力} = \boxed{力} / \boxed{面積}$$

でしたね．さきほどのミカンを 1m² の面積をもつ台に載せて水に浮かべてみます(図 2 ⓐ)．このとき，水面には均一の圧力が働いており，

水面に働く圧力 ≒ 1N/1m² = 1Pa

という大きさなのです．ミカンでなく 1L のペットボトルだったら，約 10Pa の圧力であるのはいうまでもありません．
それではミカンを 100cm² の台に載せたらどうでしょうか(図 2 ⓑ)？

圧力 ≒ 1N/100cm² = 1N/0.01m² = 100Pa

となって，同じミカンなのに圧力が 100 倍になるのは，力を受ける面積(いわゆる受圧面積)が 1/100 になっているからですね．

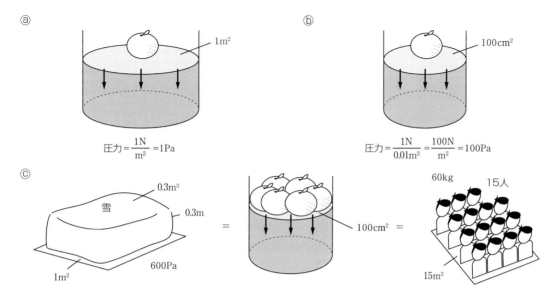

ⓐ

$$圧力 = \frac{1N}{m^2} = 1Pa$$

ⓑ

$$圧力 = \frac{1N}{0.01m^2} = \frac{100N}{m^2} = 100Pa$$

ⓒ

ⓓ

図2　圧力の考え方

練習問題

・雪の平均密度は $200kg/m^3$ とされています．平らな $1m^2$ の屋根に $30cm$ の積雪があるとき，屋根の受ける圧力は（図2ⓒ）（簡単にするために 10 倍 N を使用しましょう）？

$1Pa = 1N/m^2$ でしたね．$1m^2$ の屋根に $30cm$ の積雪の質量は，

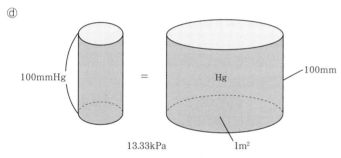

$$0.3m^3 \times 200kg/m^3 = 60kg$$

この雪による力は約 $600N$ ですから，

屋根の受ける圧力 $≒ 600N/1m^2 = 600Pa$

前述のミカン 6 個分？　とあなどってはいけません．もし，$3m \times 5m$ の平らなガレージの屋根に積雪したら，屋根に成人 15 人が乗っていることに相当しますから，柱が丈夫でないと屋根の破損が心配されます．

・血圧 $100mmHg$ の圧力は，何 Pa でしょうか（図2ⓓ）．

この単位の換算は将来，必要になるでしょう．ここで必要な知識は，何度も出てきましたが，Hg 水銀の密度 $= 13.6g/cm^3$ という値です．これは $1m^3$ 当たりでは，$13.6g/cm^3 \times 1,000,000cm^3 = 1.36 \times 10^7g = 1.36 \times 10^4kg$ に相当します．

p.137 以降で述べますが，液体や気体の柱による圧力は底面積に無関係で，柱の高さだけが問題になります．

だから $100mmHg$ の圧力を，図2ⓓのように，底面積 $1m^2$，高さ $100mm(= 10cm = 0.1m)$ の Hg 柱（体積 $0.1m^3$）で考えてみましょう．

Hg の質量 $= 1.36 \times 10^4 \mathrm{kg/m^3} \times 0.1\mathrm{m^3}$
$= 1.36 \times 10^3 \mathrm{kg}$

10 倍 N を用いると，$1\mathrm{m^2}$ 当たり $1.36 \times 10^4\mathrm{N}$ の力，つまり，$100\mathrm{mmHg} \fallingdotseq 1.36 \times 10^4\mathrm{Pa}$ になりますが，正確には 10 倍 N ではなく，9.8 倍ですから，

$100\mathrm{mmHg} = 1.36 \times 10^4\mathrm{Pa} \times 9.8/10$
$= 1.333 \times 10^4\mathrm{Pa} = 13.33\mathrm{kPa}$

つまり，

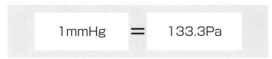

はこうして導かれるのです．この値は覚えておく必要があるでしょう．

メガパスカル(MPa)の単位について

近年，ボンベの圧力表示が，$\mathrm{kg/cm^2}$ から MPa に移行しています．

両者の関係をここに記しておきます．

18 章(p.141 〜)以降で述べますが，$1\mathrm{kg/cm^2} \fallingdotseq 1$ 気圧という関係があるので，$\mathrm{kg/cm^2}$ という単位は，ボンベの圧力の単位として便利(22 章参照)ですが，MPa ではどうなるでしょうか．

$1\mathrm{kg/cm^2}$ は，$1\mathrm{cm^2}$ 当たり $1\mathrm{kgw}$ の力が働いたときの圧力を意味しますので，10 倍 N の考えを用いると，

$1\mathrm{kg/cm^2} \fallingdotseq 10\mathrm{N/cm^2}$
$= 10\mathrm{N}/0.0001\mathrm{m^2} = 10^5\mathrm{N/m^2}$
$= 0.1 \times 10^6\mathrm{N/m^2} = 0.1\mathrm{MPa}$

M(メガ)は 10^6(100 万)を意味します．

| $1\mathrm{kg/cm^2}$ | $\fallingdotseq$ | $0.1\mathrm{MPa}$ |

$1\mathrm{kg/cm^2} = 9.8\mathrm{N/cm^2}$ ですから，0.1 ではなく 0.098 が正しいのです(しかしこれでも正しくないのです．理由は p.145 で述べています)．

ニュートンとジュールの関係

ニュートン(N)は力の単位($\mathrm{kgm/s^2}$)，ジュール(J)とはエネルギーの単位で，Nm で表します．

力を加えて物体を動かしたとき，

消耗エネルギー
＝力×力の方向に動かした距離

で求められます．

だから，100g のミカンを手に載せて(1N の力)，1m 真上へ持ち上げたときも斜めに 1m の高さまで持ち上げたときも，

消耗エネルギー
$\fallingdotseq 1\mathrm{N} \times 1\mathrm{m} = 1\mathrm{Nm}$
$= 1\mathrm{J}$(ジュール)

です(図3 ⓐ)．ところが，手に載せて水平に歩いた場合の消耗エネルギーはゼロです(図3 ⓑ)．なぜなら，ⓑでは力の方向に全く動いていないからです．

これはミカンですが，たとえ非常に重い荷物を手に持って水平に歩行しても，力学的な消耗エネルギーがゼロなんて信じられない思いですが，これについては本文を読み直してみましょう．

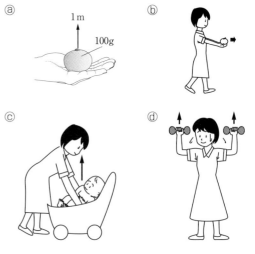

図3　エネルギーとその消耗

練習問題

・お母さんが1歳の赤ちゃん(10kg)を乳母車から1m持ち上げる動作を3回行ったときの消耗エネルギーは?

　　消耗エネルギー ≒ 100N × 1m × 3
　　= 300J

・1kgのダンベルを左右に持って,50cm持ち上げる運動を,日に100回行ったときの消耗エネルギーは?

　　消耗エネルギー ≒ 10N × 0.5m × 2 × 100
　　= 1,000J = 1kJ

・質量50kgの人が,階段10m(4階くらいの高さ)を上ったときの消耗エネルギーは?

　　消耗エネルギー ≒ 500N × 10m
　　= 5,000J = 5kJ

　ダンベル体操の5倍なんてちょっと信じにくいですね.

　　1cal = 4.2J (p.30)
　　1kcal = 1,000cal

ですから,消耗エネルギーをkcalで求めるとかなりの運動が必要であることがわかります.
　ダイエットはむつかしいのです.

2

検査・治療・処置に関する物理学

17. 知っておきたい 圧力の基礎知識

本書は一般の理工系の書物に比べ,「圧力」に関する話が非常に多いことにお気づきでしょうか.

看護に圧力の知識を必要とするケースが非常に多く, どのくらいの大きさの圧力がどこに作用するのか, 圧力を減じるということはどういう現象を生むのか……などを知らなかったために, 取り返しのつかない事態をまねくことも珍しいことではありません.

これが圧力に多くのページをさいている理由ですが, その前に圧力の基礎知識を確認しておきましょう. また, 圧力を表示する単位はいろいろありますが, それらの相互関係も知っておかなければなりません. 為替レートを知らないと買い物ができないのと同じ理由です.

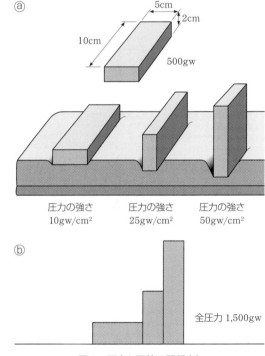

図1 圧力と面積の関係(1)

「圧力の強さ」と「全圧力」

図1は, 重さ500gwのレンガをゴムの上に置いたときの圧力の強さを示したものですが,

$$
\begin{array}{c}
\text{圧力の強さ}\\
\text{(単に圧力}\\
\text{ともいう)}
\end{array}
=
\dfrac{\text{力}}{\text{(圧力の働いている)面積}}
$$

の関係から明らかでしょう.

つまり, 単位面積当たりの力を, 圧力の強さと定義しますから, 同じ力でも狭い面積に集中すると圧力は大きくなるので, 仙骨の部分に褥創が生じることになります. 堅い木のベッドよりも柔らかい布団のほうが楽なのは, 広い面積で体重を支えているからであることは, よく知られています.

しかし, ときどき勘違いされる定義に,「全圧力」という言葉があります. 全圧力とは, 面全体を押している力のことですから, 図1のどれも全圧力は500gwということになります. もし, レンガを(@の状態で)3個合わせて, 床の上に置いたとしましょう(ⓑ). このとき, 全圧力は1,500gw

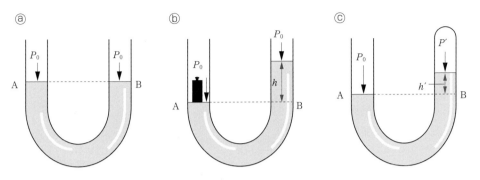

図2　圧力によるU字管の水面の違い

（＝ 500gw × 3）になりますが，それぞれの圧力を加えても 85（＝ 10 ＋ 25 ＋ 50）gw/cm^2 にしかなりません．

 ## 同じ高さ⇄同じ圧力

図2ⓐのU字管に水を入れて平らな場所に置いたとき，AとBの水面が同じ高さになっています．その理由は，両方の水面に働いている圧力（大気の圧力＝ P_0）がともに等しいからで，「同じ大きさの圧力が働くと同じ高さになる」「同じ高さであるとき同じ圧力が働いている」ことを示しています．

だから，左側におもりを載せて水面の高さに差ができたとき（ⓑ），Aの水面における圧力は同じ高さのBの圧力であり，

Aの圧力	Bの圧力
P_0 ＋おもりの圧力	＝	P_0 ＋高さhの水の圧力

から，水柱の圧力がおもりの圧力に匹敵することがわかります．

また，ⓒでは左側におもりを載せていないのに，水面の高さに差があります．それは右の管の先端の圧力（P'）が P_0 よりも高さ h' の水の圧力ぶんだけ低いことが，$P_0 = P' + h'$ から導けます．

この同じ高さ⇄同じ圧力は，今後，圧力を学ぶうえでしばしば出てくることになります．

kg/cm^2, mmHg, cmH$_2$O

圧力を表すのに kg/cm^2 という単位はよく見かけます．たとえばボンベの中の気体の圧力には従来，この単位が用いられていました．圧力の強さの定義は力／面積ですから，1kg/cm^2（本当は kgw/cm^2 のほうがよい）というのは，1cm^2 当りに 1kgw のおもりの圧力が均一に働いた圧力を表していることがわかります．

ところが，血圧測定に用いる mmHg や，胸腔ドレナージで扱う cmH$_2$O という単位は，圧力の強さを水銀柱や水柱の高さだけで表し，面積の単位を含んでいません．どうしてでしょうか．

その理由は簡単です．

図3ⓐは 1cm^2，ⓑは 10cm^2 の底面積をもつ水銀柱を表していますが，ⓑは当然ⓐの 10 倍の

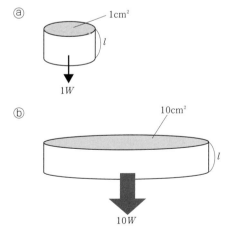

図3　圧力と面積の関係（2）

重さをもつのですから,

$$図3ⓑの圧力 = \frac{10W}{10cm^2} = 1W/cm^2$$

$$=図3ⓐの圧力$$

となって,圧力の強さは柱の底面積の大きさによらないのです.

mmHgとcmH₂Oの わかりやすい関係

圧力の大きさを表示する方法はいろいろありますが,この2つもよく用いられます.看護・医学でも,しばしば使われているのではないでしょうか.両者の関係を考えましょう.

水銀も水も液体ですが,水銀は金属(常温では液体の状態をとる)なので重く,水の13.6倍の重さです.

つまり,密度が水 = $1g/cm^3$, 水銀 = $13.6g/cm^3$ ということです.

このことは,1cmの水銀柱が及ぼす圧力を水で代用するなら,13.6cmの水柱が必要になることを意味します.なぜなら,水は水銀の1/13.6倍の重さなので,同じ強さの圧力を生じるためには,高さを13.6倍にしなければならないからです(図4).

だから,$1mmHg = 13.6mmH_2O = 1.36cmH_2O$ が導けます.

このように mmHg と cmH₂O の関係は大変簡単で,

$$(mmHg × 13.6) ÷ 10 = 1.36cmH_2O……①$$

となるのです.もしも血圧を,水銀を用いず水で測定したらどうなるでしょうか.

$$100(mmHg) = ((100 × 13.6) ÷ 10) = 136(cmH_2O)$$

となって,2m くらいのガラス管が必要ですから,実際の測定には適さなくなってしまいます.それに,水が一気に1m以上も上がるとびっくりして,血圧がもっと上昇するかもしれませんね.

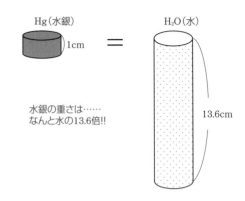

図4　水銀柱と水柱の関係

同じ圧力を水銀と水でつくるとき,

水柱は水銀柱の 13.6 倍の高さ
(水銀柱は水の 1/13.6 倍の高さ)

この関係を知っておくと大変重宝します.

mmHgとg/cm²の わかりやすい関係

この2つの関係もよく出てきます.

たとえば,体圧を表すとき,mmHg で表したり,g/cm^2 で表したりします.いま,底面積 $1cm^2$(すでに述べたように,柱状の圧力は底面積の大きさに無関係.したがって,簡単な値を仮定する),高さ1cm の水銀柱を考えると,体積が $1cm^3$ なので 13.6g の水銀を含んでいることになります.つまり,圧力は,$13.6g/cm^2$ です.1mm の水銀柱なら(図5)$1.36g/cm^2$ です.

このように mmHg と g/cm^2 の関係も大変簡単で,

$$(mmHg × 13.6) ÷ 10 = 1.36g/cm^2……②$$

となります.

あれ,①と②の式は同じですね.

……ということは,$1cmH_2O = 1g/cm^2$ なのでしょうか.

そうなのです.底面積 $1cm^2$, 高さ 1cm の水柱の体積は $1cm^3$ で 1g の水を含むのですから,圧力は $1g/cm^2$ になるのです.

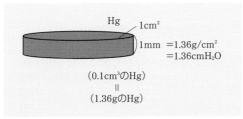

図5　底面積1cm²，高さ1mmの水銀柱の圧力

でも，①式や②式の関係をしいて覚える必要はありません．なぜなら，水銀は水の13.6倍の重さであることを知っていれば，すべて誘導される関係式だからです．

液柱・気柱の圧力の簡単な求め方

流体(液体・気体)の圧力は，底面積の大きさによらず柱の高さで決まることをすでに述べましたが，基本的な考えから記述することにより，知っておくと便利な，そしてよく出てくる公式を導いておきましょう．

図6は，底面積 S，高さ h，密度 ρ (ローと読みます)の流体の柱です．

流体の体積＝底面積・高さ＝ $S \cdot h$

流体の質量＝密度・体積＝ $\rho \cdot S \cdot h$

流体の重さ＝底面を押す力＝ $(\rho \cdot S \cdot h) \cdot g$

流体の圧力＝力／面積

$$= (\rho \cdot S \cdot h) \cdot g / S = \rho \cdot g \cdot h$$

つまり流体の柱の圧力＝ $\rho \cdot g \cdot h$ (ロー・ジー・エイチ)となって，底面積に無関係であることが納得できます．

この圧力の単位は，MKS系を用いると，

$$\rho\,[kg/m^3] \cdot g\,[m/s^2] \cdot h\,[m]$$
$$= [kg\,m/s^2/m^2]$$
$$= [N/m^2]$$
$$= [Pa]$$

となって，圧力はパスカルの単位で出てきます．

パスカルについては16章(p.130)に詳述しています．参考にしてください．

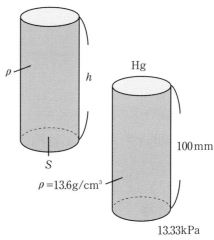

図6　流体の柱と圧力

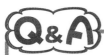

Q 圧力の強さが力／面積であることは納得できるのですが，先日，病棟で手にした布に「引っ張り強さ」として，同じ単位で表示がしてありました．どういうことなのでしょうか？　それともなにかの間違いでしょうか？

A 間違いではありません．物質がどれくらいの力で引っ張られたら破壊するかの目安として考えられたのが「引っ張り強さ」なのです．たとえば，糸の引っ張り強さを示す場合，断面積が $1m^2$ の糸（綱？）を想定し，ぶら下げるおもりがどこまで耐えうるか，で決めますから，おもりの引っ張る力／断面積……つまり力／面積となって，「圧力の強さ」も「引っ張り強さ」も同じ単位になるのです．

ところで，断面積が $1m^2$ のナイロンの繊維は，体重 70kgw の人間が 10 万人もぶら下がれるくらいの引っ張り強さをもっていますが，鉄には遠く及びません（ちなみに売り出されたときの宣伝文句は「クモの糸より細く，鉄よりも強い」だった）．

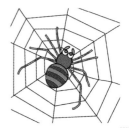

ここで「クモの糸の引っ張り強さは，ナイロンの 3 倍くらいである」と書いたら，思わず「本当？」と驚かれるでしょうが，本当です．クモの糸は非常に細くて，断面積を $1m^2$ の糸にするには，500 億本も束ねたものになるからなのです．

 COFFEE BREAK ●●●

氷が薄い！どうしよう！

あなたが氷の張った池でスケートを楽しんでいたとします．手袋もはめて，防寒対策は十分だったのですが，夢中になって遊んでいるうちに，池の真ん中まで来てしまいました．気温が上がり，寒さもゆるんできたのはいいのですが，なんだか氷が薄くなってきたみたい．少し滑っただけでも氷にヒビが入りそうです．一刻も早く池から脱出しないと……と，泳げないあなたは真っ青．

ここはあわてずに，冷静になって方法を考えるのがいちばんです．さぁ，どうしますか？

そうですね．四つ這いになってそろそろと戻るのがよいのです．

圧力は力／面積だから，スケート靴のエッジにかかる圧力よりずっと小さくなるはずです．防寒対策の十分なあなたは，腹這いになって戻ったほうが，さらに圧力が小さくなって安全でしょう．いわれてみれば当たり前のような方法ですが，とっさには思いつかないのではないでしょうか．

ちなみに，氷の厚さが 10cm 以上なら，スケートができるそうです．

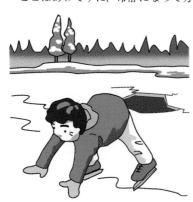

18. すべての基本は
空気の圧力

看護に「圧力」の正確な知識が要求される場面は，ちょっと考えただけでも，血圧，吸引，ボンベからの吸入，サイフォンの利用，オートクレーブ，高圧酸素療法，浸透圧，酸素分圧……などが浮かびます．

本書では，できるだけ項目別に詳しく述べたいと考えていますが，その前にこれらの項目のほとんどが，環境の圧力，つまり「空気の圧力」を基本にして成り立っていることを知っておいていただきたいのです．

驚くべき気圧の大きさ

地球上を空気が覆っていて，それによる圧力が気圧ですが，ふだん私たちは身体になんの（気圧の）負担も感じないので，そんなに大きい圧力だとは想像できません．けれども縦，横，高さともに1m の箱の中の空気だけでも，0℃のとき約1.3kgw もあるのですよ（1L 当たり 1.3gw に相

当）．地球全体を覆っている空気は地上約 1,000km 以上もの高さまであり，私たちはその底に住んでいるのですから，かなりの（空気による）圧力があっても不思議ではありません．

どのくらい大きい圧力であるかについて，具体的に述べておきます．

初めて地表上の気圧を具体的に測ったのは1643年，イタリア人のトリチェリで，図1のように一方の端を閉じたガラス管に水銀を満たし，それを水銀槽の中に逆さまに立てますと，管内の水銀は，水銀槽の中に広がり出て，水銀面から垂直に測って約76cm の高さまで下がってとまりました．

なぜそれ以上水銀は管を下がっていかないのかといいますと，図2に示すように水銀面に働いている大気の圧力が，管内の水銀を上へ押しあげているからで，大気の圧力，つまり気圧が，水銀柱の押す圧力とつりあっているからです．

このことから「気圧＝76cm の水銀柱の圧力」

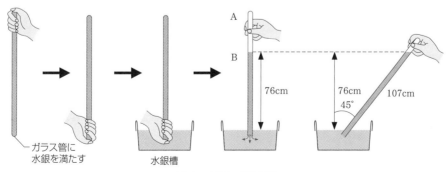

図1　トリチェリの実験

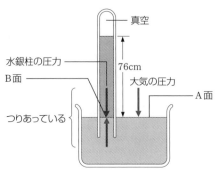

図2 トリチェリの実験の説明

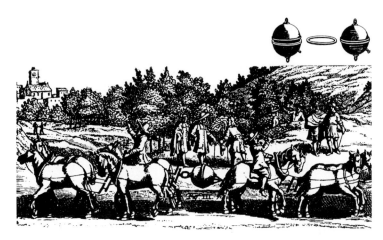

図3 マグデブルクの半球の実験

ということになり，これを1気圧といいます．

　管の上部の空間には何も入っていないので，B面を押す圧力は76cmの水銀柱のみであり，また，A面を押す圧力は気圧です．同じ高さ⇄同じ圧力より，「76cmの水銀柱の圧力＝気圧」と考えてもよいのです．

　水銀柱の高さは，大気の状態によってこれより少し低いこともあれば高いこともあります．

　そこで，ちょうど76cmの高さになったときの気圧を1気圧とし，圧力の大きさを表す単位として用いられます．気圧を表すatmosphereの頭文字をとってatm（アトム）とも書き，次の関係式が生まれます．

　　1気圧（atm）＝ 76cmHg（760mmHg）

　トリチェリが気圧の大きさを実験で求めて間もないころ，ドイツのマグデブルクの市長であったゲーリケは，真空ポンプを発明し，ふだん私たちが意識しない1気圧の大きさを具体的に示し，多くの人々を驚かせました．「マグデブルクの半球の実験」とよばれているのがそれですが，あまりにも有名でその銅版画（図3）も残っているくらいですので，ここにふれておきましょう．

　図3に示したのは2個の互いにぴったり合う銅製の半球ですが，革の輪を挟んでグリースを塗り，半球を向かい合わせに密着させ，ポンプで内部の空気を排除します．球の内部は圧力がほとんどゼロですが，球は外部からの気圧によって堅く押し合わされていますね．この半球を引き離すには，なんと16頭の馬をむちでかりたて，両方か

ら引っ張らなければならなかったそうです．それほど気圧は大きい圧力をもっていますが，一方，空気を球の中へ送り込むと2つの半球は誰の手を借りなくても，ポロリと離れてしまいました．それは中にも1気圧の空気が入り（外からも1気圧の空気が押していて），内外の圧力が等しくなったからですね．

大切な1気圧の仲間

ところで，760mm（76cm）の水銀の柱が押す圧力が1気圧であると述べましたが，1cm^{2}の上に76cmの水銀柱が立っている場合を考えましょう．底面積1cm^2，高さ76cmは76cm^{3}の水銀ですから（水銀は1cm^{3}が13.6g），76 × 13.6 = 1033.6（g）≒ 1（kg）

つまり，1cm^{2}当たり約1kgのおもりを載せたものも1気圧に等しいことがわかります（図4）．この，

$$760mmHg = 1 気圧 ≒ 1kg/cm^2$$

という関係は，看護で役立つことが多いでしょう．

富士山頂で0.7気圧とすれば，それは上式より532mmHgであることがわかりますが，もしも2気圧 = 1,520mmHg，3気圧 = 2,280mmHg，……というふうに圧力が大きくなると，それに従ってmmHgの値が急増します．一般に1気圧よりも大きい圧力ではmmHgの単位を用いず，気圧またはkg/cm^{2}の単位を用います．本当は1kgw/cm^{2}とすべきですが，1kg/cm^{2}でとおします．1cm^{2}当たり1kgのおもりの圧する力だけと解釈してください．

kgは質量の単位ですからkgw（重力）で表さないと，圧力＝力／面積に矛盾します．しかし習慣上kg/cm^{2}としているので，それに従うことにします．

では，1気圧をcmH$_2$Oで表すとどうなるでしょうか．簡単です．

1cmHg = 13.6cmH$_2$O ですから，

$$76cm × 13.6 = 1033.6cm ≒ 10m$$

つまり，

$$1 気圧（atm）= 760mmHg（76cmHg）$$
$$= 760Torr（トル）$$
$$≒ 1kg/cm^2$$
$$≒ 10mH_2O$$

ここで出てきたTorrはTorricelli（トリチェリ）の名前からとったもので，1Torr = 1mmHgです．

最後に圧力を表す単位として，ヤード・ポンド法によるポンド/inch^{2}という表示にふれなければなりません．

1ポンドは約0.454kg，1インチは約2.54cmですから，15ポンド/inch^2（1平方インチに15ポンドのおもりを載せたときの圧力，図5）を計算しますと，

15ポンドが0.454 × 15 = 6.81（kg）であり，
1inch^{2}が2.54 × 2.54 = 6.45（cm^2）ですから，

$$15 ポンド/inch^2 ≒ 6.81kg/6.45cm^2$$
$$≒ 1.06kg/cm^2 ≒ 1 気圧$$

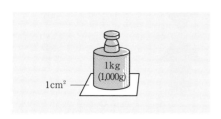

図4　1気圧とは

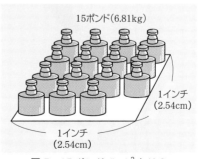

図5　15ポンド/inch^{2}とは？

となり，15ポンド/inch^{2}が約1気圧に等しいことがわかります．なお，ポンド/inch^{2}はpound per(……ごとに)square(2乗)inch(パウンド・パー・スクエア・インチ)と読み，頭文字をとってpsi(プシー)と略します．だから15psiが約1気圧です．

看護でもなにげなく使っている圧力の単位がいろいろありますが，以上の話でそれらの相関関係がはっきりしたことと思います．最後にもう一度まとめておきますので，図6とともに確認してください．

看護で用いる平圧は1気圧(厳密でなくても)と考えてよいので，

$$平圧 = 1気圧 = 760mmHg = 約1kg/cm^2$$
$$= 約10mH_2O = 約15psi$$

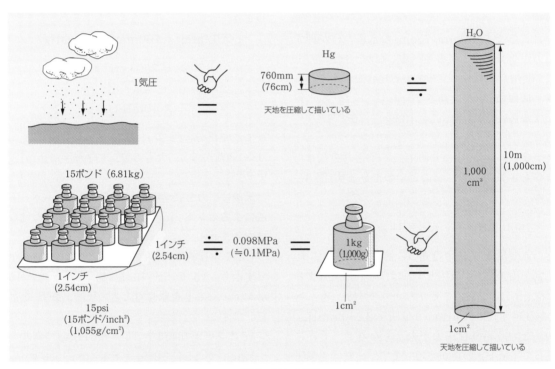

図6 圧力の単位

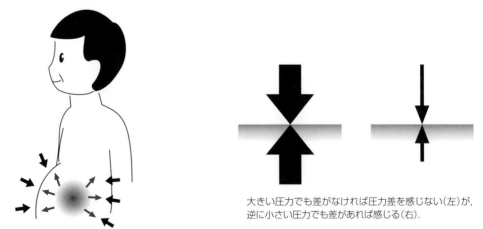

大きい圧力でも差がなければ圧力差を感じない(左)が，逆に小さい圧力でも差があれば感じる(右)．

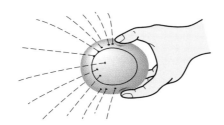

穴のあいたボールに水を
入れ，一部を押すと水は四
方に飛び出す

図7　液体の及ぼす圧力の実験

となります．

　ところで，気圧測定のために，水銀や水を持ち歩くのは重くて不便です．

　それを補うべく考え出されたのが，「アネロイド気圧計」で金属の箱状の中の空気を抜き出し，外の空気の圧力で箱の上部が押される度合いから，気圧の大きさを測定するものです．持ち運びには便利ですが正確な値を求めることは難しいです．ちなみに「アネロイド」とは，ギリシャ語で「液体でない」という意味です．

　「私たちの身体が1気圧の圧力をもつ空気と接している」ことは，「私たちの身体の1cm^{2}ごとに1kgwのおもりが載せられている」ことを意味します．人間の体表面積を考えるなら，全体で非常に大きいおもりを私たちは背負っていることになり，『人間1人にゴリラ3匹』という人がいるくらいです．

　ここまで読めばみなさんのなかには「でも日常生活になんの不便も感じないのに……」，「もしこの計算が正しければ，私たちは押しつぶされてしまうはずだけど……」と感じられた方がいるかもしれませんね．たしかにそのとおりですが，私たちは1気圧の空気を体内に取り入れ，内外の圧力のバランスがとれている（もっとわかりやすくいうと，外からかかる1気圧と同じ圧力を身体は外へ向けてもっている）ので，なんら痛痒を感じないわけです．だから，もしも月面に立ちますと，月には空気がないので，いきなり外からの圧力がゼロになるため，身体内外でのバランスが

崩れてかなりの損傷を受けるのではないでしょうか．そのため宇宙服は気密構造になっています．

　Q&Aの※にもあるように，

　　1気圧 =1,013hPa=0.1013MPa

が正しいのです．今まで，

　　1気圧 ≒ 1kg/cm^2 ≒ 10N/cm^2 = 0.1MPa
　　　　　　　　　　　　　　　　　　（p.132）
　　1気圧 ≒ 1kg/cm^2 = 9.8N/cm^2 = 0.098MPa
　　　　　　　　　　　　　　　　　　（p.132）

と書きましたが，正確には1気圧 =0.1013MPaなのです．以上から，皆さんは1気圧 ≒ 0.1MPaとおぼえてよいのです．

　ところで，固体の及ぼす圧力と異なり，気体や液体の及ぼす圧力はどの方向にも働くということも，この際必要な知識です．たとえば固体では力を加えた方向にしか圧力は働きませんが，図7でわかるように穴をあけたボールに水を満たして一部を押すと，水は同じような勢いで四方に飛び出し，圧力は一方向だけに伝わるのではないことがわかります．

　最後につけ加えておきたいことは，真空容器が割れたときの怖さについてです．なぜなら外部の気圧が直接かかっているところで，真空が破壊されるということは，圧力ゼロのところへ急に空気の大きい圧力がかかることを意味し，割れたガラスは大変な勢いで飛ばされることになるからです．真空容器を手荒に扱わないようにしましょう．

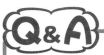

Q 天気予報ではヘクトパスカルという単位で気圧を表していますが，どういう大きさなのでしょうか．また，高気圧・低気圧というのは1気圧を基準にしているのでしょうか？

A 高気圧・低気圧は1気圧を基準にしているのではなく，周囲と比較して高いか，低いかで決まります．

また，昔は気圧に使用したミリバールが現在はヘクトパスカル（= hPa．ヘクトは100を意味します）になっています．

16章（p.129～）で，1mmHg = 133.3Paを導いています．それを使うと，

1気圧 = 760mmHg = 760 × 133.3Pa ≒ 101,300Pa=1,013hPa

つまり，1気圧 ≒ 1,013hPaなのです．（※）

ちなみに，1気圧 ≒ 1,000cmH$_2$Oですから，1hPa ≒ 1cmH$_2$Oになり，これによって1hPaの圧力の大きさが実感できます．

もし，台風の中心気圧が960hPaとすると，ふだんの1気圧（1,013hPa）に比べて，53hPa低いことになります．言い換えると53cmH$_2$Oのぶんだけふだんよりも圧力が低いのですから，海水が50cmあまり持ち上がることになります．台風のとき大きい波の打ち寄せる理由がわかります．

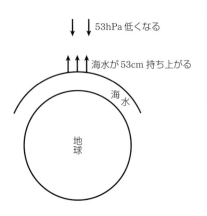

COFFEE BREAK ●●●

やっぱり気圧は力持ち！

ここでこんな遊びをしてみましょう．

平らな机の上に新聞紙を広げ，図のように物差しを差し込みます．そして上から平らに押さえて，机との間に空気が含まれない状態にします．

ここで物差しの上方から空手のように，手を振り下ろしてみましょう．勢いよく，しかも力一杯に．

新聞紙がふわりと持ち上がったでしょうか？　たぶんそうはならず，手の痛みに驚いたり，ひどい場合は物差しが折れたりするかもしれません．

なぜでしょうか？

空気の圧力は1気圧であり，それは1kg/cm^{2}の圧力に等しいことを述べました．つまり，仮に新聞紙を80cm × 60cm = 4,800cm^{2}としますと，この上に4,800kg（4.8t）のおもりが載っているのですか

ら，そう簡単に持ち上がらない理由がわかります．

でも小さい子供が簡単に持ち上げることがあるのですよ．それは，そおうっと手を振り下ろすと，新聞紙と机のあいだに空気が入り込み，紙の上・下からの力が等しくなるからですね．

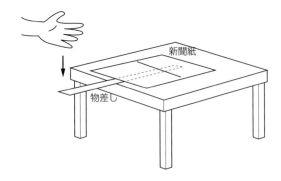

19. ネブライザもフリスビーも原理は同じ？

動圧と側圧の関係性を解く

　私たちはホースで水をまくとき，ホースの先端を手で押さえて出口を細くしますね．そうすると水の流れが急に速くなり，そのため水が遠くまで届くことになります．また，街を歩いていてビルとビルに挟まれた狭い路地にさしかかったとき，突然，急速に吹く風に出合い，思わずスカートを押さえることもあります．注射器の内筒をゆっくり押しているにもかかわらず，針先の狭い穴からはかなり速く液が飛び出すのも日常経験していらっしゃるでしょう．これらもホースと同じで，「狭い部分は流れが速い」というごく当たり前の例をあげたにすぎません．

　今度はホースの出口を押さえ，流れを速くした水に手を当てます．手が痛く感じられますが，流れが遅い水に手を当てても痛みを感じません．もう少し科学的な言葉を用いるなら，「流れの速い部分は流れのもつ圧力（動いているために生じる圧力なので動圧という）が大きく，流れが遅いと動圧が小さい」ということになります．

　「管の太い部分より細い部分のほうが流れが速い．流れが速い部分は動圧が大きく，遅い部分は動圧が小さい」という事実を念頭において読んでください．

管が水平のとき動圧と側圧の合計は常に一定

　図1は，太い部分と細い部分をもった太さが一様でない管を水平に置き，水を流した様子です．そのとき管の上部に穴をあけ，垂直な方向へ管を

つけておきますと，一部の水が管を上昇してくる有様を示しています．水が大気の圧力に抵抗しつつ，側面に対して垂直に立てた管を上昇していくということは，側面を押す圧力があるわけですから，管の太い部分（水が高く上昇する）では側面を押す圧力が大きいことを図は示しています．側面を押す圧力を側圧といいます．先に述べた動圧に対し，静圧ともいいますが，今後側圧を用います．「太い管では側圧が大きく，細い管では側圧が小さい」というふうにです．

　ここでホースの話を思い出しますと，ネブライザの原理がすっかり整ったことになります．「太い管は側圧が大きい代わりに動圧が小さい．細い管は側圧が小さい代わりに動圧が大きい」

　管が水平のとき，〔動圧＋側圧〕の合計の値〔全圧〕は，結局，管の太い細いによらずどこでも同じ値ということになり，これを『ベルヌーイの定

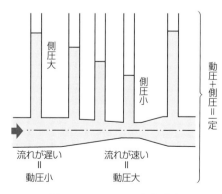

図1　ベルヌーイの定理（1）

理』といいます．生理学の時間にこの名前を教わった人も多いでしょう（ただこの管は水平に置かれているが，互いの高さの違った場所での話になるともう少し複雑で，高さによる圧力の違いを考慮に入れなければならない．これが本来の『ベルヌーイの定理』で，20章でもう一度詳しく述べます）．

動圧と側圧の関係で解ける ネブライザの原理

　これからネブライザの原理に入ります．図2ⓐはネブライザです．Aの部分が大変細くなっていますから，Bを通ってきた空気は，Aの出口からかなり速い速度で出てきますね（図1の水の流れを空気の流れに置き換える）．

　おまけに，ガラス管の上端でぶつかった気流は，局所的に加速され，さらに速くなることにより，

Cの近辺の圧力が低下することになります（流れが速い→動圧が大→側圧が小）．一方，薬液の液面Dを押す圧力は1気圧の圧力です．

　この状態をわかりやすい例で示すなら，ⓑのようにストローで飲む状態を思い出してください．ジュースの液面D′と口の中C′を，それぞれネブライザのD，Cに対応させるなら，陰圧になった口の中へジュースが上がってくるのと，ガラス管を薬液が上昇してくるのを似た現象として，とらえることができるのではないでしょうか．

　そして，上昇してきた薬液は，速い気流によって霧状にちぎれ，患者へ噴霧されるのです．また，Aにおける空気の流れが速ければ速いほどCでの側圧は1気圧より小さくなるため，液は上昇しやすくなります．この原理はネブライザのほかに，蒸気吸入器でも類似点がみられます．なお，毛管現象による液の上昇を考えるなら，半径1mmくらいのガラス管を水が毛管現象で上昇する高さは約1.5cmになります．

　希望する酸素濃度を吸入できるベンチュリーマスクは，図1やネブライザの説明で述べた「流れの速いところは圧が低くなる」ことを利用したものです．

　図3のように，酸素濃度100％の流れは出口の狭いところで陰圧を生じ，周囲から空気を取り込み，希望する酸素濃度をつくることを可能にしています．

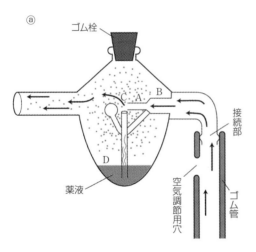

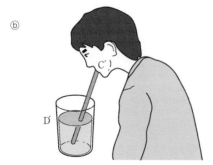

図2　ネブライザの原理

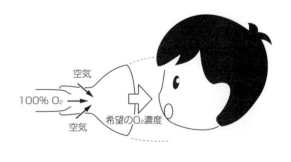

図3　ベンチュリーマスク

フリスビーも飛行機の揚力も『マグヌス効果』のおかげ

ネブライザの原理は「速度の速いところはまわりを押す圧力（側圧）が小さい」という原理が根本になっていましたが、『ベルヌーイの定理』から一人歩きしたこの効果を『マグヌス効果』といいます。これを利用したおもしろい例を加えておきましょう。それによってネブライザの原理もよくのみ込めると思います。

フリスビーのカーブについて考えてみましょう。図4のフリスビーは左方向へ投げられたのですが、逆にいうと、フリスビーは右側に向かって空気の流れを受けることになります。このとき、もし点線の矢印の方向へ回転させながら投げると、Aでは空気の流れとフリスビーの回転方向が一致し、空気がフリスビーに引っ張られて流れ

が速くなり、Bでは方向が逆なために空気の流れが遅くなります。すなわち、Aでは圧力が小さくBでは大きいわけですから、圧力の大きいBから小さいAへとフリスビーは力を受け、しだいにカーブするのです。

図5は、飛行機の翼の断面図ですが、上面は下面よりやや膨らんだ構造です。そのため上面のほうが曲線距離が長くなり（同じ時間内に空気が翼の上下を通り抜けようとするならば）、空気の速度は上面のほうが下面より速くなります。フリスビーの場合と同様、『マグヌス効果』を思い出しますと、速度の遅い下面は上面より圧力が大きくなって上へ押し上げる力が生じることになります。これが飛行機の揚力を得る主な原因ですが、フリスビーも飛行機の揚力も、またネブライザも、一見すると全く無関係のようにみえながら根本は同じ、というのが物理学のおもしろさです。

毛（細）管現象の原因は表面張力にあり

乾湿球湿度計で湿球につけたガーゼに水が上がるのは、毛管現象であることはよく知られています。もう少し詳しくいうなら、「液体中に細い管を立てると管内の液面の高さが管外の液面の高さと異なってくるが、その差は管が細いほど著しい（管の直径に反比例する）ので毛（細）管現象とよばれる」のです。

しかし、いつも液が細い管を上がっていくばかりとはかぎりません。水銀中に細いガラス管を入れると、管内の水銀は下がります。常温では半径1mmのガラス管を、水なら約1.5cm上がり、水銀なら約0.5cm下がります（計算過程は省く）。液が上がるか下がるかは、液体と管の材質の組み合わせによるだけで、本質的な問題ではありません。毛管現象の原因は表面張力ですが、表面張力とはいったいどんな力なのでしょうか。

図6は液体が空気と接している図です。Aという液体分子はまわりの分子から一様に引っ張られますから、結局、力を受けていないのと同じ状

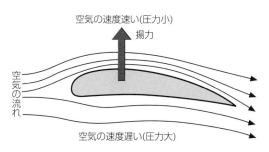

図4 変化球の原理

図5 飛行機の翼

注）飛行機の揚力は、一般にベルヌーイの定理で説明されているが、本当は正しくない。なぜなら、これは空気を非圧縮性の流体と仮定のもとに成り立つのであり、空気は圧縮性の流体だからである。けれどもほかに使える理論がないので、現在は、一般論としてこのような説明がなされている。

態ですが，Bの分子は液表面上にあるため外側の空気中からは引っ張られず，内側の隣接分子によって内側の方向にのみ引っ張られます．その結果，液体には表面積をできるだけ小さくしよう（表面が縮まろう縮まろう）とする傾向が生じ，その度合いを示す量を表面張力といいます．物体が体積一定のまま表面積がいちばん小さい形状をとりますと，それは球状になるのです．

液体にはこのように表面積をできるだけ小さくしようとする力（表面張力）が働く結果，外力の影響を無視できるとき球形になり，雨だれが球形になって落ちてくるのも，芋の葉に宿る露が小さい

球形であるのも，表面張力の働きなのです．皆さんが注射器の針先から静かに液を押し出すと，液は球形になって出てくることも思い浮かぶでしょう．

図6では液体と接している面が空気だった（自由表面という）わけですが，図7のようにガラスの容器に液体を入れガラスの細い管を立てますと，液体が接する相手（ガラス）に対する表面張力を考えなければなりません．図7の水と水銀の分子はガラスの分子と接し，同時に仲間の分子とも接しています．このとき水の分子はガラスの分子を好み，仲間の水分子を避けたがるので，⊚のような状態になります．一方，水銀はガラスの分子を避けたがるので⑤の状態を示します．しかし，このことは液体と容器の組み合わせによるだけで，たとえば水銀を銅の容器に入れますと⊚のようになります．

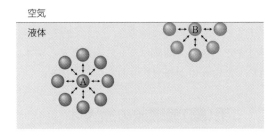

図6　表面張力の原因

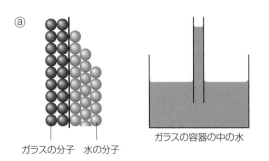

ガラスの分子　水の分子　　ガラスの容器の中の水

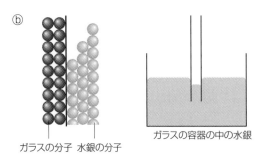

ガラスの分子　水銀の分子　　ガラスの容器の中の水銀

図7　毛管現象

洗濯と界面活性剤

毛管現象の原因となる表面張力はさまざまな場面で顔を出しますが，この表面張力を小さくするのが，洗剤などの界面活性剤とよばれるものです．

ところで，看護にも広い意味で洗濯に関する知識が必要となるのでしょうか．ときどき，表面張力と洗濯の関係を聞かれることがあります．表面張力の話が出てきたついでに，簡単にふれておきましょう．

表面張力が大きいと液体は球形になりますか

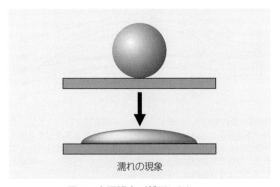

濡れの現象

図8　表面張力が低下したら……

ら，表面張力が低下すると，球形からベタッとした平たい形になるわけですね（図8）．このことを「濡れの現象」といいます．つまり洗剤の溶けた液は洗剤によって表面張力が低下しますから「濡れ」を起こし，繊維にしみ込んでいくことができ，しみ込んだ洗剤の分子は汚れを包み，軽い振動が与えられることによって布から汚れとともに離れていくわけです．

このメカニズムをもう少し詳しく述べますと，

洗剤は水と仲よくしようとする親水基，油と仲よくしようとする親油基からなっていて（図9），汚れ（主として油の成分をもっている）の粒子は図のように親油基と結びつき，外側が親水基で覆われるから，汚れが洗剤とともに水の中へ分散していくのです．

ただ，表面張力は語感から「力／面積」の単位のような気がしますが，「力／長さ」なのです．ちょっと違和感を感じますね．

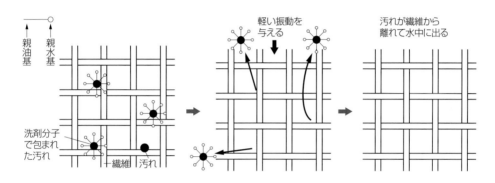

図9　汚れの落ちるメカニズム

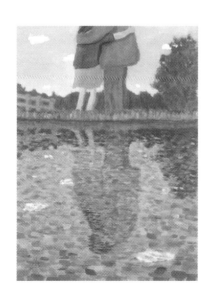

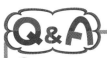

Q ネブライザには，ジェットネブライザと超音波ネブライザがあり，p.148 が前者の説明ですが，超音波ネブライザについて説明してください．

A 超音波ネブライザは，超音波発振器が，（それに）接続している振動子を振動させ，その振動が水槽内の水を介してダイヤフラムとよばれる超音波振動膜に伝わるようになっています．ダイヤフラムの振動は 50 〜 200 万回 /s で，これにより薬筒内の薬物や蒸留水を均一でこまかい粒子にするのです．

粒子の大きさが 40 μm 以上だと鼻咽喉部にしか到達せず，肺胞に到達するには 2 μm 以下とされていますが，ジェットネブライザよりも超音波ネブライザのほうが小さい粒子を発生させることができます．いずれのネブライザもフィルタが装備されているのは，外気を取り込むからで，洗浄や交換にも注意しましょう．

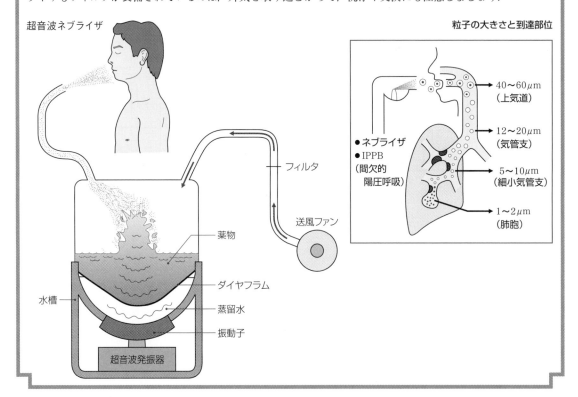

超音波ネブライザ

粒子の大きさと到達部位

- フィルタ
- 送風ファン
- 薬物
- ダイヤフラム
- 水槽
- 蒸留水
- 振動子
- 超音波発振器

- ●ネブライザ
- ●IPPB（間欠的陽圧呼吸）

- 40〜60μm（上気道）
- 12〜20μm（気管支）
- 5〜10μm（細小気管支）
- 1〜2μm（肺胞）

☕ COFFEE BREAK ●●●

濡れ手で粟（あわ）の語源？

きれいに洗ったガラス板とプラスチック板を水平に置いて，スポイトで水を 10mL ほどたらしますと，前者では水が表面に広がり，後者では水が丸みを帯びた状態になります．水がベタッと広がることは，言い換えれば表面張力が小さいことであり，相手を濡らすことになります．

ところで，シャンプーしたあと，濡れた髪がくっつきますが，これは髪が 1 本ずつバラバラよりもくっついたほうが表面積が小さくなるからで，一般に「濡れやすい物体は，濡れるとお互いに付着する」という性質があります．本をめくるとき，指先が濡れているとめくりやすいのはこの理由です．また，努力しないでも簡単にボロもうけできることを，"濡れ手で粟"といいますが，手も粟も水でよく濡れますから，濡れた手を使うと触れるだけで粟は簡単に手にくっついてくるところから，生まれた言葉です．

20. 血圧に関する知識

看護にとって，「血圧」はあまりにも日常的な事柄であるためか，血圧の根本にまで思いをはせて考えることが少ないのではないでしょうか．血圧とは何の圧力か？ 測定に関していろいろな制約があるがなぜか？ また，教科書によって記述が異なるがどれが正しいか？ などなど，あまり考えないかもしれません．

ここでは，圧力のなかでも最も関係が深いと思われる血圧についてのあらゆる知識を述べることにします．読み進めば，ふだん何気なく行っている血圧測定という技術にも厚みが出てくるはずです．

（ここでは簡単にするために，血液の比重を水と同じ1にしていますが，正確には37℃における血液の比重は1.0595であることを記しておきます）

血圧という圧力
『ベルヌーイの定理』

血液の循環は，左心室→大動脈→筋性動脈→細動脈→毛細血管→細静脈→筋性静脈→大静脈→右心房へ流入する体循環と，右心房に戻った血液が右心室→肺動脈→肺毛細管→肺静脈→左心房へ流入する肺循環の2つがあります．そして，心室が収縮して血液が動脈に排出されるとき血圧が最大になるので，これを最高血圧（または収縮期血圧）といい，心室が拡張して血圧が最低になるときの血圧を最低血圧（拡張期血圧）といいます．これらは循環における基礎知識ですが，ここではそれ以上詳説すべきことではありません．

ところで，前章で，水平な管でのベルヌーイの定理を述べましたが，本来の『ベルヌーイの定理』は，水平でなく高さの差も考えるべきなのです．つまり，

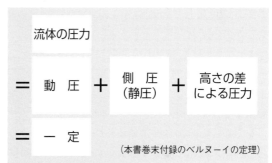

（本書巻末付録のベルヌーイの定理）

が，正しいのです（図1）．

立位でも坐位でも臥位でも心臓と同じ高さにある上腕動脈で血圧測定を行うのは，上腕動脈と心臓が同じ高さなので，高さの差による圧力を考えなくてもよいからです．

このように，心臓と同じ高さの部位で測定する

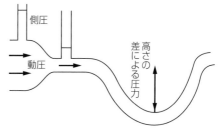

動圧＋側圧＋高さの差による圧力＝一定

図1 高さの差を考慮したベルヌーイの定理

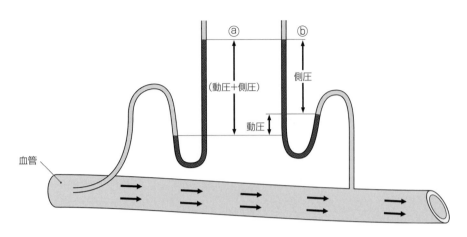

図2　血圧における動圧と側圧

ことは意味があるのですが，血圧計を心臓と同じ高さに置くことには意味がありません．なぜなら，血圧計に付属している約50cmのゴムには，空気しか入っておらず，それを縦にしたときの圧力は1mmHgにも満たない非常に小さいものだからです．心臓と同じ高さ・心臓よりも50cm上または下で測定したところ，誤差というほどの差も出ませんでした．

したがって，高さの差による圧力を考えないなら，動圧＋側圧を測定することになり，具体的には図2のようになるでしょう．すなわち，血管内に小さいカニューレを挿入する必要を生じます．だからこの方法を観血法ともよびます．しかし，現実には不可能です．それで日常は動圧を無視してマンシェットを巻くことにより，側圧のみ（それも上腕動脈の）を測定して血圧の値としており，この方法を非観血法とよんでいます（図2ⓑ）．しかし，動圧を無視するといってもどの程度の値をもっているのでしょうか．無視しても実際の血圧の値に大きい影響を及ぼさないのでしょうか．

血圧を測定するとき，血流をとめ，徐々に圧力をゆるめて血液の流れを生じる過程で測定しています．血流をとめているときの動圧がゼロであることは言うまでもありませんが，血液の流れを生じた状態でも，なぜ動圧を無視できるのでしょうか，理由を考えてみましょう．

● 動圧はなぜ無視できるのか

ここで，少し計算が必要ですが，「なぜ大動脈における動圧でさえ約4mmHg程度にすぎないのか？」という根拠を記しておきましょう[1]．
＊難しければ飛ばして次に進んでもかまいません．

安静状態で心臓から1分（60s）間に動脈へ拍出している血液の量が約5,000mLであることはわかっています[2]．だから，1分間の脈拍を75回とする（これは，60s/75回＝0.8s/回より，0.8sごとに脈拍を1回打つことに相当する，図3ⓐ）と，

$$1回の拍出量＝5,000mL/75回≒65mL/回$$

つまり，心臓の各収縮ごとに動脈へ押し出す血液量が，平均65mLなのですが，ここで注意してほしいのは，0.8秒かかってこれだけの血液を送り出しているのではないということです．

この拍出は，心臓が収縮しているあいだの約0.13秒という非常に短い時間にパルスの形で行われる（図3ⓑ）のです[2]．したがって，心臓からの1秒当たりの最大拍出量をQとすると，

$$Q \times 0.13s = 65mL$$
$$Q = 500mL/s$$

となります．

一方，大動脈の直径を約2.5cmと仮定し，大

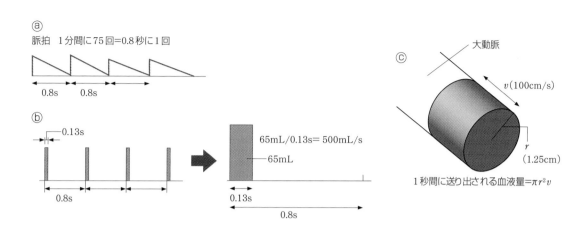

図3　脈拍

動脈の半径を r，血液の流速を v とすると，

$$Q = \pi\, r^2 v$$

ですから（図3ⓒ），$Q = 500\text{mL/s}$，$r = 1.25\text{cm}$ を代入し，

$$v = 100\text{cm/s}$$

が求められます.

　大動脈を流れる血液の最大速度は，約 100cm/s である，というと速さに驚かれるでしょうか. それとも，案外そんなものか，と思われるでしょうか.

　ところで，速度 v の流れによって生じる動圧は，流体の密度を ρ としたとき，

$$\text{動 圧} = \frac{1}{2} \times \rho v^2$$

で表されます. 根拠は省きますが，運動エネルギーが $\frac{1}{2} \times mv^2$ で表されるのとよく似ていると感じる人もあるでしょう. ともあれ，

$$\begin{aligned}\text{動圧} &= \frac{1}{2} \times \rho v^2 = \frac{1}{2} \times 1\text{g/cm}^3 \times (100\text{cm/s})^2 \\ &= (5{,}000\text{gcm/s}^2)/\text{cm}^2 = 5{,}000\text{dyn/cm}^2 \\ &\fallingdotseq 3.8\text{mmHg}\end{aligned}$$

となって，血液中の動圧の大きさは，せいぜい 4mmHg で，無視できる値であることがわかります.

　ただし，血液の密度を水と同じ値 1g/cm^3 にしています. また，

$$\begin{aligned}1\text{mmHg} &= 1.36\text{gw/cm}^2 \\ &= (1.36\text{g} \times 980\text{cm/s}^2)/\text{cm}^2 \\ &= 1{,}333\text{dyn/cm}^2\end{aligned}$$

の関係を用いています.

血圧測定と音の関係

　血圧は上腕部にマンシェットを巻きつけ，それに空気を送り込み，肘動脈に当てた聴診器から聞こえる音の変化によって血圧を読み取っていますが，どうしてそれが可能なのでしょうか.

　血圧と音の関係はまだはっきりせず，いくつかの考え方があるようです. ここに述べるのも，1つの考え方だと思って読んでください（収縮期の血圧を最高血圧，拡張期の血圧を最低血圧とみなしていることを前提とする）.

　マンシェットの減圧と音の発生の過程をわかりやすく示したのが図4です.

❶はじめ触診法で目安をつけた最高血圧よりも，$20 \sim 30\text{mmHg}$ 高めの圧をかけ（大きい圧によって血液の流れがとめられているから，拍動を感じない. 音も聞こえない），徐々に圧を減じていき拍動を感じた（血液が流れはじめた）ときの示度を最高血圧とします. その理由は，大きい加圧に抵抗して血液が流れうるのは，収

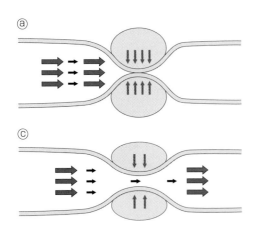

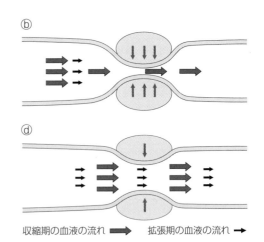

収縮期の血液の流れ ➡ 拡張期の血液の流れ ➡

図4 血圧と音の関係

縮期の血液だからです．このとき音が聞こえるようになるという表現もありますが，収縮期の血液が圧による抵抗を受けつつであっても，流れはじめたことを（この音は）意味しています（図4ⓐ〜ⓑ）．

❷続いて圧を減じていくと，拡張期の血液でさえ圧による抵抗を受けつつではあっても，一部流れはじめるようになります．このとき勢いのよい収縮期の血液は，もう圧による妨げをなんら感じることなく流れます．だから，このあいだも拍動を感じているはずですし，❶とは違っていてもやはり音は聞こえているはずで，圧に抗して流れている拡張期の血液が受ける抵抗に関係した音と考えられます（図4ⓒ）．

❸さらに減圧すると拍動（あるいは音）が消えますが，これはマンシェットによる加圧が小さくなったため，勢いの弱い拡張期の血液でさえ，なんの妨げ（抵抗）も感じずに流れることができるようになったからです．そしてこのときの示度を最低血圧とする理由は，拡張期の血液の観察に相当するからです（図4ⓓ）．

もしマンシェットの巻き方がゆるすぎると，圧が高くても流れるので，血圧が高く測定されることになります．また，マンシェット幅が狭すぎると圧のかかる範囲が少ない，つまり加圧効果が減少するので，上記と同じ理由で高めの圧をかけな

ければならず，血圧が高く測定され，逆に幅が広すぎると，低く測定されます．これらについては，もう少し詳しく後述しますが，マンシェットの巻き方や幅に関する注意も，図4を参考にしながら考えるとよいでしょう．

はじめに述べたように，音の解釈は非常に難しく，はっきりした結論を出すにはまだ不十分で，加圧によって局所的に生じる渦の音であるという説もあります．ここで述べた説明をあえてひと言で表現するなら，音は血流が受ける抵抗に関するものだという解釈です．正確ではないかもしれませんが，いちばん解釈しやすい説のように思います．

自動血圧計

前述の音（コロトコフ音）の検知によって血圧を求める方法を，コロトコフ法といいますが，音ではなく脈波の検知によって血圧を求める方法（オシロメトリック法）が自動血圧計として1980年代半ばから使用されるようになっています．この方法は，血液が心臓の拍動に合わせて起こす振動（脈波）をマンシェットの圧力計（マノメーター）によって検知する方法です．

マンシェットの減圧に伴い，急激に大きい脈波を生じます．このときが最高血圧で，脈波はその後急激に小さくなりますが，変化がなくなったと

きが最低血圧なのです。この方法は使用法が簡便であるだけでなく、1人でも測定できるのでしだいに広がっているようです。

なお、従来用いられていた血圧計は、水銀を使用しています。しかし昨今では水銀の有毒性により、水銀血圧計・水銀体温計は姿を消しつつあります。これについては、体温計のところ（p.202）で述べます。

水銀血圧計と水銀体温計の将来

水銀の恐ろしさといえば、1956年に熊本県水俣市で公式発見された公害病がまず思い出されますが、有機物（例えば魚の炭素）と化合した有機水銀がその犯人で、Q&Aにも述べています。血圧計や体温計に使用している水銀は単体ですが、それでも特に蒸気として吸入すると大変恐ろしいのです。

水銀は、20℃で気化し空気が汚染されて、急速に有害濃度に達します。そして肺に吸入された水銀の蒸気は、肺で70～80%吸収され、肺に高い濃度で沈着するといわれています。だから、即座に新鮮な空気を取り入れ、鼻をかんだりうがいが必要です。また水銀は皮膚との接触により吸収される可能性がありますから、汚染された衣服をすぐに脱がせるなどの注意が必要です。

水銀が溢れたらこのような危険にあうので、世界保健機関（WHO）は2020年までに水銀を使用した体温計と血圧計の全廃を目指すと発表しました。体温計に水銀が長年使用なされてきた理由は前述しましたが、血圧計に使用された理由はトリチェリの実験に端を発しているのかもしれません。

＊ WHOホームページ：http://www.who.int/mediacentre/news/notes/2013/mercury-medical-devices-20131011/en/

血圧の値のもつ意味

たとえば、「血圧100mmHgというのは、空気の圧力に逆らって水銀を100mm持ち上げる力を血圧は持っている」という意味なのです。

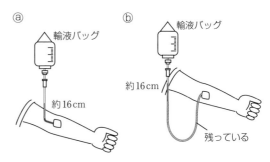

図5　点滴の高さと刺入部にかかる圧力

ところで、点滴を行う場所（筋性静脈）の血圧は、人によって多少の差はあるが、約12mmHgとされています。

生理食塩液を点滴しているとき、液体がすっかり血管に入ってしまわず、15～20cmが管に残る理由は、筋性静脈が水銀を12mm（1.2cm）持ち上げているからです。つまり、水（簡単にするために生理食塩液を水と同じ比重と考える）なら、1.2cm × 13.6 ≒ 16cmほど持ち上げるからです（ここではHgの比重として13.6を用いています）（図5 ⓐ）。

すっかり液体がなくなって空気が入るのではないか、と心配されることがありませんか？

ケガをしたとき、空気が入らず出血するという事実から、その心配は不要であることがいえますが、なぜ15～20cm残ったままであるかは、上記の理由によります。

また、管は図のように垂れている場合が多いですが（図5 ⓑ）、

　同じ高さ⇄同じ圧力

より、図のようにやはり同じ高さだけ残った状態です。

静水圧と起立性低血圧

いままで流体の圧力を考えるとき、すべて水平の管の場面ばかりでした。つまり、高さによる違いについては考えていませんでした。

図6 ⓐは起立位を示したものですが、A、B（心臓の位置）、Cはそれぞれ高さが異なります。圧

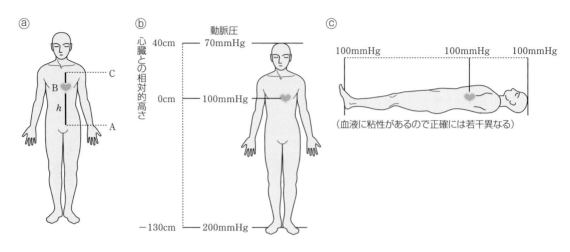

図6　高さによる圧力の変化

力はどう異なるのでしょうか.

　まず, A は B に比べて高さ h に相当する血管を背負っています. つまり, そのぶんだけ A における圧力は B(心臓)の位置における圧力よりも高いことになります. 同様の考え方で, B のほうが C より高い圧力(つまり C は心臓の位置よりも低い圧力)になることがわかります.

　以上のことから, 起立位において, 心臓よりも低い(高い)位置では血圧が高い(低い)ことがわかりましたが, どれくらいの差があるのでしょうか.

　図6ⓑは平均的成人男性の脳, 心臓, 足の位置関係を示したものです. 先の説明でわかるように, 血液の柱を背負っているので, 脳よりも心臓が, 心臓よりも足が高い圧をもちます. 血液の密度を近似的に水と同じとみなすことができますから(37℃の血液の密度=約 1.06g/cm^3),

　　　130cm ÷ 13.6 = 9.6cm = 96mm(約 100mm)

心臓における平均血圧を 100mmHg とすると, 心臓よりも約 100mmHg だけ高い圧をもつ足では 200(= 100 + 100)mmHg になります.

　同様に,

　　　40cm ÷ 13.6 = 2.9cm = 29mm(約 30mm)

となり, 心臓よりも約 30mmHg だけ低い圧をもつ脳では 70(= 100 − 30)mmHg になります.

　水の柱のもつ圧力を静水圧といいますが, 看護や医学の本でもときどき見かける言葉です. 40cmH$_2$O の圧と書く代わりに, 約 30mmHg と表示することが多いのですが, すべて上記のようにして求めればよいのです.

　したがって, 図6ⓒのように仰臥位になると, ほとんど同じ高さなので, 心臓における圧と変わりません.

　ところで, 急に立ったり, 立位を長いあいだ保っていると, 起立性低血圧を呈することがあります.

　それは, 急に立ったときうまく調節機構が働かなければ, 静脈が膨れて血液がたまり, また, 長時間立っていれば血液が重力によって一部下半身にプールされるからで, 静脈血の心臓への還流が低下し, 脳への血液のめぐりが悪くなるからです. だから一度横になって, 体内の血圧を同じにすればよいことがわかります(図6ⓒ).

　たとえば, 図7のような姿勢をとると気分が悪くなることがあります. 頭部の血圧が増加し, 血液量が増加するからで, この場合は 130mmHg になります.

血圧測定に関する注意とその根拠

　血圧測定は, 日常茶飯事の業務でも大切なバイ

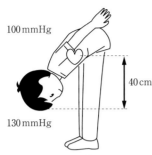

図7 頭部を下げたときの血圧

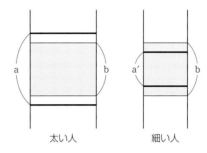

太い人　　　　　細い人

図8 マンシェットの幅

タルサインの1つですから，できるだけ正しい知識のもとに行う必要があります．注意すべき点とその根拠を個条書きにします．

1 上腕動脈で測定する

一般に上腕動脈で測定する理由は，上腕動脈の位置が立位でも坐位でも臥位でも心臓と同じ高さになるからで，同じ高さであれば高さの差を考える必要がなくなり，『ベルヌーイの定理』より，動圧と側圧のみを考えればよいからである．そして側圧のみを測定しているのは，(血液をとめているときは動圧がゼロであることはいうまでもないが)動圧は側圧に対して無視できる程度の大きさだからである．

2 血圧計は心臓と同じ高さにする必要はない

血圧計のゴムの管の長さにおける圧の違いはないからである．安定な台に血圧計を置けばよいのである(50cmの空気の柱の圧力は0.05mmHg以下)．

3 マンシェットの幅にも注意が必要である

マンシェット幅は，成人で13cm(JIS規格)，5～8歳で8～9cm，1～4歳で5～6cm，1歳以下で2.5cmとなっているが，一般的には腕の周囲の40％の幅が望ましいとされている．

腕の太い人，細い人の望ましいマンシェットの幅をそれぞれa, a′とし，使用されている(太い人，細い人にも)共通のマンシェット幅をbとする(図8)．そうすると，太った人には加圧面積が狭くなる(b＜a)ので，血液が流れやすくなる．つまり，高い圧でも流れるため，どうしても高目に出るのである．逆に細い人は，マンシェットが本来加圧するべき面積よりも広すぎる(b＞a′)ことになるので，血液が流れにくくなり，加圧を低くしな

ければならない．これが本来の値より低めに出る理由である(図8)．以上のような理由で，幅にも注意が必要である．

同じ理由で，マンシェットをゆるく巻いたときは前者に，きつく巻いたときは後者になる．一般に上腕周囲の40％の幅がよいとされているが，幅が40％のときの血圧を基準にした場合，幅が30％，20％と狭くなると，幅10％につき最高血圧は約8mmHg，最低血圧は約6mmHg高く測定されたという報告[2]もある．したがって，成人に対するマンシェットの幅にはいくつか種類があったほうが望ましいといえる．同じ幅のマンシェットでは，腕の太い人では高めに，逆に細い人では低めに出ることになるからである．

4 心臓と同じ高さで測定できないときは，心臓から1cm上(下)するごとに，0.7mmHgずつ加(減)して補正しなければならない

すでに述べたように，心臓よりも上の位置で測定したら実際の値よりも低く出るので，実測値に加える必要がある．下の位置では逆である．

$$1\text{cm の水柱} = \frac{1}{13.6}\text{cmHg 柱}$$
$$= 約 0.07\text{cm}(= 0.7\text{mm})\text{Hg 柱}$$

が補正値の根拠である．

＊ただし，計算通りにならないのは，血液には粘性があることが原因である．

引用文献

1）ベネディック，ビラース（杉原武生訳）：力学（下巻）医系の物理1．吉岡書店，1980．
2）寺本鈴香，平田雅子ほか：腕の太さとマンシェット幅の関係で生じる血圧値の誤差についての一考察．看護学雑誌，64（2）：134～137，2000．

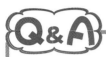

Q 点滴が終わっても，管の中に薬液が少し残った状態のままである理由が本文を読んで理解できましたが，時間が経つと管の中に血液が逆流してきます．その理由を説明してください．また，逆流してきても管の中の液の量は変わりません．どうしてでしょうか？

A 逆流してくる理由は「拡散」現象です．

拡散については30章（p.236）でも述べていますが，濃度に違いがあったら，濃度の高いほうから低いほうへ粒子の移動が起こることを拡散といい，これは自然の摂理なのです．血液が人体から管の中の薬液のほうへ拡散し，同様の理由で薬液が体内へと拡散するのです．

筋性静脈圧が約12mmHgであることを述べましたが，この値は変わらないので，持ち上げる液体の量（残っている液体の高さ）は変わらないのです．ただし，薬液と血液の密度がほぼ等しいからいえることではあります．

☕ COFFEE BREAK ●●●

解剖学の進歩

『これ（図①）は，紀元前1700年ころのエジプトの文献に描かれている物だよ』

「へぇ，なんの壺ですか？」

『実は壺じゃないんだ．人間の器官なんだが，13世紀のイギリスでは図②のように描かれていて長いのは食道を表している』

「なんだ，食道とつながってる器官だったら胃じゃないですか」

『いや違う．現代の略図では図③だ』

「えっ？　心臓の絵だったんですか」

『うん，そうだ．エジプトの象形文字では壺みたいだけど，ちゃんと血管が心臓から出ているじゃないか．しかし，涙や汗もここを通ると考えていたらしい．図②の全体図は図②′なんだけど，食道が心臓と直結していると考えられていたんだね』

「3000年経って図①から図②へ進んだのに比べて，図②から図③へは700年も経っていません．それなのに心臓移植まで行われる時代になったのですから，将来のことは予測できませんね」

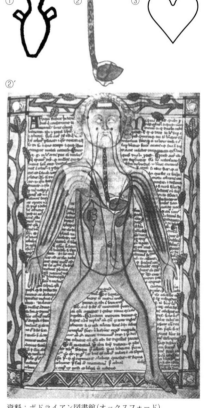

資料：ボドライアン図書館（オックスフォード）

21. 低圧持続吸引装置の原理

　大学の研究室では，専門の内容が少々異なっていても，真空ポンプの置かれている実験室が少なくありません．

　病院でも真空ポンプとよばれるほど大げさなものでなくても，吸引を目的としたポンプはいろいろな病棟で見られます．吸引方法が電動式であれ，中央配管方式であれ，どちらもポンプの吸引作用で上気道内の分泌物，手術時や治療時における滲出液，消化器官や体腔内の貯留物などを吸引し，排液させる（ドレナージ）ためのものです．

　ここでは，よく用いられている「低圧持続吸引装置」についてわかりやすく述べたいと思います．なぜなら学生がドレナージの質問をするのは，この装置に関する場合がいちばん多いからです．そして，最近用いられる頻度の多いディスポーザブルのユニットについての質問は，もっと増えつつあります．

＊胸腔内圧の値は書籍により（小さい範囲で）異なります．また吸引圧制御びんの水中にある管の長さも同一ではありません．ここでは例として，静止時の胸腔内圧を－5cmH$_2$O，管の長さを15cmにしていますが，考え方は以下に述べる通りでいいのです．

胸腔内圧

　胸腔内圧の大きさは，血圧の値が心臓の収縮期と拡張期とで異なるように，状況によって，つまり呼息時と吸息時とで異なります．

　通常，呼息時では，大気圧に対して約－4～－8cmH$_2$O，吸息時では約－6～－12cmH$_2$Oといわれています．

　深呼吸をしたり，しゃっくりをしたら，もちろんこの値も若干変化するでしょうが，静止時で約－5cmH$_2$Oとされています．

　1気圧よりも低い圧を陰圧というのですが，胸腔内圧が，静止時で約－5cmH$_2$Oの陰圧（つまり1気圧－5cmH$_2$O）とすると，胸腔から吸引するには，さらに低い圧が必要になります．しかし，極端に低い圧で吸引するのはよくありません．低圧持続吸引装置は，たえずそのようなことに注意がはらわれて作動しているのです．

　原理を考えてみましょう．

基本となる考え方

　この原理は説明する側も聞く側も非常に難しいとしばしば耳にしますが，実はそうでもないのです．必要な知識としては，

同じ高さ	$\rightleftarrows$	同じ圧力

のみといえるでしょう．

　図1のAとBは同じ高さですから，Aにおける圧力（P_a）は，Bにおける圧力（$P_b + a\,\mathrm{cmH_2O}$）と等しいので，$P_a = P_b + a\,\mathrm{cmH_2O}$ になります．

　図1のように，管の中と外とで水面の高さが異なるとき，「水面が下にあるのは，そのぶん大きい圧が加わったから」であり，P_a は P_b より $a\,\mathrm{cmH_2O}$ だけ圧が大きいのだ，ということを上

の式は意味しているのです.

逆に変形した $P_b = P_a - a\,\mathrm{cmH_2O}$ は,「水面が上にあるのは, 下の水面よりも受ける圧が小さいから」である, とも考えてよいのです.

 ## 水封びんの原理

図2ⓐにおいて, 水面に1気圧が働いているとき, 管の中の水位が10cm上昇していれば, $P = 1$ 気圧 $- 10\,\mathrm{cmH_2O}$ であることが前述の説明からわかります.

したがって, 胸腔内が1気圧 $- 10\,\mathrm{cmH_2O}$ の陰圧なら同じことが起こります(図2ⓑ). もし胸腔からの管の先端に1気圧の圧が働くと, 胸腔内は陰圧なので, 空気が逆流するという危険が生じますが, 図2ⓑのように先端を滅菌蒸留水で封じて(water sealといいます)おきますと, 空気の逆流は起こらず, 水が10cm上昇するだけですみます. これが水封びんの原理です. しかし, 水封びんを胸腔よりそのぶん低い位置に置かなければならないという注意が必要です.

一言で言えば, 水封びんは水(滅菌蒸留水)を入れることによって胸腔内と外界の空気とを遮断する役目ともいえます. なお, 図2からわかるように水封びんの水面は排液びんを通じて胸腔とつながっていますから, 胸腔内の圧が呼吸によって少し変わればそれに伴って水面も少し上下します.

 ## 圧制御びんの由来

このびんを考えるとき, 注意すべきことが1つあります.

それは, 管の上側から1気圧の空気が出入りするので, 管の中の水面(どこにあっても)には, いつも1気圧の圧力が働いているということです.

したがって, 図3ⓐの水面に働く圧力(P)(これはびん内の空気の圧力ですからポンプで引いている圧力でもあります)$= 1$ 気圧 $- 10\,\mathrm{cmH_2O}$ であり, 図3ⓑでは1気圧 $- 15\,\mathrm{cmH_2O}$ になります.

つまり, ポンプで引くにつれ, びん内の空気は

薄くなるので圧が低くなり, それに伴って管の中の水位が下がっていくわけです.

それでは図3ⓒにおいて空気が水の中に入ってくるのはなぜでしょうか.

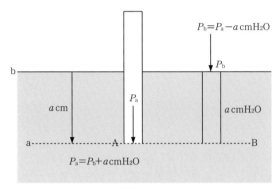

図1　液面の高さと圧力

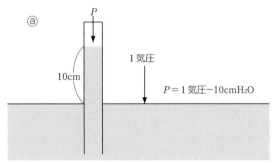

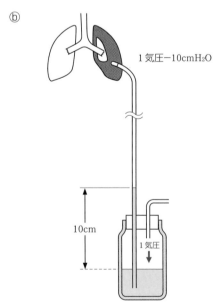

図2　水封びんの原理

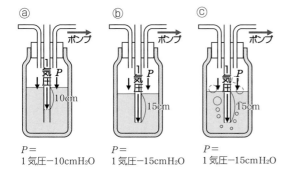

P =
1 気圧 − 10cmH₂O P =
1 気圧 − 15cmH₂O P =
1 気圧 − 15cmH₂O

図3 圧制御びんの原理

びんの中の空気の圧が低くなるにつれて管の中の水面が下がるのですが, 15cm しか管が入っていないので, これ以上, 水面は下がれません.

このとき, 空気が管の上端から入ってくるのですが, 空気はあまり水に溶けないため, 水の中から空気のほうへ出ていき, びん内の空気が薄くなろうとする傾向にブレーキをかけてくれるのです. つまり, ポンプの吸引によって, びん内の空気圧が低下しすぎると, 空気が入ってくることによってそれを防ぎ, 胸腔側へ低下しすぎた圧が働かないように制御しているのです. これが圧制御びんの原理です.

だから, 空気が入るのを決してじゃましてはいけません. 空気が入ってこなければびん内の圧がポンプの吸引によって低下する一方という危険が理解できるでしょう. そして, 図3ⓒの場合, びん内の空気の圧力(P)は, 次式で表され,

$$P = 1 気圧 − 15cmH_2O$$

びん内の空気をこの圧に保とうとして, 管から空気が入ってくることがわかります.

三連びんとユニットとの関係

水封びんと圧制御びんの説明をしましたが, 排液を集めるびん(排液びん)と水封びんを別にするため, 三連びんとよばれています.

最近は, ディスポーザブルのプラスチックユ

ニット(以下, ユニットと略す)の使用が一般的になっていますが, それに伴って三連びんの詳しい説明を求められることが増えています. なぜなら, ユニットは三連びんを1つにまとめたもので, 原理は全く同じだからです(図4).

それでは, 実際に胸腔に働いている圧力, つまり, 胸腔内圧 p(これは水封びんの管の水面に働く圧でもあります)をどのようにして知るのでしょうか.

図4の圧制御びん内の空気の圧力 P=1 気圧 − 15cmH₂O であり, それを保とうとして空気が入ってきているのでしたね.

水封びんにおいて, 空気の圧力を P' とすると,

　　ⓐでは, 　$p = P' + 2cmH_2O$
　　ⓑでは, 　$p = P' − 5cmH_2O$

になります(これは, 図1の基本的考え方の応用です).

ここで, 水封びんと圧制御びんは1本の管でつながっていることに注目しましょう. つまり, $P = P'$ なのです.

したがって, ⓐでは,
　$p = (1 気圧 − 15cmH_2O) + 2cmH_2O$
　　$= 1 気圧 − 13cmH_2O$
ⓑでは,
　$p = (1 気圧 − 15cmH_2O) − 5cmH_2O$
　　$= 1 気圧 − 20cmH_2O$
の圧力が胸腔にかかっている(胸腔内圧)のです.

ここで両式を見ると, まず圧制御びん内の圧(1 気圧 − 15cmH₂O)を求め, その後, 水封びんの水位による微調整を行っていることに気づきます.

微調整は, 水封びんの管の水位が2cm 下にあるときは(下にあることは, そのぶん圧が大きいことを意味するので) + 2cmH₂O, 5cm 上にあるときは(上にあることは, そのぶん圧が小さいことを意味するので) − 5cmH₂O となります.

ユニットによる吸引圧表示

ユニットの特徴に「(吸引中)と(吸引停止時)に分けた簡単な胸腔内圧の求め方」がありますのでそれについて述べておきます.

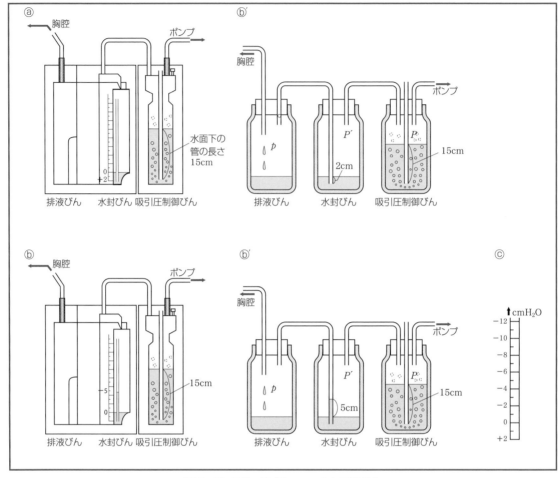

図4　ディスポーザブル・ユニットと三連びん

吸引中

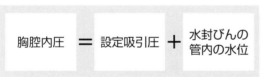

いま，設定吸引圧を－15cmH₂O とします.

胸腔内圧は1気圧（つまり大気圧）よりもどれだけ大きいか小さいかを問題にしますから，習慣上，大気圧の部分を省いて表現します. したがって，設定吸引圧が1気圧－15cmH₂O の場合，

$$-15cmH_2O$$

と書きます.

ユニットには水封びんに図4ⓒのような目盛りがありますので，それに従って加減します.

図4ⓐでは，

$$胸腔内圧 = (-15cmH_2O) + (+2cmH_2O)$$
$$= -13cmH_2O$$

ⓑでは，

$$胸腔内圧 = (-15cmH_2O) + (-5cmH_2O)$$
$$= -20cmH_2O$$

になります.

つまり，まず圧制御びん内の圧を求め，水封びんの管の水位を目盛りに従って機械的に加減すればよいのですが，水位が上にあればマイナス，下にあればプラスになる理由を読者の皆さんには理解していただけたと思います.

吸引停止時

$$胸腔内圧 = 水封びんの管内の水位$$

　吸引を停止すると，圧制御びん内，水封びん内ともに圧力は1気圧ですから，
　胸腔内圧＝（ゼロ）＋（水封びんの管内の水位）となって上式が導かれるのです．

吸引装置における注意点

　圧力に関する知識がおろそかであったため，悲劇につながることが少なくありません．わかりきった点もあるかもしれませんが，いくつか記しておきます．

 吸引圧制御びんの管から空気がびん内に入ってくるのを遮らないこと

　ボコボコ音がしてうるさいといわれても，管の先端をふさいで空気の流入をじゃましてはいけません．空気が入ることによって，圧の低下を防いでいるのですから，もし空気が入ってこなければポンプの吸引による圧の低下が進みます．

　ユニットの場合も備えつけのキャップ（マフラーと名づけているものもある）以外のものをかぶせてはいけません．備えつけのキャップは吸引中の発泡音を小さくするためのもので，空気の流入を防ぐためのものではありません．

 ポンプの吸引圧にも注意すること

　ポンプ吸引において，吸引圧の単位がmmHgで示されている場合があります．それに反して，胸腔内の圧は通常 cmH_2O で表されます．

　すでに述べたように，1cmHgの圧＝13.6cmH$_2$Oの圧でした．したがって，5mmHg＝6.8cmH$_2$Oとなり，ポンプの圧に5mmHgの振れが生じたら（そう珍しいことではない），約7cmH$_2$Oの振れを生じることになります．かりに－15cmH$_2$Oの陰圧で吸引しているとき，7cmH$_2$Oのゆらぎは小さいとはいえません．だから，ときどきポンプ圧の目盛りにも注意をはらいましょう．

3 **ユニットは必ず患者の胸部よりも低い位置に設置すること**

　低い位置に置かないと，排液が患者へ逆流する危険があるからです．

4 **気密性の確認をすること**

　気密が不完全である（エアリークがある）と，吸引が安全に行えないので，吸引を行う前に気密性の確認が必要です．

5 **むやみに発泡量を多くしないこと**

　発泡が多すぎると，発泡音が大きいだけでなく，水位の動きが激しいため設定吸引圧に誤差を生じかねません．

　ポコッポコッと少しでも発泡していることは，設定吸引圧よりも低い圧になっていることを示しているのですから，発泡をむやみに多くする必要はありません．

6 **水封びんの水が少なく管も短い理由**

　もし多量の水があり長い管が入っていて，水が管を下がっていくと，それだけ吸引圧が高くなり，胸腔圧より高くなりかねないからです．

Q ディスポーザブルのユニットで気密性を確認するとき，胸腔側の管をクランプしてポンプで少し吸引したあと，ポンプとの接続をはずします．水封びんの管に相当する部分の水位がある高さのところでとまった状態なら，気密性がよいと判断しますが，どうしてでしょうか？

A 気密性をチェックするのですから，まず胸腔側はクランプしておかなければいけません．はじめポンプで吸引しなければ，どこも1気圧ですから図①のようになっています．ところがポンプで吸引すると（わかりやすいように三連びんで説明する）びん内の圧が低下し，管内の圧のほうが高いので管内の水位が下がり，次いで空気が入ってきて図②のようになることは，いままで述べてきた通りです．

もし図②で，$h_1=15cm$，$h_2=2cm$ とすると，$p = (-15 + 2)cmH_2O = -13cmH_2O$ の陰圧になっています．

したがって，ポンプの接続をはずしたとき，水封びん内も吸引圧制御びん内も1気圧になりますが，クランプされているので p は陰圧のままです．このことが，「気密性が確実なら水が吸い上げられ，その状態を保つ（図③）」理由なのです．

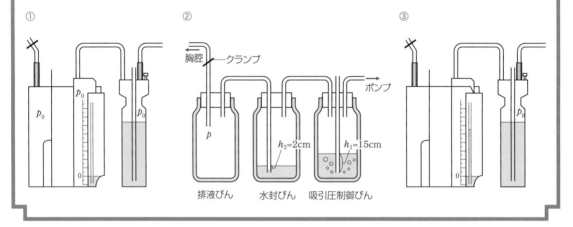

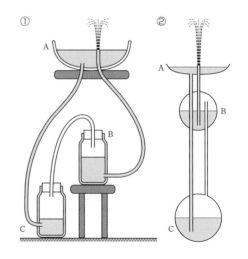

COFFEE BREAK

水は飲めますか？

ある旅人が喉の渇きを我慢できず，1軒の家で水を所望したところ「これらで噴水をつくって飲むなら許しましょう」と，主人が2つのびんと深皿を用意しました．そして「穴をあけたり，連結する管や支える台が必要なら自由にどうぞ」とつけ加えました．うまく水を飲めるでしょうか．

まず，びんを図①のように連結します．水がAからCへ落ちてくると，空間が狭くなるので圧が高くなり，それがBの空間に伝わるので，Bの水が上に押しやられる．つまり噴水ができることになります．水が飲めてよかったですね．実は有名な「ヘロンの噴水」という原型があるのです（図②）．

22. 救急場面で大活躍！酸素ボンベ
真空管採血の原理

　最近，大きい病院では酸素吸入を行うとき，壁の酸素取り出し口を操作するだけで容易に目的が果たせるようになっています．「酸素」が中央管理されているからです．けれども，少し前までは酸素ボンベから酸素を供給している病院も少なくありませんでした．もちろん，いまもボンベを用いている病院もあるでしょうし，救急の場合はとりあえず酸素を……と，ボンベを運び込む例がしばしばあるでしょう．小さいボンベに入っている酸素なのに，どうしてあんなに長時間にわたって患者に供給できるのでしょうか？　基本がわかれば，非常に簡単です．

　ここでは，そのような計算だけでなく，酸素やボンベに関するいろいろなことを学びます．

変数の考え方

　物質を固体・液体・気体に分類したとき，気体は他の2つに比べて「体積膨張率が大きい」という特徴をもっています．

　ボールを押さえるとくぼむことや，くぼんでいたボールをお湯の中に入れると丸く膨らむことを日常経験しますが，前者は圧力によって，後者は温度によって体積が変化するからですね．つまり，体積は，「圧力」と「温度」によって変化することを示しています．表現が堅くなりますが，「体積は圧力と温度を変数にもつ」ということになります．

　この例のように，変数を2つ以上もつときには注意しなければならないことがあります．

　それは，変数を同時に変化させてはいけない，ということです．気体を加圧・加温したとしましょう．このとき生じた気体の体積変化から，加圧によりどのように体積が減少し，加温によりどのように体積が増加したかを知ることはできません．それは2つの変数（圧力・温度）を同時に変えたからです．

　数学の例をあげるとよくわかります．たとえば $y = 3xz$ という関数があり（この関数における変数は，x と z），はじめ，$y = 3$，$x = 1$，$z = 1$ とします．次に，$y = 24$ に変化したとき，この原因は x や z がどのように変化したために生じたかを断定できません．$x = 2$，$z = 4$ かもしれないし，$x = 1$，$z = 8$ かもしれません．他の可能性だってあるからです．このように変数が複数あるとき注意しなければならないことは，「変数を同時に変えず，1つずつ変える」ということです．

　したがって，気体の体積変化を考えるときは「温度一定のもとで圧力を変化させたとき」「圧力一定のもとで温度を変化させたとき」というふうに，変数を1つずつ変化させて考え，そのあとで変数を同時に変化させた場合へと総合的に考えていかなければなりません．前者は『ボイルの法則』，後者は『シャルルの法則』とよばれ，総合的に考えたものは『ボイル・シャルルの法則』とよばれています．気体の体積を論じるとき，幅広く用いられる法則です．

　また，「変数を1つずつ変化させること」の必要

性は，研究を行ううえで非常に大切な基本的な考えであることもつけ加えておきたいと思います.

『ボイルの法則』

まずはじめに，温度が一定のもとで圧力を変えた場合の体積変化を考えてみましょう.

丸く膨らんだゴム風船の例を出すまでもなく，気体に圧力をかけると体積が縮む例は，私たちのまわりにもいろいろあります. その様子を詳しく調べるためには，ゴム風船のように変形するものではなく，図1のように注射器に気体を入れて圧力（pressure：Pで表す）をかけて調べてみるとよくわかります.

矢印は圧力の大きさを表しています. 圧力が2倍，3倍になりますと中の体積（volume：Vで表す）は元の1/2，1/3と収縮していくことを示しています. 逆に圧力が1/2，1/3と小さくなりますと，気体の体積は2倍，3倍と増加します. この結果を表すと表1のようになります.

圧力が1のときの体積をかりに1（いくらでも

よい）と決めますと，常に$PV = 1$，つまりPV＝一定（値はいくらでもよい）ということになります. この「温度一定のもとでは，気体の体積は圧力に反比例する（または$PV =$一定）」を『ボイルの法則』（表1）といいます.

酸素吸入への応用

ボンベからO_2を流し，O_2吸入を行うとき，ボンベも患者も同室ですから，ボンベ内で圧縮されていたO_2が患者のところへ流れてくる状況は「温度一定のもとで，圧力が変化する」，つまり『ボイルの法則』を適用できることになり，もしkg/cm^2なら1kg/cm^2≒1気圧（平圧）と考えていいわけですから，圧力計が15MPaを示しているなら，1MPa = 10気圧ですから，酸素は平圧の約150倍もの圧力でボンベ内に閉じ込められていることを示しています.

ところで，ボンベのバルブ近くに圧力計がついているのをご存じでしょうか（図2 ⓐ）. これは，中の酸素がどれだけの圧力で圧縮されて入っているかを示すもので，大変重要な計器ですが，単位

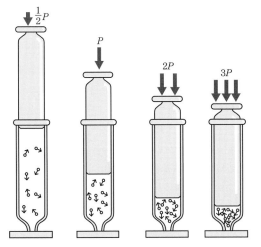

図1 圧力による気体の体積変化（ただし温度一定）

表1 ボイルの法則

P	$\frac{1}{3}$	$\frac{1}{2}$	1	2	3
V	3	2	1	$\frac{1}{2}$	$\frac{1}{3}$
$P \times V$	1	1	1	1	1

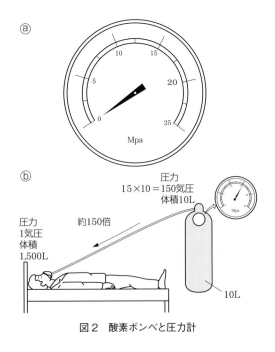

図2 酸素ボンベと圧力計

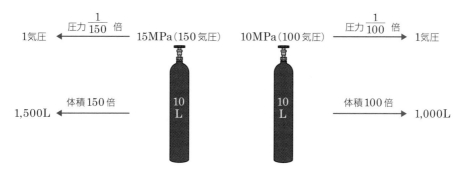

図3　酸素ボンベの圧力と体積

はMPaとなっています．

　一方，この酸素がボンベから出て患者のところにやってくるとどうなるでしょうか．ここで『ボイルの法則』を思い出してみましょう．

　患者の周囲は平圧（1気圧）ですから，酸素にかかる圧力は一挙に1/150に減ってしまいます．したがって『ボイルの法則』から，体積は150倍に膨らむことになります．そうすると，10L入りのボンベから取り出して，患者に全部供給しますと1,500Lにもなるわけで，もし，1分間に2Lの流量で流し続けるなら750分（12時間半）も可能になります（図2ⓑ）．また，しばらくして患者を訪れたとき圧力計が10MPaを示していたら，100気圧ですから，10L × 100 = 1,000L残っているので，すでに500L流れたことがわかります．

　ところで，1,000L残っていてもボンベの中に10Lぶん残るから，990Lぶん流すことができるのでは？　と疑問に思うかもしれません．けれども，0.1MPa ≒ 1気圧であること，針の示数の読み取りにも不正確さがあることなどを考えると，ボンベの残量にとらわれなくてもよいでしょう．

　ボンベの残量を求めるとき，○MPa × 10（ボンベ内の圧力の大きさ）×ボンベの容積でしたが，これは計算上の値なので，安全係数としてこの値に0.8をかけておくとされています．なお，ボンベにある「V3.4」は容器の容積（V）が3.4Lという意味です．「Fp」は最高充填圧力を意味しています．

真空採血

　真空採血の方法について，数年前に，二転三転したことがあります．その理由を，原理とともに考えてみましょう．

　「温度一定のとき，気体の圧力と体積は反比例する」という『ボイルの法則』を知っていれば簡単です．

　まず，真空採血に対して感じる疑問として次の2点があります．

　①スピッツを刺しただけで，（吸引しないのに）なぜスピッツの中に血液が入ってくるのか？

　②ある一定量の血液がスピッツの中に入ると，なぜ血液がそれ以上入らなくなるのか？

　図4ⓐでは，採血する血管の血圧を20mmHg，使用前のスピッツの中の圧力を16mmHg，体積が10cm^{3}と仮定しています（もちろん，これらの値はわかりやすくした仮定の値です）．

　このとき，スピッツを刺すと，

　　血圧＞スピッツ内の圧力

ですから，血液がスピッツの中に入ってくるのです（上記①の理由）．

　いま，2cm^{3}の血液が入った状態でとまったとしましょう（図4ⓑ）．

　すると，スピッツ内の空気の体積は8/10倍になっていますので，ボイルの法則から中の圧力は10/8倍になっています．つまり，

　　スピッツ内の圧力
　　　= 16mmHg × 10/8 = 20mmHg = 血圧

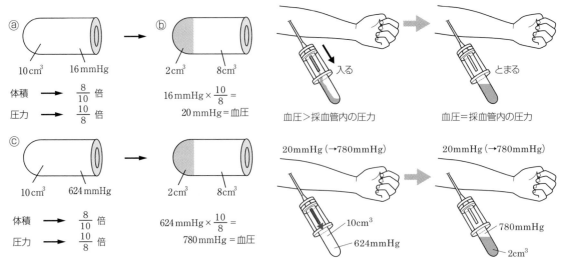

図4　真空採血管による採血

となるので，血液の移動がとまるのです（上記②の理由）．

3つ目の疑問として，血圧は人によって5〜10mmHg違うから，上記の計算は成り立たないのではないか？　ということがあるかもしれません．

たしかにもっともな疑問なのですが，具体例を考えましょう．

この例の血圧 20mmHg を図4ⓒのように，780mmHg と考えると（これが正しい），2cm³ の採血でとまるなら，スピッツ内の圧力はもともと 624mmHg でなければならないことが同様の計算で確認できます．

次に，このスピッツを血圧 30mmHg（790mmHg と考える）の人に用いた場合を考えてみましょう．

血圧の値は 10mmHg も高いのに，採血の量は 2.1cm³ にとどまり，ほとんど変化がないことがわかります．これが，血圧の少々の揺らぎは問題にならない理由なのです．つまり血圧 20mmHg という圧力は，20章でも学んだように，実際は，760mmHg ＋ 20mmHg という圧力なので，これに対して5〜10mmHg の揺らぎは問題にならないのです．実際に採血しても，個人による血圧の揺らぎは問題にならない程度です．

＊したがって，前述の圧力は（血圧＋760）mmHg が正しいが，わかりやすい数値にして覚え方をまず学びました．

次に駆血帯をした場合を考えてみましょう．駆血帯をすると血圧が若干上がりますので，採血量は増加します．しかし，少々血圧が上がったとしても，採血量に大きい差は生じないことは，上に述べたとおりです．

もし，採血の終了した時点で駆血帯をはずしたらどうなるでしょうか．

血圧はもとの値に戻りますが，スピッツ内の圧力は高いままですね．すると，

スピッツ内の圧力＞血圧

となって，血液が血管へ逆流することになり，スピッツ内の滅菌が完全でなければ……という危惧が生じます．

けれども，「採血が終了した時点で駆血帯をはずさず，先にスピッツを抜けばいい」ということになります．ちょっとしたことでも，重要な問題に転じうるという例ですね．

なお，真空採血とよばれていますが，スピッツの中は真空ではなく，（血圧よりも）減圧してあるのですから，「減圧採血」とよぶ人も多いです．

それよりも温度変化を問題にしたほうがいい場合があるかもしれません．なぜなら，『ボイルの法則』は温度が一定であると仮定しているのですが，温度変化が無視できない場合は，温度が1℃変化

するごとに体積は 0℃のときの値の 1/273 ずつ変化する，ということを，『ボイル・シャルルの法則』で学びます．

　したがって，採血管内の温度が高いときは，室内温度になってから使用しましょう．なぜなら，温度が高ければ空気が膨張するので，少なく採血することになるからです．また高地の気圧の低いところでは，血圧との差が少ないので採血量が少なくなります．

アンプルとバイアル

　アンプルまたはバイアルから薬液を注射器に入れるとき，おのおの図5 ⓐ・ⓑのようにしますが，ここでも『ボイルの法則』が出てきます．ⓐとⓑで大きく異なる点として，バイアルから吸い取るとき，注射する薬液と同量の空気を前もってバイアルに入れておかなければなりませんね．アンプルと違ってバイアルは密閉されているので，空気が自由に出入りできず，薬液を吸引すると，そのぶんだけバイアルの中が陰圧になるからだという理由もご存じでしょう．けれども，次のようなことを考えたことはありますか．

　「薬液を 5mL 必要とするためには，前もって 5mL の空気をバイアルに入れなければならない

けれど，もし 0.5mL くらい不正確になって，5.5mL の空気を入れてしまった．たった 0.5mL くらいの空気の差で，中の圧力は変わるだろうか」ということです．

　皆さんのなかには，「5.5mL の空気を入れてしまったのなら，代わりに 5.5mL の薬液を吸い出し，注射するときに 0.5mL ぶんだけ注射器に残せばいいのだから問題はないでしょう」と思われる方もいるでしょう．たしかにそのとおりですが，問題は自分で 5.5mL 入れてしまったことに気づかなかった場合です．事実，1 割くらいの誤差はうっかりしていると生じかねません．あるいはかりに気づいても，薬液が 5mL しか入っていなくて 5.5mL 吸い取ることができない場合もあるでしょう．

　いま，簡単にするため内容積 10mL のバイアルに薬液が 8mL あるとします．ここから 3mL の薬液を吸い取るには 3mL の空気を前もって注入しておかなければならないのに，うっかりして 0.5mL だけ多く空気を注入してしまったとき（図6）を考えてみます（実際の場合に即した値ではないかもしれないが，計算を容易にするためにこのような値にした）．

　3mL の液体の体積の代わりに 3.5mL の空気を押し込んだのですから，当然バイアル内の気体

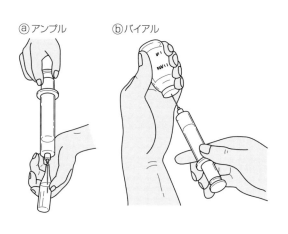

図5　注射器に薬液を入れる

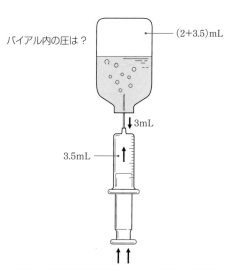

図6　余分に空気を注入したバイアル内の圧力

は圧縮され圧力が大きくなります. バイアルには, はじめ2mLの空気があり, 3mLの薬液を取ったあとの容積に3.5mLの空気を押し込んだということは, 5mLの容積に空気が5.5mL入ったことになって, 圧力が5.5/5 = 1.1(気圧), つまり10%増しの圧力になったわけです. たった10%の圧力の差だと思われるかもしれませんが, 空気の圧力は1気圧ですから, その10%という圧力は決して小さくありません.

1気圧を水の柱で表すなら,「10mの水の柱のもつ圧力」に相当するということを思い出してください. だから1気圧の10%というのは, 水の柱1mぶんに相当することになり, 50cmの高さから浣腸することを思い出せば, その2倍の100cmの水の柱のもつ圧力は, ばかにできない大きさになります. ですから, このバイアルから続いて薬液を吸い取るとき, 液の一部が勝手に入ってくるように感じるはずです.

もし, 空気を上の場合とは逆に少なめに(2.5mL)入れて3mLの薬液を抜くなら, 中の圧力は同様の考えで(5mLのところに4.5mLしか空気が入らない), 4.5/5 = 0.9(気圧)となって, 0.1気圧ぶん小さくなっています. だからはじめの2.5mLぶんは簡単に吸い取れますが, バイアル内が陰圧になるので, 残りの0.5mL吸い取るとき, それだけの圧で引かなければ液は入ってこないことになります.

極端な例として, 空気を入れず無理やり吸引したとしますと, はじめバイアル内にあった2mLの空気が5mLの体積に広がったことになり, 中の圧力は当然2/5 = 0.4(気圧)です.

このような小さい圧力のもとで薬液が吸引されたということは, 注射筒内の薬液の圧力は1気圧よりかなり小さいわけです. もし, この薬液を入れたままで注射器の内筒を引っ張ることをやめて放置すると, 内筒が徐々に薬液を押し出していくのをご覧になったことがあるでしょう(図7).

薬液の押し出されるのを防ぐためには, 内筒が動かないように引っ張っておく必要があります. そのときに要する力を考えると, 薬液が(かなり

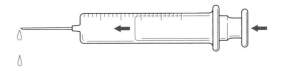

図7　少なめに空気を注入して薬液を吸引した注射器

陰圧になっている状態で)無理に吸い取られたことが認識できるはずです.

空気を全く入れないのは極端な例だとしても, 空気がたった0.5mL多く入ったり, 少なく入ったりするだけなら, たいして圧力の大きさに影響を与えないように思いますが, バイアルの容積が小さいため, 少しの空気の量の変化でも, 圧力に影響を及ぼすことになります.

● ボンベの種類と注意点

＊1気圧＝0.1MPaなので1MPa＝10気圧として以下計算しましょう.

一般に使われている酸素ボンベには, 500L入り, 1,500L入り, 7,000L入りの3種類がありますが, これはボンベの内容積でなく, 15MPa(150気圧)の高圧で充填された酸素がボンベの外に出たときの体積です.

つまり, もともとボンベは図8のような大きさで, ここに酸素が15MPa(150気圧)の圧力で充填されていたとすると(患者に供給するとき圧力が1/150に減るので)体積は150倍に増えるので, それぞれ, 3.4 × 150 ≒ 500(L), 10 × 150 = 1,500(L), 47 × 150 ≒ 7,000(L), の酸素を供給できることを意味しています.

だから図8 ⓑのボンベの圧力計が10MPaを示しているなら酸素の残量は, $1,500 × \frac{100}{150} = 1,000$(L)と考えてもよいですし, 10MPaの圧力のかかった10Lの酸素が0.1MPaの圧力しか受けなくなるから, 10 × 100 = 1,000(L)と考えてもよいわけです.

ボンベの取り扱いにおける注意点を加えておきます.

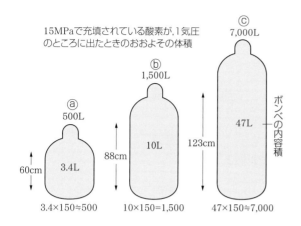

15MPaで充塡されている酸素が, 1気圧
のところに出たときのおおよその体積

ⓒ
7,000L

ⓑ
1,500L

ⓐ
500L

47L ← ボンベの内容積

3.4L 10L 123cm

60cm 88cm

3.4×150≒500 10×150=1,500 47×150≒7,000

図8　ボンベの種類

①運搬は慎重にして, 決して転がしたりしない
　こと(ⓑで 16.5kg, ⓒで 61.0kg なので大変
　重く運搬は専用車を用いる).
②ボンベは細長く倒れやすいので, 使用中は確
　実に固定しておくこと.
③万一火災が起こったら, 使用中のボンベの栓
　をただちに閉じなければならないこと.
④治療目的によってボンベを選ぶこと(たとえ
　ば多量に使うときはⓒを, 救急用にはⓐを,
　という具合に).

などです. また, ボンベの中の気体の種類を誤っ
て取り扱いますと大惨事になりかねません. 中の
気体が何か一見してわかるように, それぞれのボ
ンベには決められた色が塗られています. たとえ
ば, 酸素は黒, 水素は赤というように, ボンベが
色分けされています. けれども, ボンベは長年の
あいだにあちこちにぶつかり色がはげ落ちている
ことがよくありますので, ボンベの色だけで入っ
ている気体の種類を判断せず, 文字で確認しなけ
ればなりません.

 ## 『シャルルの法則』

　次に, 圧力一定のもとで, 体積が温度によりど
のように変わるかを考えてみましょう.
　いま, 圧力を一定に保ちながら気体の温度を上
昇させますと, すべての気体は温度が1℃上がる
ごとに, 0℃のときの体積の 1/273 ずつ増加す
ることが確かめられています(図9ⓐ). この値
は約3.7×10^{-3}ですから, 液体(水 = 2×10^{-4}),
固体(銅 = 5×10^{-5})の膨張率に比べてずっと大
きいことがわかります.

22　救急場面で大活躍！酸素ボンベ

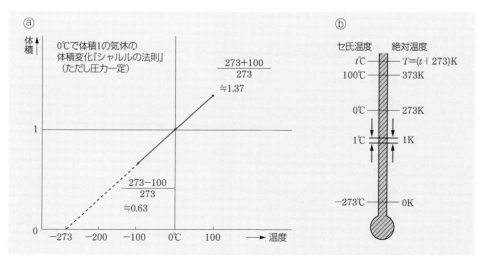

図9　セ氏温度と絶対温度の関係

したがって，0℃のときの体積を V_0，t℃の体積を V としますと，

$$V = V_0(1 + \frac{1}{273}t)$$

になります．これを『シャルルの法則』というのですが，次のようにも変形できます．

$$V = V_0(1 + \frac{1}{273}t) = V_0(\frac{273 + t}{273}) = \frac{V_0 \cdot T}{273}$$

$$(ただし，273 + t = T)$$

t はセ氏温度目盛りにおける温度ですが，その値に 273 を加えたものは絶対温度といい，℃の代わりに K で表します．たとえば 27℃ ＝ 300K というふうにです（図9 ⓑ）．

気体の温度（t）が－273℃なら T ＝ 0K となり，上式から気体の体積は 0 になってしまいますから，－273℃以下の温度は実在しないことになります．この式，つまり『シャルルの法則』は，「（圧力一定のもとでは）気体の体積は絶対温度に比例する」ともいえます．

『ボイル・シャルルの法則』

『ボイルの法則』（気体の体積は圧力に反比例する）と『シャルルの法則』（気体の体積は絶対温度に比例する）を一緒にしたものを『ボイル・シャルルの法則』といいます．

『シャルルの法則』は，

$$V = \frac{V_0 T}{273} でした（V_0 は 0℃における体積）．$$

一方『ボイルの法則』より，圧力を P_0 から P に変えると V_0 は $\frac{P_0}{P}$ 倍になっていますので，上式は，

$$V = \frac{V_0 \times P_0}{273 \times P} \cdot T \quad \therefore \frac{P_0 V_0 \cdot T}{273} = PV$$

ここで，一定量の気体（1モル）を考えると $\frac{P_0 V_0}{273}$ が定数（R）になることを示しておきます．

「気体の種類に関係なく，同温・同圧の気体は同体積中に同数の分子を含む」という『アボガドロの法則』があり，これは「……同温・同圧で同数の分子は同体積を占める」と言い換えられますね．

したがって，気体の種類に関係なく 1 モル（6 × 10^{23} の分子を含む）の気体は，0℃，1 気圧で 22.4L の体積になるのです．このことから，

$$\frac{P_0 V_0}{273K \cdot 1 モル} = \frac{1 気圧 \cdot 22.4L}{273K \cdot 1 モル}$$

$$= 0.082L \cdot 気圧 /K \cdot モル ＝ 定数 ＝ R$$

1 モルのとき，

$$PV = RT ですから$$

n モルなら，

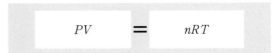

$$PV \quad = \quad nRT$$

となり，気体の状態方程式とよばれる重要な式です．これが『ボイル・シャルルの式』ですが，これを変形して，

$$\frac{PV}{T} \quad = \quad 一定$$

と考えてもよいのです．

一例をボンベで考えてみましょう．

図10 は温度 t℃，内容積 V のボンベに，圧力 P で気体が入っていたのが，Δt℃だけ温度が上昇した（たとえばボンベを日なたに放置しておいた場合を考えればよい）とすると，中の圧力（P'）

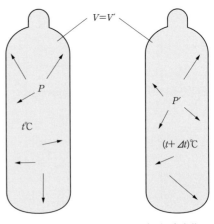

図10 ボンベ内の圧力に及ぼす温度変化

や体積(V')はどうなるかを示したものです。

『ボイル・シャルルの法則』 $\dfrac{PV}{T} = $ 一定より，

$$\frac{PV}{273+t} = \frac{P'V'}{273+(t+\Delta t)}$$

になります。

ボンベ自身の膨脹は無視できますから，$V = V'$ で，

$$\therefore P' = P \times \frac{273+(t+\Delta t)}{273+t} = P\left(1 + \frac{\Delta t}{273+t}\right)$$

もしボンベを戸外に出していて 20℃ から 25℃ に上昇した（$\Delta t = 5$）とすると，15MPa の圧力で充填してあったボンベ内の気体の圧力は，

$$15 \times \frac{5}{293} \fallingdotseq 0.26 \text{(MPa)}$$

つまり圧力が 2.6 気圧も増加することになります。ボンベを冷暗所に保存しなければならないことがわかります。

酸素の燃焼の性質

皆さんは，酸素には物を燃やす性質のあることをご存じでしょう。言い換えれば，酸素がなければ物体は燃焼しないわけで，火のついたタバコをびんの中に入れてふたをすると間もなく消えてしまいますが，これは酸素の補給が断たれてしまうからです。逆に酸素の入ったびんに消えかかったマッチ棒を入れますと，勢いよく燃え出します。

私たちが呼吸によって体内に取り入れた酸素と，摂取した食物の糖質，脂質，タンパク質などが化合して水や二酸化炭素，その他の物質になり，同時にそれによってエネルギーが生じるわけですが，これも一種の燃焼です。ただ，ゆっくりと穏やかに反応が進行しますので，生じたエネルギーによって体温が急上昇することもなく，一定の体温が保たれています。このあたりの内容に関しては生理学でも詳しく勉強されたのではないでしょうか。

しかし，空気中で起こる燃焼はしばしば激しい発熱を伴いますから，酸素の取り扱いには火気厳禁です。したがって，患者に酸素を吸入させるときには，酸素の吹き出し口に十分注意しなければ

なりません。酸素テントの中に燃えやすい物や電気機器などを入れると危険なのは当然で，そばで付き添っている人がタバコを吸うことも控えなければいけません。

また，ボンベと栓のあいだに可燃性のパッキングやグリースを使用し，気密を保とうとする人がいますが，万一酸素がもれたら大変なことになります。火を噴くおそれがあり，そのために手のひらに穴のあいた実例があります。

ところで，酸素は助燃性だけでなく爆発性もあるといわれますが，十分な注意を促すうえでもう少し加えておきましょう。

水素（H_2）を空気中で点火しますと，次式に従って水（H_2O）を生成し，多量の熱を発生します。

$$H_2 \ + \ \frac{1}{2}O_2 \ = \ H_2O \ + \ 68\text{kcal}$$

このとき，H_2 と O_2 の体積比は 2：1 ですが，O_2 の空気に対する体積比は 1/5 なので，H_2 が 2 体積，空気が 5 体積のときに $H_2 : O_2 = 2 : 1$ の比が実現し，反応は最も激しく，爆発します（H_2 と O_2 の混合ガスを爆鳴ガスという）。このとき水素が全体の空気中に占める割合は $\dfrac{2}{2+5} \times 100 \fallingdotseq 29$（％）ですが，もっと水素が少量（〜5％）であっても，あるいは多量（〜75％）であっても爆発しますから，水素などとの一緒の貯蔵はぜひとも避けなければいけません。

空気はおおまかにいって 1/5 が酸素で，4/5 が窒素です。熱の出入りを断った状態で空気を急激に膨張させますと（断熱膨張という）大変低い温度が得られ，液体の空気をつくることができます。

この液体空気の中には，液体窒素も液体酸素も混合していますが，1 気圧，−196℃ の条件にしますと液体窒素が沸騰し窒素ガスとなって出ていきます。液体酸素は，それよりも 12℃ 高い −184℃ にならないと沸騰しませんので，温度を −196℃ より高く，かつ −184℃ より低く保っておくと，酸素だけ液体のままで残すことができます。このあと，−184℃ 以上にすると酸素ガスが生じるわけで，酸素ボンベの酸素はこのようにして得られるのです。

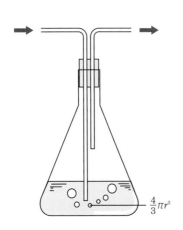

図11　酸素吸入時の気泡の体積

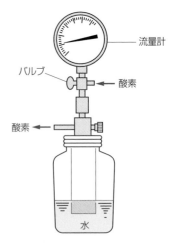

図12　酸素流量計付き加湿びん

 ## コルベンと酸素の体積

　最後にコルベンについて述べておきましょう．コルベンといっても簡単な装置で，三角フラスコの形をした容器に図11のような2本の長短の管がついたゴム栓をしたものですね．乾いた酸素を患者に送りますと苦痛ですので，酸素に湿り気を与えるためのものだということもご存じでしょう．

　送られてきた酸素は，長い管からいったん水の中に入ります．水は酸素を溶かしにくいという性質がありますので，すぐに大半の酸素は水から出て短いほうの管から患者のほうへ送られていきます．しかし，水は酸素を全く溶かさないというわけではありません．それでは魚が棲めなくなりますからね．

　ところで，コルベンに流量計がついていなかったとしたら，どのようにして流量の見当をつけたらよいでしょうか？　おおざっぱな方法ですが，管から水中に出る酸素の気泡の数を数えるという方法があります．いま，管の内側の半径を r としましょう．出てくる気泡が球形ならその1粒（半径が r の球）の体積は，$\frac{4}{3}\pi r^3$〔「身の上に心配あるさ」と覚えたでしょう？〕でしたね．もし内径が1cmの管なら半径は0.5cmになり，上式に代入すると，出てくる酸素の1粒の体積は約0.5cm^{3}になります．もし1秒間に5粒の気泡が水中に出てくるなら，1分間の流量は，

$$0.5\text{cm}^3 \times 5 \times 60 = 150\text{cm}^3 = 150\text{mL} = 0.15\text{L}$$

というわけです．

　しかし，1分間に1Lもの酸素を流したければ，1秒間に33個（1,000mL ÷ 60 ÷ 0.5mL ≒ 33）も数えなければならなくなり，とうてい数えきれません．したがって，流量がごく少ないときなら上記の計算で（管の内径と1秒間に出てくる気泡の数がわかれば），おおまかな流量を知ることが可能ですが，流量が増加するとたちまち不可能になるので，酸素流量計を別に取りつけなければなりません．最近では改良された酸素流量計付き加湿びんが用いられるようになっています（図12）．

　ネブライザや蒸気吸入器の原理と同じで，高速で流されてきた酸素付近のほうが，水面における圧力よりも低くなるので，水が管を上がり，それとともに微細な水滴に吹きちぎられて，酸素に湿り気を与えて送り出されるのです．

　なお，ここではボンベの圧力をMPaで表していますが，最近はMPa（メガパスカル）という単位になったからです．しかしkg/cm^{2}の単位が残っていることもあるので，

$$100\text{kg/cm}^2 ≒ 10\text{MPa}$$

の関係を覚えておくとよいのですが，詳しくは16章（p.129）を参照してください．

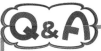

Q ボンベの中の気体の残量は，『ボイルの法則』から求められることがわかりましたが，簡単な計算で瞬時に残量を知る方法はありませんか？

A 簡単な方法があります．

本文で述べたように，圧力計が 15MPa を示していたら，残量はボンベの容積の 150 倍 1,500L に，また 10MPa を示していたら 100 倍 1,000L に膨張することを述べました．

つまり，圧力計が aMPa を示していたら，残量はボンベの容積の $10a$ 倍であると考えてよいのです．

この方法は瞬時に残量が求まるので非常に便利ですが，なぜそうなるかについて説明が求められれば，本文に述べたような説明ができなければなりません．

この方法を用いると，たとえば救急の患者さんに容積 3.4L のボンベを用い，2L/ 分の流量で少なくとも 3 時間流し続けたいとき，圧力計はいくら以上なら安心か？　という場合も簡単です．

圧力計の表示が「aMPa 以上なら安心」としましょう．

このとき残量は，3.4L × $10a$ になり，最低 2L/ 分× 180 分＝ 360L 必要ですから，

3.4L × $10a$ ＞ 360L

が成り立ち，

a ＞ 10.58…

つまり，11MPa の圧力なら安心ですが，読み取りに誤差もあるので，もう少し余裕が必要なことは言うまでもないでしょう．

なお，残量を確認するときの安全のため，安全係数 0.8 をかけることが多いようです．つまり上記でいえば 1,500L × 0.8 ＝ 1,200L，1,000L × 0.8 ＝ 800L のようにです．詳しくは p.169 を参照してください．

 COFFEE BREAK ●●●

手を濡らさずに？

平たいお皿にコインを置き，水をひたひたに入れてみましょう（図ⓐ）．

あなたは手を濡らさずにコインをつまみ上げることができますか？

まず，ペットボトル（大きめがいいでしょう）に熱めのお湯（沸騰直後は熱すぎてボトルが変形することがあります）を口もとまで入れて，しばらく放置してから捨てます．そして素早く逆さまにして水の中に立て（図ⓑ），冷たいタオルでボトルを包み込みます．どうですか？　お皿の中の水はボトルに吸い上げられ，コインは簡単につまめます．

『ボイル・シャルルの法則』で学んだように，温度が低下すると圧力が小さくなるので，水はボトルの中に吸い込まれていくのです．

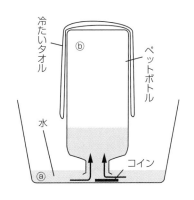

23. 圧力の大きさによって 生じる疾患

　私たちは1気圧という大きさの圧力のもとで生活していますが，圧力の変化が身体に及ぼす影響について考えてみましょう．

　大きく分けて2つあります．

　1つは「減圧症」といい，高圧下で働いていた人間が元の圧力（1気圧）に戻る場合などにみられます．

　もう1つは「気圧外傷」といい，身体の受ける圧力の増減によって，身体に含まれる気体の膨張・圧縮による痛みや組織の損傷を生じる場合です．

　ほかに，高山病や気圧の変化が体調に及ぼす影響などについても述べます．

 ## 減圧症

　減圧症の例として，潜水病（ケーソン病）を考えましょう．

　深い水中に潜るときは，服やヘルメットに空気を送り，圧力を加えて高い水圧とバランスを保つようにしていますが，浮上するとともに少しずつ服の中の圧力を減らしていかなければいけません．もし急に圧力が小さくなったらどうなるでしょうか．

　40mの水深にいる潜水夫を考えてみましょう．10mの水の柱が1気圧なのですから40m潜った人は，水の圧力だけで4気圧あり，さらに水面を押している気圧（1気圧）を加えますと，合計5気圧の圧力を受けているわけです（図1）．

　気体は圧力を加えると水に溶ける性質がありますが，圧力を減じると水の中に溶けていた気体が気泡となって出てくることは，炭酸飲料を思い出すとよくわかりますね．開栓後放置された炭酸飲料は，圧力が減ったので二酸化炭素が溶けきれなくなって外へ出てしまい，まずい飲み物になります．

　1気圧のもとで空気を吸ったとき，窒素 N_2 は身体の中に取り入れられず，そのまま呼気として出ていきますが，炭酸飲料の例と同様に，高い圧力がかかると空気中の N_2 が組織の中に若干溶け込みます．

　ところが急に減圧されると，N_2 は溶けきれず

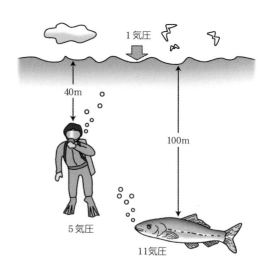

図1　40mの水深にいる潜水夫は…

に気泡となって血管に塞栓を起こし，限局性疼痛やめまいの症状が出現したりします．これが潜水病（ケーソン病）とよばれているもので，気泡をつくる場所によっては恐ろしい結果をまねくことがあります．

また，N_2 は水よりも脂肪に溶けやすく，肥った人のほうが発現しやすいという傾向があります．これを防ぐには，組織内に吸収された N_2 を血液中へゆっくり放出して，気泡をつくらずに減少させていくことが大切です．そのために，潜水夫はある深さのところで何度かとまりながら，ゆっくり上昇していきます．

それでは，空気ではなく，周囲の流体と同じ圧力に圧縮された純 O_2 を用いるとどうでしょうか．ちなみに，空気（1 気圧）の O_2 分圧が約 1/5 気圧であることは，空気が $N_2 : O_2 = 4 : 1$ の割合で構成されていることから明らかです．

一方，新生低出生体重児に 1 気圧の純 O_2（つまり，1 気圧の空気の 5 倍の O_2 の圧）を与えると，失明する可能性があることは知られていますが，これは高圧の O_2 が中毒効果をもつことを教えています．

また，O_2 分圧が 2 気圧を超えると，発作，けいれんを伴う O_2 中毒を起こすことも知られていますから，もしも，潜水夫がまわりの流体と同じ圧に圧縮された純 O_2 を吸っている場合，10m の深さですでに O_2 中毒を起こすことになります．なぜなら，10m の水深では（大気圧も加えて）2 気圧だから，同圧の純 O_2 は 2 気圧の圧力をもつからです．純 O_2 だと 10m 潜っただけでもこのような影響を及ぼしてしまいます．

ところで，深海魚といえば目玉の飛び出したグロテスクな表情を思い浮かべますが，外圧の小さいところへいきなり浮上させられたのですから，内外のバランスが大きく崩れ，圧力の小さい外へ向かって目玉が飛び出すのも無理のないことでしょう．

いつだったか 100m ほどの海底から釣り上げた魚を見たら，口を大きく開き，そこにはまるで大きい石を飲み込んだみたいに浮袋が内部から押

し出されていました．深海では案外かわいい顔（？）をしていたのかもしれないのに，かわいそうなことをしたものです．

気圧外傷

圧力差によって身体の組織はどんな損傷を受けるでしょうか．

耳や眼の受ける損傷

図2において，外耳道と中耳を隔てているのが鼓膜です．外から空気が（鼻の奥から耳管を通して）送られることによって，鼓膜の外側と中側の空気圧が等しく保たれるようになっていますが，もし外界の気圧が大きくなると，外耳道の圧力のほうが大きくなって，鼓膜が内側に引っ張られるので痛みを生じます．そして，圧力差が大きくなると，鼓膜の破損が起こり，冷たい水が入ると，めまいやふらつきの症状を生じますから，これにおそわれたダイバーは溺死の危険があります．

溺死までの危険には至りませんが，フェイスマスクの内側よりも外側の圧力のほうが高くなると，眼の周辺でマスクが吸いついて，眼の表面近くの血管が広がり，最終的には破裂して出血することもあります．

外側から大きい圧力が働いても，身体はほとんど水でできているので（つまり気体でないので）あまり危害は受けないように思いがちですが，外部に接しているところは損傷を受けるということで

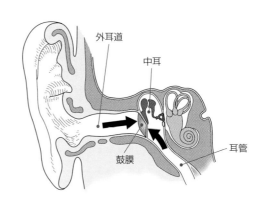

図2　空気圧が等しい場合

すね.

肺の気圧外傷

　これは圧力差によって身体内の気体の受ける影響が原因です.

　水深10mでは2気圧になることを述べましたが, 2気圧下では2倍に圧縮された気体を吸うことになります.

　したがって, 10m下で圧縮された空気を肺に満たしたまま, 息を吐かずに浮上すると, 水面に出たとき空気の体積が2倍になって, 肺が過度に膨張することになります. 肺が膨張すると, 肺胞が破れて, 空気が肺胞外に流れ出し, この気泡が血管内に入ります. これが空気塞栓症とよばれるものです.

　脳内に空気塞栓症を生じると, 脳卒中と似た症状を起こします. 頭痛だけでなく突然, 意識を失うことがあり, ダイバーの死亡する事故は空気塞栓症が最も多いといわれています. 予防するには, 水面へ浮上するとき, 息をとめず, 自然に吐き出しながら浮上することが大切です.

　ところで空気は窒素：酸素が4：1で成り立っていますが, この比率のまま高圧にしますと, 窒素も酸素も分圧が高まります.

　窒素が高分圧になると「窒素酔い」を起こします. これはアルコール中毒に似ていて, 方向感覚や判断力が大きく低下するため, 行動能力を失い, 時間どおりに浮上できなくなったりします.

　そのため窒素の代わりにヘリウムで薄めた特別な混合気体を使用することにより,「窒素酔い」を防いでいます. ヘリウムと空気は重さが異なるため, ヘリウム中と空気中における音速に違いが出てきます(ヘリウム中のほうが3倍速い), またヘリウムの粘性が空気に比べてはるかに低いこともあり, 声帯が高周波で振動してしまい, 水中深く潜った人の声がアニメの吹き替えのような, たとえばドナルドダックのような甲高い声になるのはそのためです. これは「ドナルドダック・ボイス」といわれています.

高山病

　高山病は, 高度の変化に対する急性の反応ですが, 2,000mまでの高さでは発現しないとされています. 年齢や体質によって異なりますが, 4,000～4,500mくらいの高さになると急増するという報告があります. 空気は5,000mごとに約1/2の薄さになりますから, 高山病のいちばん大きな原因は, やはり大気中の酸素分圧の減少です.

　低酸素濃度になった組織は, 正常な働きができませんから, あらゆる症状を呈します. 頭痛, めまい, 疲労, 呼吸困難……. もっと進めば, 意識障害や失神にまで及びます. また, 酸素分圧の減少によって血色素の酸素飽和度が著しく低下しますから, 過度の血液再生の原因になります.

　高山病の原因は酸素分圧の減少だけではありません. 高山では大気圧も減少しているので, 前述の潜水病と同じ「空気塞栓」が起こることになります. また, 吸い込んだ空気や消化管内で発酵した気体が大気圧の減少で膨張し, 激しい腹痛をまねくことがあります.

　高山における紫外線の急増も問題で, 赤色素や赤血球の増加の原因の一端を担うことになったりします. 高山で生活する住民は, 高山気候に対して「気候順化」がなされていると考えられていますが, 平地の住民と比べたとき, やはり肺活量や貯気の量も多くなっています. とくに大きな違いは, 赤血球数や血色素の増加です. 大気圧や酸素分圧の減少に対する適応現象といえるでしょう.

気圧が及ぼす体調の変化

　気象が体調に影響を及ぼすことは, 何百年も前からいわれていることです. しかし, 科学的な研究はまだ歴史が浅いといえます. 気象条件といってもさまざまですが, ここでは身体に及ぼす気圧の影響を取り上げました.

　私たちは天気予報で低気圧, 高気圧という言葉をよく耳にします. 1気圧に比べて低い, または高い圧力ではなく, まわりより気圧が低ければ低

気圧，高ければ高気圧というのです．気圧の高低は天気と深い関係にあり，低気圧で覆われると天気が悪く，高気圧で覆われると天気がよいのが普通ですね．理由は風の吹き方や大気の上下の動きなどから説明できますが，ここではふれません．

ところで，ミルズ博士は『気候が人間をつくる』という著書[1]で，「不機嫌と気圧計の降下とは並行する．健康体であっても，気圧が下がり湿度が上がると人々は虚無感にとりつかれたり，気力がなくなっていらいらしたりする」と述べています．そういえば私たちにも思いあたることがありますね．健康体であっても不調になるのですから，高齢者や病弱の人にはもっと影響があるかもしれません．

ペンシルベニア大学の医学部では，関節炎患者を2～4週間，人工気象室に隔離して検査したところ，「温度や空気の運動の変化はなんの影響も与えなかったが，嵐の近づく状態をまねて気圧を下げ，湿度を上げたところ，10人中8人までが関節の疲れや腫れを訴えた．ところが，気象状態が安定するとすぐによくなった」という驚くべき結果が出たそうです．

関節炎患者だけではありません．身体の機能の異常に敏感で感情にもむらがあり，ひ弱な高齢者について調べたときも，脈拍や呼吸数，血圧，血液成分，その他いろいろな生理機能の変化が低気圧と高気圧の通過にぴたりと一致したという，他からの報告もあります．

皆さんも患者に接していてうなずかれる点もあるだろうと思います．このように人体が，気象現象のなかでもとくに気圧や湿度の変化になんらかの反応をすることは明白な事実ですが，原因については空気のイオンのバランスが関係しているという報告がある程度で，まだよくわかっていない状態といえます．

気圧の変化を人間以上に敏感に感じる動物の話，他の気象現象，たとえば温度が犯罪とどうかかわるかなど興味ある話題も（気象変化は）提供してくれるのですが，看護から内容が飛躍しすぎますので，このあたりでやめておきます．

引用文献

1) クレランス・A・ミルズ：Climate makes the Man. ライフ／人間と科学のシリーズ「気象のしくみ」，タイムライフブックス，1981.

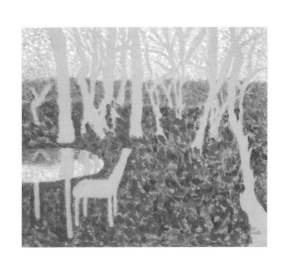

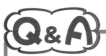

Q 以前,「井戸を掘ったとき,10m以上掘っても水が出てこなければ,あきらめなさい」という記事がありました.なぜでしょうか?

A 結論をいえば,「1気圧が10mの水の柱の圧に相当するから」ということになりますが,もう少し加えますと…….

図は,吸い上げポンプです.ピストンを下げるとBが狭くなるので水はAに上がらざるをえません.次に,ピストンを上げるとAが狭くなるので水は外へ流れ出ざるをえません.このとき広がったBの中の圧はほとんど真空に近い圧になります.……ということは,大気圧で押されている井戸の水は10m上昇できることを意味し,言い換えれば,10m以上は上がれない.これがあなたの読んだ記事の答えになります.俗に「吸い上げ」といいますが,「(空気による)押し上げ」のほうが正しいのでしょうね.

また,アメリカには100m以上もの巨木があるそうですが,植物の葉がポンプの作用をもつなら10mほどしか水は上がらないのですから,植物には水を吸い上げる別の機構も働いていることがわかります.

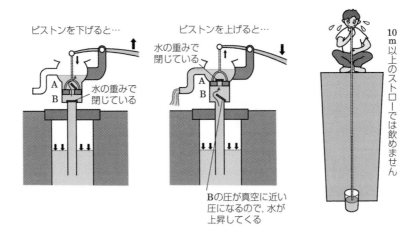

ピストンを下げると…
水の重みで閉じている
A
B

ピストンを上げると…
水の重みで閉じている
A
B
Bの圧が真空に近い圧になるので,水が上昇してくる

10m以上のストローでは飲めません

 COFFEE BREAK ●●●

潜水も楽じゃない

酸素(正確には「空気」)ボンベをつけないで,水深20mまで潜ったらどうなるでしょうか.そこでは,3気圧の圧力がかかりますから,地上での3倍の力で肺を広げなければなりません.無理ですね.だから,水圧と同じ圧力をもつ空気をボンベから肺へ送るようにしているのです.

いま,かりに40m潜っているため,5気圧に加圧された空気を吸っているとしましょう.ということは,地上の場合と比較して5倍の酸素の量を吸

うことになります.したがって,呼吸数は1/5回でよいことになり,計算上では3～4回/分で十分ということになります.慣れない人は,ふだんと同じような呼吸数をとるため,早くボンベが空になったりするそうです.

ところで,空気の成分の比率 $N_2 : O_2 = 4 : 1$ のまま高圧にすると起こる窒素酔いは,アルコール中毒に似ていると述べたように,気持ちよくなり,多幸感を生じることから,「深海の歓喜」とよばれたりしているそうですが,事実はとんでもないことですね.

24. 点滴や輸血，経管栄養を行う際の液体の落下速度

物理学の教科書のはじめに必ず顔を出すのが『ニュートンの法則』で，その応用として，小石の落下速度が問題に出てきます．重要な考えだからです．

看護で落下速度が問題になるのはどんなときでしょうか．

考えるまでもなく，点滴，輸血，経管栄養，浣腸……など即座にいくつかあげることができます．ただし，どれも同じ考えで落下速度を処することはできません．小石の落下速度は非常に簡単に求められますが，これら液体の落下速度は一筋縄ではいきません．いろいろな制約条件が絡んできます．

ここでは，それら一つひとつについて考えてみましょう．

 ## 高さと落下速度の関係

落下速度に影響を及ぼすものとして，まず高さを思い出します．

液体を注入する針先からボトルの液表面までの高さを h(m)（これは管の長さではない．管はたるんでいるのでもっと長いはず）として注入する場合を想像してみてください．途中，クレンメなどを使って滴下させることを考えず，少しずつもたえず注入が続いているものと仮定します．

逆に吊るされたボトルからの流出はゆっくりですから，液表面はじっとしているように見えます．ほとんど動いていません．

ところが，針先からは液体が体内へ注入されて

いることがわかります．つまり針の部分では液体は動いているのです．

この現象を図1を見ながら物理的に考えると，こういうことなのです．

針先の位置を基準にすると，液表面は h(m)の高い位置にある（したがって液体は位置エネルギーをもっている）．しかし液は動いていない（運動エネルギーはゼロである）．一方，針先の位置を基準にしているため針先の高さはゼロである（位置エネルギーはゼロである）が，液は動いている（運動エネルギーをもっている）．

言い換えると，ボトルの液表面では位置エネルギーしかもたない液体が，針先では運動エネルギーのみになってしまう．この位置エネルギー→運動エネルギーの変換を計算することによって，落下してくるときの速度がわかります．

大きい位置エネルギーをもつ液（すなわち高いところから落下する液）ほど，大きい運動エネルギーに変化する（すなわち速い速度を得る）ことが納得できるでしょう．

この場合に大切なことは，上述のエネルギーの考え方と次に述べる速度の大きさとの関係ですが，計算過程は省きますと，h(m)の高さから落下したときにおよそ $\sqrt{20 \times h}$ (m/s)の速度をもつのです．

したがって，1mの高さから落ちてくるときには，$\sqrt{20} \fallingdotseq 4.5$ (m/s)の速度ですし，胃洗浄などの際の 50cm(0.5m)では，$\sqrt{10} \fallingdotseq 3.2$ (m/s)，ま

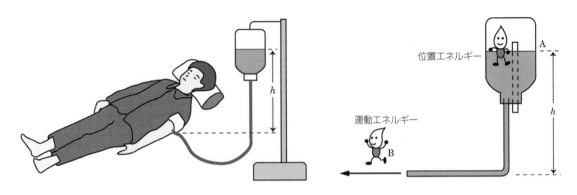

図1　ボトル液の落下速度と高さの関係は？

た高さを4倍にしたら速度が2倍($\sqrt{4}=2$)になることもわかります.

落下速度の計算過程を知りたい人のために

ここで計算過程を省き，いきなり「h(m)の高さから落ちてきたときの速度は$\sqrt{20h}$(m/s)になっている」と述べましたが，理由を知りたい人のためにやはり計算過程も述べておきましょう．物理で力学を少しでも学んだ人，『エネルギー保存則』を知っている人にとって難しいことではありませんが，わからなければとばしてもよいのです．

ビルの基礎工事に行われる杭打ちがありますね．鉄塊が落ちてきて杭を打ちつけるという仕事をするわけです．これは高いところにあるというだけで潜在的なエネルギーをもっていることを利用していて(図2ⓐ)，この位置(高さ)の差が生み出すエネルギーを位置エネルギーといいます．

物体の質量をm，地球の重力加速度をgとしますと，物体に働く重力はmgです(p.14を参照してください)．重力に逆らって高さhのところまで物体を持ち上げるためには，mgの力で(力の方向に)hだけ動かさなければいけません．

ここで，仕事をする＝エネルギーを失う，仕事をされる＝エネルギーをもらう(与えられる)という言葉を覚えておくと便利です．

つまり，物体が高さhのところにあるという

ことは物体に(mghの)仕事がなされたことであり，また物体は，(mghの)エネルギーをもらったことになります．位置が変化したことにより得られたエネルギーですから，このエネルギーは当然位置エネルギーです．

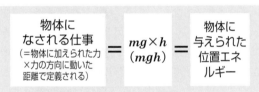

| 物体になされる仕事
(=物体に加えられた力×力の方向に動いた距離で定義される) | $=$ | $mg×h$
(mgh) | $=$ | 物体に与えられた位置エネルギー |

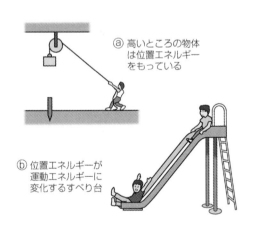

ⓐ 高いところの物体は位置エネルギーをもっている

ⓑ 位置エネルギーが運動エネルギーに変化するすべり台

ⓒ ジェットコースター

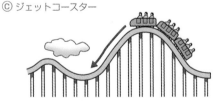

図2　位置エネルギーのいろいろ

一方，運動している物体は運動エネルギーをもっていて，質量 m の物体の運動している速度を v とすると，運動エネルギー $=(1/2)mv^2$ になります（この式の導き方は少し複雑になるので省略する）.

そして「位置エネルギー＋運動エネルギー＝力学的エネルギー」といい，力学的エネルギーが保存される（つまり場所によって力学的エネルギーの値が変わらない）ことを『力学的エネルギー保存則』というのです.

いま，図1に示したようにボトルの液表面を A，そこから h だけ下の場所を B とし，A と B でエネルギーが保存されていることを利用して説明してみましょう.

A における

運動エネルギー		位置エネルギー		力学的エネルギー
0 液面はゆっくり降下するので速度はゼロと考えられる	＋	mgh Bのところを基準にするとhの高さにあるから	＝	mgh

B における

運動エネルギー		位置エネルギー		力学的エネルギー
$\dfrac{1}{2}mv^2$ vはBのところへ落ちてきたときの速度	＋	**0** Bのところを基準にしているから	＝	$\dfrac{1}{2}mv^2$

『力学的エネルギー保存則』より，両方の場所における力学的エネルギーの値は変わらないのですから，

$$\frac{1}{2}mv^2 = mgh$$
$$v^2 = 2gh$$
$$v = \sqrt{2gh}$$

となります.

ここに $g = 9.8\,\mathrm{m/s^2}$ を入れますと，
$$v = \sqrt{19.6\,(\mathrm{m/s^2}) \times h\,(\mathrm{m})} \fallingdotseq \sqrt{20h}\ (\mathrm{m/s})$$

という前述の答えが出てくるわけです.

この落下速度の値（$h\,(\mathrm{m})$ の高さから落ちたとき，約 $\sqrt{20h}\,(\mathrm{m/s})$，正確には $\sqrt{2gh}$ ）は，高さ h における位置エネルギーが，全部運動エネルギーに変わった場合に使える速度です. そのような例を図2にあげました. 実際には（たとえばすべり台では）全部が運動エネルギーに変わらず，一部は摩擦熱に変わったりしますが，ここでは関係ないのでふれません.

落下速度をもう少し検討してみましょう.

考え方の鋭い人は，ここで次のような疑問をもたれるのではないでしょうか. 速度 $\fallingdotseq \sqrt{20 \times h}$ $(\mathrm{m/s})$ だということは，h が同じなら同じ速度が得られる. つまり，同じ高さから落下するなら速度は液の種類によらず，どれも同じ速度で落ちてくるということになって，おかしいのではないだろうか……と.

たしかに前述の結果では，軽い物も重い物も（本当は質量の小さい物も大きい物もといわなければならない）同じ高さから落とせば同じ速度で落下することを示しています. 極端な例をあげるなら，羽毛と鉄球を同じところから落とすと同じ速度で落下することになります.

ただ日常それがみられないのは，空気の抵抗があるからです. この空気の抵抗はときにより大切で，たとえば雨粒が上空から落ちてくるとき，なにしろ高いところから落ちるわけですから，恐ろしいほど大きい速度で落ちてくることになり，我々の顔に雨粒が当たったら怪我をしかねません. しかし空気の抵抗があるため，速度が抑えられ被害をまぬがれているのです.

水の流れに逆らって進むとき，速く歩けば歩くほど抵抗が大きくなり，なかなか前進できません. 雨粒も落下速度が大きくなればなるほど，空気の抵抗は大きくなり，ある速度以上には速くなれないのです.

粘稠度と落下速度の関係

看護の話に戻しましょう. 実際には同じ高さか

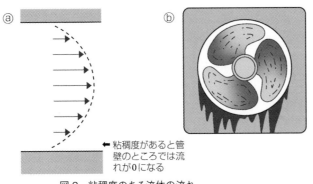

図3 粘稠度のある流体の流れ

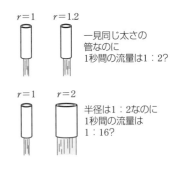

図4 管の太さと流量

ら流しても石けん液と血液では速度が異なりますし，経管栄養に用いる液体ならもっと大幅に異なった速度で落ちてきます．また，先ほどの計算では1mの高さにある液は4.5m/sで落ちてくることになりますが，現実にはもっと遅いのです．なぜでしょうか．

管の中を流れてくるのですから，空気の抵抗が原因とは考えにくいですね．結論からいいましょう．液体の粘り気が主な犯人なのです（看護では粘稠度という）．粘稠度があると液体は互いに流れるのを邪魔しあい，摩擦のように働くのです．だから粘稠度が大きいほど，それに逆比例して速度は小さくなります．しかも粘稠度があると，管の中心から遠ざかるにしたがって速度が小さくなり，管の壁に接している部分の液体の速度はゼロになってしまうという流れ方をします（図3ⓐ）．

ですから管の中央ほど速度が速くなるわけです．川の流れも同じです．川岸に近いところよりも川の中央のほうが流れが速いですね．

看護で扱う液体は，粘稠度の大きい場合もしばしばあります．それらが管を通るとき，「実際に管の壁と接しているところで流速がゼロになっている」と想像できないかもしれませんので，ここで具体例をあげておきます．

換気扇の汚れ（図3ⓑ）のひどさは，日常経験しますね．また，ひと夏使った扇風機の羽根は表面にうっすらほこりがくっついています．換気扇も扇風機も強く羽根を回転させることにより，油の粒子やほこりをはねとばしていると思われるの

にどうしてでしょうか．

それは，固体表面（ここでは羽根）のすぐ上にある空気は，固体に対して流れがゼロになるからで，そこに油や粒子がへばりつくことになるのです．空気も粘稠度をもっているからですが，水道管につく水あかや湯あかも水に粘稠度があるからです．

粘稠度をもたない液体や気体はほとんどありませんので，粘稠度の影響は無視できません．もう少し考えてみましょう．

管の太さと落下速度の関係

粘稠度がゼロなら，太い管でも細い管でも落下速度に変わりはありません．ところが粘稠度をもつ液体は細い管になると急速に流れる速度が小さくなります．看護においても経験ずみだと思います．粘稠度のある液体の流れる速度（管の壁の付近と中央では異なるので）を平均した値は，管の半径の2乗に比例することがわかっています．ですから半分の細さの管では，速度は1/4になってしまいます．

したがって，管から1秒間に流れ出る量の平均値（平均速度と管の断面積をかけたもの．断面積は，πr^2 ですから半径の2乗に比例する）は，半径の4乗に比例することになります．上の例でいえば，管が半分の細さになったら，1秒間に管から流れ出る量は1/16にも激減してしまうことになります．このことは，管を太くすると流出量がぐんと増えることでもあり，管の半径が2倍，3

倍……になりますと，流出量は16倍，81倍……となりますので，むやみに太くもできません．

いま，半径が2.5mmと3mmの管があったとします．この程度の差なら，見ても区別できない場合もあり，また，同じ製品でも，この程度の誤差は製造過程でありうるかもしれません．このとき半径は1：1.2ですが，1秒間の流量は$1^4 : (1.2)^4 ≒ 1 : 2$となって，片方では半分の時間で流れ出てしまうことになり，管の太さについても無関心ではいられないことになります（図4）．

「細い管ほど流れが遅い」「同じ高さから流しても液の種類により速度が異なる」「実際は計算値よりずっと遅い速度になる」など，計算値と現実とのずれを起こす主たる原因が粘稠度にあることをしっかり把握しておきましょう．

液体の温度と落下速度の関係

ここまでのことを一度整理してみましょう．

1 高さの差がh（m）であるなら落下速度はおよそ$\sqrt{20×h}$（m/s）であるから，高いところから落ちるほど速度は速くなる．

2 しかし，同じ高さから落下させても，液体の種類や管の太さによって速度はかなり異なる．また，速度の値自体も計算値よりかなり小さくなる．その原因は液体のもつ粘稠度である．液体の粘り気が互いに流れを邪魔しあうので，粘稠度が大きく管が細いほど，流れが阻害されて遅くなる．

同じ高さから同じ液体を同じ太さの管で落下させたのに，液体の温度によって速度が異なるという経験をされたことはないでしょうか？　実は粘稠度は温度によってかなり異なるのです．天ぷら油を思い出してみてください．温度が下がると油もドロッとし油ぎれが悪いでしょう．温度が高くなると粘稠度は小さくなり，低くなると大きくなります．グリセリンを例にとりますと，20℃から30℃になっただけで粘稠度は半分以下になります．だから，同一条件でも，液温が高ければ粘稠度が小さくなって，速度が速くなります．

粘稠度の大きい液体が細い管を流れていると

き，温度低下とともにさらに流れにくくなって，ときには詰まってしまい，ほとんど流れがとまってしまうという現象もみられるのです．

以前，2％石けん液の粘稠度を測定してみたことがあります．簡単な装置ですから精度はあまりよくないのですが，15℃の液は55℃のときに比べ，約4倍もの大きさの粘稠度を示しました．これはおおざっぱな値ですが，40℃前後の石けん液を扱うときと常温に放置しておいた石けん液では，明らかに粘稠度に違いのあることが認められるはずです．

液体の落下速度について述べてきましたが，液体や気体の流れを扱う力学（流体力学という）は物理学でも複雑な分野です．だから，ここでは次のことをある程度わかっていただければ，目的は達せられたのではないかと思います．

1 高いところから落下するほど，速度が速くなる

理由：高いところにある液体ほど大きい位置エネルギーをもっているので，落下したとき大きい運動エネルギーに変わる（つまり速くなる）から．

2 高さと落下速度の関係は計算で求められるけれど，実際は計算どおりにいかない

理由：液体に粘稠度があって，流れの抵抗として複雑に作用するから．

3 同じ液体（つまり粘稠度の大きさが同じ）でも，落下速度が異なることがある

理由：粘稠度は温度によって変化し，その変化の度合いも液体の種類によって大きく変わるから．また，粘稠度があると管の太さによっても，流量や流速が大きく異なるから．

4 管の半径のわずかな違いが流量に大きく影響することがある

理由：流速も管の断面積もともに半径の2乗に比例するので，流量は半径の4乗に関係するから．

経管栄養による下痢を防ぐには？

日常，あまり意識しない粘稠度が，落下速度に

ずいぶん影響を及ぼすことを述べましたが，具体的な例として経管栄養の場合を記しておきます．

　胃の術後患者に経管栄養を行った場合，しばしば下痢を起こすことが問題になります．主な原因として，胃内に到達した栄養物の温度が低いということがあげられ，胃内に到達した栄養物の温度を胃内の温度と同じにすれば，かなり改良されると考えられます．

　そのため，「栄養物を体温より2～3℃高めに準備する」という記述がみられます．ボトルから患者に到達するまでに温度が2～3℃低下するだろうから，患者に到達するときは，体温くらいになっているだろうという予測のもとに考えられたのでしょう．

　けれども，決して予測通りではないのです．

　2～3℃高め（40℃）に準備した栄養物はボトルに入れた段階で，温度低下が始まりますから，前もってボトルも40℃に温めておきます．けれども驚いたことに，患者のところに達した栄養物の温度はほとんど室温にまで下がっているのです．それは栄養物の粘稠度が非常に大きく，また，時間をかけてゆっくり落下させるため，落下するあいだに熱が室温に奪われるからです（図5）．

　栄養物もボトルも60℃に温めた場合もそう改善されません．もっと温めなければ，落下時の温度はとうてい体温に近づきません．

　けれども，腐敗や手間を考えると，上記のような加温は避けたほうがよいでしょう．そこで考えられたのが，管の途中を湯煎または加温器によって温めるという方法です．しかし，湯煎温度の設定や湯煎を行う場所，湯煎を行う管の長さなどの条件が問題になります．また，加温器を用いる場合，その特徴（スイッチを入れてから何分後に温度が落ち着くかなど）を知ったうえで，用いる場所や時間などが検討されるべき条件です．しかも栄養物の種類や滴下時間によっても異なりますから，そう簡単ではありません．

　「経管栄養は，体温より2～3℃高めに準備すればよい（落下するあいだに2～3℃温度低下するだろうから，患者のところに達したときは，体

温くらいになっているだろう）」という考えは，現実に即していないのです．

　また，極端な例として，冷蔵庫に保存していた栄養物を落下させた場合も時間が経つと患者のところに達したときは，室温近くになっています．これは落下するあいだに室温から熱をもらったからで，やはり粘稠度が大きく，また，落下に長時間かかっているからです．

　図5は，濃厚な栄養物200mLを60分かけて行った経管栄養の例で，栄養物の種類や所要時間によって異なるのはいうまでもありませんが，日常あまり意識しない粘稠度を意識するために役立つ例といえるでしょう．

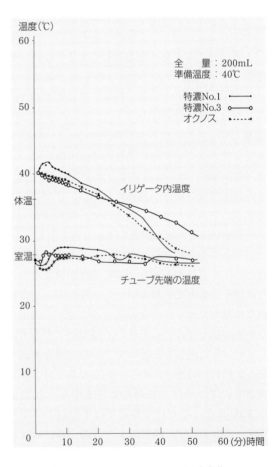

図5　特濃とオクノス注入時の温度変化

輸液に必要な知識

臨床の場では，こまごました知識が必要になりますが，どれも非常に重要です．いい加減な知識がトラブルをまねくことがあります．ここでは，点滴の場合を考えましょう．

①点滴装置

図6は，静脈に薬液を投与する点滴装置（点滴静脈内注射）です（病院では輸液といいます）．ちなみに栄養分を注入するのが経管栄養です．そして，不要な液を流し出すのをドレナージ（drainage）といい，p.161で詳しく述べています．

いずれも高い所から低い所（静脈や胃）へ投与したり，高い所（胸腔）から低い所へ排出するので，チューブの両端には1mくらいの高さの差が必要になります．

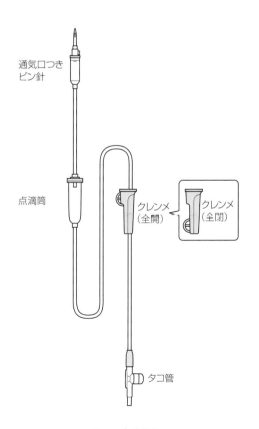

図6 点滴装置

（ラベル：通気口つきビン針，点滴筒，クレンメ（全開），クレンメ（全閉），タコ管）

②エアー針

ボトルにエアー針を使う場合と使わない場合があるのは，どうしてでしょうか．

点滴によってボトル内の液体が少なくなる
→ボトル内の空気の体積が大きくなる
→ボトル内の空気の圧力は1気圧より低くなる
→大気の圧力によって容器はひしゃげて空気の体積が減るとともに圧力が増して1気圧になる
→点滴が続けられる

通常は上記のように考えられますが，びんや固いポリ容器では，変形できません．したがって，エアー針を刺してボトル内の圧力をいつも大気圧と等しくしておくのです．だから，図6のような通気口つきのビン針を用いると，エアー針は不要になります．

③クレンメ

点滴時に，患者の状態や年齢によって滴下量や滴下速度を調節せねばなりません．それに役立つのがクレンメです．これは，ドイツ語で留め具という意味で，英語ではクランプといいます．クレンメの閉じた状態と開いた状態は，図6で確認しましょう．

点滴筒を指で軽く押さえて1/3 〜 1/2程度満たした後，落下するしずくを数えて滴下速度を調節します．点滴筒を指で押さえると，空気がボトル内に入り，その分薬液が筒内に入るため，注意して押さえましょう．

流量に対してボトル内の液面と静脈針の先端までの高さの差が大きく影響しますから，患者の体位にも注意しなければなりません

ところで，気泡が輸液ラインの内壁についていると，ラインを軽く叩いて気泡を下から上へ移動させ，動きが止まったらまた繰り返しますが，このとき激しく叩いてはいけません．なぜなら，気泡が細かくなって浮力が小さくなり，空気を抜くことがむずかしくなるからです．

④三方活栓

三方活栓とは，点滴のとき薬液の流路を調節す

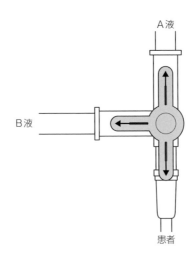

図7 三方活栓

るためのコックのことですね（図7）.

　通常の点滴は1本のチューブですが，途中に三方活栓を挟むことを「側管投与」とよぶのは，別の注入口を得ることによって，チューブの途中から抗菌薬など，点滴以外の薬液投与が可能になるからです．もちろん，意図的に点滴が流れないようにロックも可能です．

　三方活栓は清潔操作が大切ですが，矢印のつまみの方向に注意することは非常に重要です．操作後，必ず流路の確認をしましょう．薬液の流れを指でたどる習慣をつけましょう，といわれています．

　基本的な考え方として，
　　薬剤を流したい方向　→　解放する
　　薬剤を流したくない方向　→　閉鎖する
ということです．

　三方活栓は，しばしばいろいろな用途に用いられるので難しく，それだけトラブルも多いです．とくにコックの開閉を忘れて薬剤が適切に流れなかったという例が多いようです．

⑤タコ管

　図6にタコ管がありますが，これはルート内に入ったエアーが，人体に入るのを防ぐためのも

ので，タコの頭に見える部分にエアーがたまるようになっています．

　しかし，たまったエアーが患者の体動によって一気に流入することがあったり，点滴ルートから入り込む微量な空気では，重篤な不具合は起こらないという考えもあるので，順次廃止に向かっているようです．

　ちなみに，空気の安全限界は，（急速に入るのでなければ）10mLといわれています．輸液ルートに1cmの空気が入っているとき，入っている空気の量はどれくらいなのでしょうか？　輸液ルートの内径は通常2.28mm（0.228cm）ですから，1cm分の体積は，約0.04mLにすぎません．

輸液における滴下速度や所要時間の求め方

　水1mLには，直径5mmの水滴が約15滴含まれることが計算から求まります（図8ⓐ）．つまり，15滴/mLです．

　それでは，点滴に使用される輸液セットの場合はどうでしょうか．成人用と小児用があり，成人用はⓐよりすこし小さく，20滴/mL，小児用は成人用の1/3の大きさですから，60滴/mLと

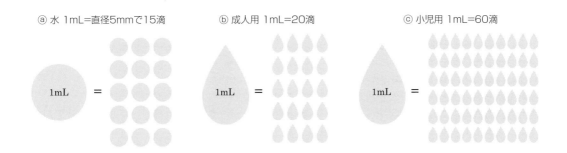

ⓐ 水 1mL＝直径5mmで15滴　　ⓑ 成人用 1mL＝20滴　　ⓒ 小児用 1mL＝60滴

1mL ＝　　　1mL ＝　　　1mL ＝

図8　水 1mL と輸液セット

なっていること（図8ⓑ，ⓒ）は，しっかりとどめておきましょう．

なぜなら，小児用あるいは成人用輸液を点滴したいとき，滴下速度・所要時間を求めるときに，この知識が基本となるからです．以下にその例を示します．

例1 小児用60滴/mL の点滴で，50mL を1時間で与薬したいとき，滴下速度は？

60滴/mL × 50mL ＝ 3,000滴
3,000滴 ÷ 60分 ＝ 50滴/分

1分，つまり60秒で50滴は6秒で5滴の滴下になります．

例2 成人用20滴/mL の点滴で180mL を1時間（60分）投与したいときの滴下速度は？

20滴/mL × 180mL ＝ 3,600滴
3,600滴 ÷ 60分 ＝ 60滴/分 ＝ 1滴/秒

この例は，記憶にとどめておくと便利です．なぜなら，30分で投与なら時間が1/2倍なので，速度を2倍，つまり2滴/秒になります．

また，投与量が1/2倍の90mL なら速度も1/2倍でいいのですから，1滴/2秒になります．

例3 小児用60滴/mL の点滴で，300mL を2滴/秒で点滴するときの所要時間は？

60滴/mL × 300mL ＝ 18,000滴

2滴/秒 ＝ 120滴/分だから，18,000滴 ÷ 120滴/分 ＝ 150分，つまり2時間30分で終わることになります．

引用文献
1）東サトエ・磯村須真子・平田雅子：経管栄養における一考察（その1）．神戸市立看護短期大学紀要2号，41～48，1983．
2）東サトエ・磯村須真子・平田雅子：経管栄養における一考察（その2）．神戸市立看護短期大学紀要2号，51～60，1983．
3）東サトエ・磯村須真子・平田雅子：経管栄養における一考察（その3）．神戸市立看護短期大学紀要3号，49～59，1984．

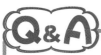

Q すべての流体に粘稠度があるとのことですが，粘稠度がゼロの物質は本当にないのでしょうか？　もしあるとしたら，どんな挙動を示すのでしょうか？

A 実は，液体ヘリウムの粘稠度がゼロなのです．ヘリウムは常温で気体ですが，極低温で液体になり，－271℃以下になると（ヘリウムⅡとよばれる）粘稠度がゼロになって，「超流動現象」を示します．

それは，容器の中に入れておくと，容器の壁を勝手にはい上がって外に流れ出し，逆に外側の液面が高いときは，容器の中に流れ込んできて，内外の液面を等しくしようとする現象です（図）．

また，ヘリウムⅡの入った容器の壁を伝って流れる速度は1秒間に30cm以上だそうです．日常私たちが使用している程度の容器では，目にもとまらぬ速さといっても過言ではないかもしれません．

もしも，水の粘稠度がゼロなら，いつの間にかお風呂の水がなくなっていたり，水を張った容器の中に置かれた空のコップに，いつの間にか水が入っていたり……気味悪いですね．

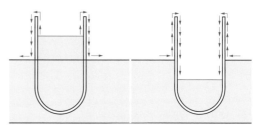

 COFFEE BREAK ●●●

アイスクリームの偽物？

「アイスクリームの原料は？」といえば，お菓子好きのあなたなら「牛乳，卵黄，お砂糖……」と即答するはずです．

ところで小学生のとき，ヨウ素にデンプンが出合うと，「ヨウ素デンプン反応」といって，青紫の反応を示すことを習ったでしょう？

上にあげたアイスクリームの原料は，どれも青紫になりません．デンプンを含んでいないからです．したがって，アイスクリームは，「ヨウ素デンプン反応」を示さないはずなのに，市販されているアイスクリームのなかには反応するものがあるのです．なぜでしょうか？

カップをよく見てごらんなさい．原料の中に「増粘多糖類」という文字が見つかったら，それが「ヨウ素デンプン反応」を示す犯人なのです．

増粘多糖類というのは，粘稠度を増すために加えられた一種のデンプンノリのようなものだからです．

本文のなかでは，粘稠度のもたらす「いたずら」について述べたのですが，わざわざ粘稠度を増すものを加える場合もあるのですね．

ちなみに，自分で確かめてみたければ，家にある（ヨード系の）うがい薬を少し水で薄めて，（アイスクリームの小片に）たらしてみるとよいでしょう．

変色しないもの……それが本来のアイスクリームです．

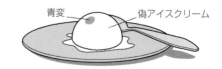

青変　　偽アイスクリーム

25. 比重計のヒミツ
「氷山の一角」って全体の何割？

看護の世界では「浮力」が利用される場面が少なくありません．ハバードタンクを用いた水浴，尿比重計，血液の比重をはかる硫酸銅溶液の話などがさしあたって頭に浮かびます．

浮力といえば『アルキメデスの原理』ですが，アルキメデスが公衆浴場に入っていて浮力に気づき，それまで頭痛の種であった難題（王様から「王冠の中に混ぜ物が入っていないかどうか，王冠を壊さずに調べてほしい」という注文を出されていた）を解く糸口を見つけ，うれしさのあまり裸のまま街へ飛び出したというエピソードをご存じの方も多いでしょう．

ここでは浮力の求め方を学ぶことにより，水中リハビリで身体の負担がかなり少なくなることを具体的に知ることができます．けれども，密度や比重から順を追って学んでいかなければなりません．

密度と比重

「この物体の密度は大きい」とか，尿や血液な

どに「この液体の比重の値は○○である」という表現をしますが，密度や比重とはいったいどのように定義されているのか，ということから考えてみましょう．密度の概念がわかれば比重について理解できたも同然ですので，まず密度の話からはじめることにします．

体積 $1cm^3$ 当たり，鉄は $7.86g$，氷は $0.92g$ の質量があります．この単位体積（$1cm^3$）当たりの質量（g）を，物質の密度というのです．つまり，

$$密度（g/cm^3） = \frac{物体の}{1cm^3当たり の質量（g）} = \frac{物体の質量（g）}{物体の体積（cm^3）}$$

で定義され，鉄の密度は $7.86g/cm^3$（グラム毎立方センチメートル），氷の密度は $0.92g/cm^3$ ということになります．もし質量を kg，体積を m^3 で表せば，密度は kg/m^3 の単位を用いてもよいのですが，ここでは g/cm^3 でとおします．

私たちは水と牛乳を見分けることはできても，2つのコップに無色透明でにおいもない液体が

表1 いろいろな物質の密度

●固体（単位：g/cm³, 20℃）		●液体（単位：g/cm³, 20℃）		●気体（単位：g/L, 0℃, 1気圧）	
氷	0.92	水（4℃）	1.000	空気	1.29
鉄	7.86	アルコール	0.789	酸素	1.43
ダイヤモンド	3.51	血液	1.060	窒素	1.25
アルミニウム	2.69	海水	1.01 ～ 1.05	二酸化炭素	1.98
金	19.3	水銀（0℃）	13.59	プロパン	2.20

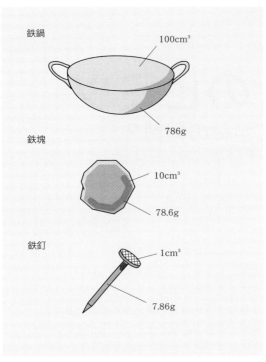

図1 物質（鉄）の密度

入っているとき，簡単に見分けることはできません．そうかといって，外見だけから同じ液体であるという判断もできません．なぜなら，無色透明でにおいのない液体というのは，ある特定の液体だけにみられる性質ではないからです．

その物質に特有な性質のことを特性といいますが，色，味，においといったものは，物質の性質ではあっても物質の特性ということはできません．

表1にいろいろな物質の密度の値を紹介しておきますが，どのような外形であっても，どのような質量・体積であっても，1cm³当たりのg数（密度）は，その物質特有の値になります（図1）．したがって，密度は物質のもつ特性の1つであり，物質の密度を測定すれば，その物質がなんであるかを確かめる有力な手がかりとなるわけです．

けれども，ここで少し注意が必要です．

なぜなら，密度の定義（式）には体積があり，体積は温度によって変化しますから，厳密にいえば密度は温度によって異なった値になります．

固体は温度による体積変化がそれほど大きくないので（種類によるが銅で5×10^{-5}）あまり影響を与えませんが，液体（水で2×10^{-4}）やさらに気体（薄い気体で3.7×10^{-3}）では影響が大きく，温度に注意する必要があります．表1に示した密度の値はどれも20℃における値*ですが，このように，密度の値を示すときには温度も明記しておいたほうがよいのです．

たとえば，血液の密度を例にとりますと，20℃なら1.060g/cm³なのに，37℃では1.056g/cm³とかなり変化します．尿比重の測定で温度補正を必要とするのも同じ理由です．

気体の密度も表1にあげましたが，気体は温度だけでなく圧力による体積変化が大きいので，温度は0℃，圧力は1気圧のとき（0℃，1気圧のことを標準状態という）の体積を基準にしていること，および密度をg/cm³で表すと大変小さい値になるので（たとえば，空気は0.00129g/cm³），1L（つまり1,000cm³）当たりのg数（g/Lという単位）で表す場合が多いことを付け加えておきます．

密度が理解できれば，比重はわかったも同然です．なぜなら，比重とは「物質の密度と水の密度との比」だからです．

ここで，水の密度＝1g/cm³（約1g/cm³という値でなく，ちょうど1g/cm³である）ということを頭に入れておく必要があります．

そうすると，鉄は7.86g/cm³なので水との比は，7.86，つまり比重＝7.86，ダイヤモンドは3.51g/cm³ですから比重＝3.51となり，比重は密度から単位を除いた値になることがわかります（言い換えれば，比重は水の何倍の重さをもつのかを示すことにもなる）．なお，気体の比重は，空気を基準にします．

*水は4℃のときの値です．その理由は，水は4℃で体積が最小になる，つまり，密度が最大になるからです．

浮かんだり，沈んだり『アルキメデスの原理』

『アルキメデスの原理』といっても難しくありません．それは「流体（液体や気体）の中の物体は，

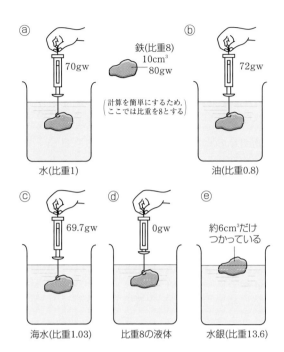

図2 液体の比重と浮力

（図中ラベル）
ⓐ 70gw
鉄（比重8）
10cm³
—80gw
（計算を簡単にするため，ここでは比重を8とする）
ⓑ 72gw
水（比重1）　　油（比重0.8）
ⓒ 69.7gw
ⓓ 0gw
ⓔ 約6cm³だけつかっている
海水（比重1.03）　比重8の液体　水銀（比重13.6）

物体が押しのけた流体（つまり流体中にある物体と同体積の流体）の重さだけ軽くなる」ことをいうのです．

10cm³，80gw の鉄（比重8）の塊を水に入れた（図2ⓐ）としますと，鉄が押しのけた液体（水10cm³）の重さは 1cm³ 当たり 1gw だから，この場合は 10gw だけ軽くなるので 70gw になります．もし容器に入っているのが水でなく，比重が 0.8 の油である（ⓑ）としますと，押しのけられた液体（油10cm³）の重さ 8gw ぶんしか軽くならず，油の中では 72gw ということになります．また，比重 1.03 の海水中に入れると（ⓒ），同様の考え方で，10.3gw の浮力を受けるので 69.7gw の重さになります．したがって，液体中でできるだけ軽くしたければ（大きい浮力を受けたければ），比重の大きい液体に物体を入れるとよいことがわかります．

さらに，物体が浮き上がりもせず沈みもしないためには，自分と同じ重さだけの浮力を受ければよいわけです．この場合，水ではなく比重が 8（す

なわち物体自身と同じ比重）の液体であるなら，押しのけられた 10cm³ の液の重さは 80gw で，そのぶん浮力として働くのですから，この物体の重さは 0 になり，液中にすっぽり入ったまま浮き上がりもせず底に沈みもしません（ⓓ）．もし液体が物体より大きい比重をもつ場合（たとえば比重 13.6 の水銀）ならどうでしょうか．さらに浮力が大きくなるので，水面に一部顔を出して浮くことになります．

水の中に Xcm³ 入った状態で浮くなら押しのけられた水銀が Xcm³ なので，$13.6X$gw の浮力になります．このとき，浮力＝物体の重さなので，

$$X = 約 6\text{cm}^3 (13.6X = 80)$$

となり，約 4cm³ ぶんが表面に出ます（ⓔ）．

以上の例から，液体の比重が物体の比重より大きくなれば物体は浮き上がり，一部だけ液中につかることになります．一方，物体が底に沈めば液体より物体の比重が大きいこともわかります．そして両者の比重が等しいとき，物体は液面に浮き上がりもせず底に沈みもせず液中に浮遊しますので，液体の比重がわかっていれば，その中で物体の浮遊状態をつくることにより，物体の比重を知ることができるわけです．

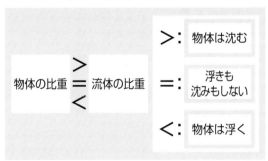

（図中）
物体の比重 $\begin{matrix} > \\ = \\ < \end{matrix}$ 流体の比重
＞：物体は沈む
＝：浮きも沈みもしない
＜：物体は浮く

この関係を利用した血液比重計，尿比重計について次に述べます．

血液比重計

血液の比重は水より若干大きいので，比重が 1.015 ～ 1.063 までの硫酸銅溶液を用意します．血液を 1 滴滴下したとき，もし血球の比重が硫酸

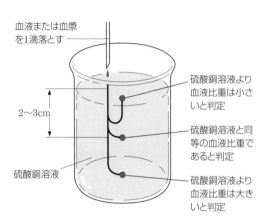

図3　血液比重測定法（硫酸銅法，滴下後10秒以内に判定する）

銅溶液の比重より小さければ浮き上がり，大きければ沈み，等しければ浮き沈みしないので，浮き沈みのない液の比重がその血液の比重になります．

たとえば，女性の献血可能な血液の比重を1.052以上とするなら，比重1.052の硫酸銅溶液を用意し血液を1滴落としたとき，

❶ 上に浮いてくれば血液の比重は1.052未満で献血不可

❷ 液面から2～3cm入ったところでとまれば1.052

❸ 底に沈めば1.052超

と判断されることになります（図3）．

　この方法は硫酸銅法といわれ，長く使用されています．簡便だし，『アルキメデスの原理』がよく納得できるからです．

　しかし，硫酸銅が有害のため，硫酸銅法による血液比重の測定はヘモグロビン量測定法に変わってきています．血液中のヘモグロビン濃度が高いほど血液比重が大きくなることから，血中ヘモグロビン値を測定するのです．これは採血して血中ヘモグロビン値を測定するよりも，近赤外線分光画像測定器を用いるほうがずっと迅速とされています．

● 尿比重計の浮子の原理

　次に尿比重計を考えてみましょう．どんな尿に入れても尿比重計の浮子は尿中に一部分つかり，

残りの部分が浮き上がった状態になっています．浮子が浮き上がっているのは浮子の重さ（沈み込もうとする力）と，浮子が押しのけた尿によって生じた浮力（浮かび上がらせようとする力）が等しいことを示しています．

　『アルキメデスの原理』に戻って説明するなら次のようにいえます．もし浮子が図4ⓐのように比重0.8の物質で断面積1cm^2，長さ10cmの均一な棒状につくられているとすると，この浮子は8gwになるので，浮くためには8gwの浮力を受ければよいわけです．

　もし尿の比重が1.025なら，浮子が約7.8cm尿中につかった状態（ⓑ）で落ち着きます．なぜなら断面積1cm^2，長さ7.8cmの尿中の浮子は7.8cm^{3}の尿を押しのけたのですから，比重1.025の尿7.8cm^3（≒8.0g）となり，これが浮力として働くからです．

　しかし，ⓒのように尿の比重が1.002なら，全く同様の考え方で，約8.0cm尿中に入ることになります．これでもわかるように，尿の比重が大きければ大きい浮力を生じてたくさん浮き上がり，尿の比重が小さいと浮力が小さいため，たくさん沈みます．ただ，こんなに極端に尿比重の値が異なっても，たった0.2cmの差しか生じませんので，浮き沈みの差をもっと大きくするように，浮子は均一の棒状でなく工夫してある（ⓓ）ことは実際に使っておられてご存じかと思います．

　念のために述べておきますと，浮子は非常に軽い物質でつくられており，わずかの尿比重の差が

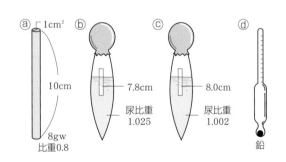

図4　尿比重計と浮子

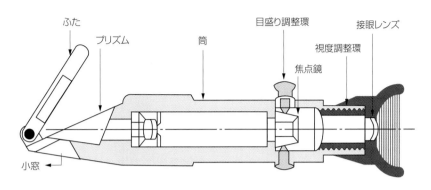

図5 屈折計法

尿中につかる長さに大きく影響するようにしてあります．しかし，あまり軽いと尿中に入らないので，鉛のおもりを入れてあるのです．

尿比重測定には，現在この「浮き秤法」より，「屈折計法」が多く用いられます．

屈折計法は尿を1〜2滴，図5のプリズムの面（ティッシュペーパーなどでよくぬぐっておく）上に滴下し，ふたをします．次に接眼レンズを回転しながら焦点を合わせ，視野をのぞくと屈折率がわかります．

実は，屈折率は比重によって変わり，その換算方法もあるので，ただちに尿比重がわかることになるのです．

ここで手のひらの温度に関心をはらう必要があります．それは，長時間測定しているうちに，手のひらの温度が上昇することによって検体がその影響を受け，屈折率が変化するからです．屈折率は温度によって変化することを知っておきましょう．

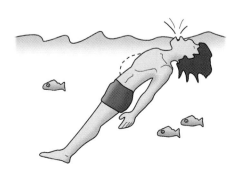

空気を多量に吸うと人の身体も浮きやすくなる？

人体は均一ではありませんが，もし均一物質とみなすなら0.974の比重になります．したがって水よりごくわずか比重が小さいので，人体のほんの一部分（3%弱）が水面から外に出た状態で浮くはずです．

ところが，恐ろしさのあまり水を飲み重くなって沈んでしまうことになったり，しばしば足から沈みますので（背泳のときのように水面から顔が出るとよいのだが），頭が出て，その重みでブクブクと鼻先まで沈み息ができなくなってしまうことになります．口，鼻を水面から出すこと，また，できるだけ空気を多量に吸って肺の容積を大きくして多くの液体を押しのけ，浮力を大きくすることを心がけておくと助かります．ですが，はたして，そんな冷静な状態でいることができるかどうかが問題です．

海水ならNaClやMgが溶けているので，比重が水より大きく1.03くらいですから，さらに大きい浮力を受けて浮きやすいことはすでに学びましたが，水泳で経験ずみでしょう．

ハバードタンクと水中リハビリテーション

食パンの切り口に似たハバードタンク（図6）がありますね．水中運動機能訓練を行うためのもの

で, リハビリテーションに欠かせない装置ですが, 先に述べたように人間の身体と水の比重の値は大変近いので, 自分の重さを打ち消してしまうくらいの浮力を受けることができ, そのために重力をほとんど感じることなく手足を動かせるわけですから, 運動機能訓練に有効です.

水中リハビリテーションで体重がどれくらいになるのか具体的に考えてみましょう.

体重60kgwの人の体積を62,000cm^{3}とします. そのうち頭部の体積は5,000cm^{3}とすると, 首から下が水中にある状態だと, 押しのけられた水57,000cm^{3}の重さは57,000gw = 57kgw. これだけの浮力を受けるので, 3(= 60 − 57)kgwの体重に感じます.

このような数値を用いなくても, 人体の比重が水とほぼ同じであること, 物体と液体の比重が等しければ, 重さがゼロになること, を学びましたから, 人体が首まで水につかっているときは, 首から上の重さになることがわかります.

水中歩行を行っているとき, 水中にある部分の重さはほぼゼロになっているのです.

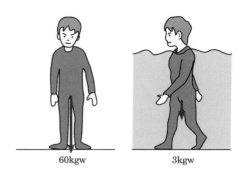

60kgw   3kgw

● 「氷山の一角」とは 物事の約1割のたとえ

私たちは物事のごく一部が明らかになったとき, 「氷山の一角」という表現をしますね. たしかに極地に浮いている氷山はほんのわずかしか顔を出しておらず, その実, 海水中には何倍かの氷が隠れているわけです. 氷が水(比重1)より軽いことは, グラスの水に氷が浮かぶことからも当然納

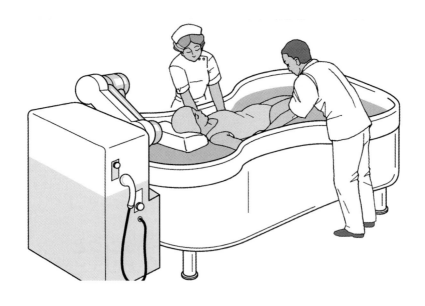

図6　ハバードタンク

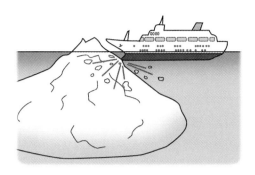

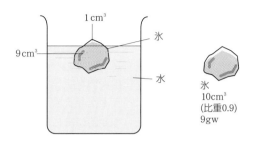

図7　水面から出るのは1割

得できます．でも，同じ水からできているのに氷のほうがなぜ軽いのかというと，水は氷になると膨張し（冬に水道管の水が凍って水道管破裂を起こすことからもわかる），比重が小さくなる（約0.9）ので水より軽くなります．『アルキメデスの原理』から次のことが導けます．

9gw の氷が Xcm^3 ぶんだけ水の中にあると，

　　Xcm^3 の水の重さ＝Xgw ＝浮力

これが 10cm^3 の氷の重さ（9gw）とつりあうから浮くので，

　　Xgw ＝ 9gw

より，10cm^3 の氷のうち 9cm^3 が水の中，1cm^3 が水面から出ている，ということになり，氷の約9割が水中に入っており，残りの1割が水面から顔を出していることがわかります（図7）．海水の比重は水より少し大きいですが，大差ありませんので，氷山の約9割が海水中に姿を隠していると考えてよいでしょう．

いずれにしても「氷山の一角」とは，数値でいうなら物事の約1割が姿を現したことになります．タイタニック号の悲劇はこうした氷山の存在で起こったのでしょう．

ところで，液体が固体になると一般的に体積が収縮します．水が氷になると膨張するのは，かなり特異的な性質なのです．だから，冷凍庫の製氷皿は表面が盛り上がってしまうのですね．

水の存在が地球にとって大きな意味をもつといわれますが，たとえば大きな岩石の隙間に雨がしみ込んだとすると，その雨が凍ることで膨張し，岩石にヒビを入れることがあります．これを繰り返すことで，地球上の岩石がある程度小さくなっていった，と考えることができるのです．

魚でさえ太古の昔から「浮力」を身にそなえていた

『アルキメデスの原理』について，液体の中の物体で話を進めましたが，液体だけではありません．はじめに述べたようにまわりが気体であっても浮力を受けます．アドバルーンや風船，軽気球は空気中で浮かびますが，これも同じことです．

かりに軽気球の半径を3mとし，中へヘリウムの気体（空気の約1/7の重さ）を入れたとしますと（気体を暖めることによる体積膨張は，いま考えないことにする），球の体積＝(4/3)π×(半径)^3 だから約113m^3 になり，押しのけた空気（1m^3 が1.3kgw）の重さは147kgw（浮力として働く）．一方，気球へ入れたヘリウム（空気の1/7の重さ）は約20kgwなので，差し引き約127kgwの重さに耐えることができ，人間2人くらい乗れることになります（図8）．

もちろん付属物の重さは無視できませんが，気球の半径を大きくすることによって浮力を増加させれば解決できることです．

看護以外でも浮力の関係している場面は，このほかにもたくさんあります．

魚は，浮袋を膨らませて（自分自身の体積を大きくして，たくさんの水を押しのけることにより）

大きい浮力を受けて浮上し，沈むときは筋肉を収縮させて浮袋を押しつぶし，浮力を小さくするのです．ですから海水に比べ浮きにくい淡水魚は，浮袋がよく発達しているのです．

死んだ魚は筋肉の収縮作用が働かず，浮袋は広がったままなので水面に浮き上がります．物理を学ばなくても太古の昔から本能的に身に備えているのですね．

太古といえば大昔，地球上に棲んでいたある種の恐竜は水の中にいたのだろうと考えられています．恐竜という以上，何十トンという体重ですから，それを支えるために足にかかる体圧は想像の域を超えるくらい大きいでしょう．ところが，水の中だと浮力が働いて支えるべき体重はぐんと減るはずです．だから好むと好まざるとにかかわらず，恐竜は水の中でしか生活できなかったのではないでしょうか．

ネス湖の恐竜「ネッシー」がなかなか姿を現しませんが，理由は案外簡単で，恐竜自身，地上では自分の身体がもたないということを本能的に知っているからかもしれません．

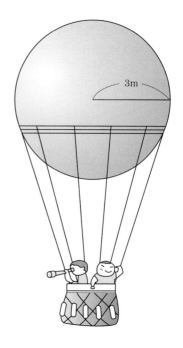

図8　軽気球と浮力

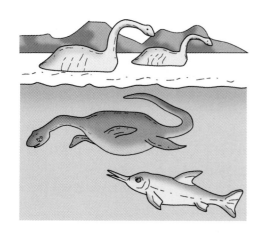

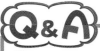

Q アルキメデスが公衆浴場に入ってるときに『アルキメデスの原理』がひらめいた，という話は有名ですが，具体的に説明してください．

A 紀元前3世紀，シチリアのシラクーサでの話です．

王様は職人の持ってきた金の冠になんとなく銀の混ぜ物があるのではないか，という疑惑をもちましたが，確認する手立てがありません．なぜなら，精巧につくられた冠を壊して調べるわけにはいかないからです．

そこでアルキメデスに「この冠に銀が混ざっていないか，冠を壊さずに調べよ」と命じました．

非常な難題にアルキメデスは何日も頭をかかえておりましたが，ある日，公衆浴場で自分の身体が入ったぶんだけお湯があふれることから，冠を水中に入れ，あふれる水の体積を調べれば，冠の体積を無傷のまま知ることができる！　と気づいたのです．

あとは簡単です．

あふれ出た水の量，つまり，冠の体積と同じ体積をもつ金の冠をつくろうとすると，もっと重くなるはずであることが判明しました．なぜなら，銀よりも金のほうが重いからです．職人は銀の混ぜ物を行ったことがばれ，処刑されました．

この考えが『アルキメデスの原理』の発端となったのです．

ちなみにアルキメデスは公衆浴場ですばらしいひらめきを感じたとたん，うれしさのあまり，「ヘウレーカ（わかった）！」と叫びながら，裸のまま町に飛び出した，というエピソードがありますが，真偽はどうでしょうか．

 COFFEE BREAK ●●● ─────────────────────────────────●

浮くのは，浮力のみにあらず

船が浮くのも，人間が浮くのも浮力のおかげです．では，水鳥は？

水鳥の羽は，油がうっすらとついていて水をはじきます．その結果，羽のこまかい毛と毛のあいだに多くの空気を含むことができ，体積が増えたのと同等になって大きな浮力を生じるのです．だから，池の中へいたずらで洗剤が放り込まれたとき，羽の油が除かれ，羽が水をはじけないので空気を含めず，溺れてしまいました．

ところで，アメンボはどうでしょうか．

これは浮力と違って，水の表面張力のおかげです．アメンボの脚の裏にある特殊な毛束が水をはじき，水を押し下げます．水には表面張力があり（表面積を小さくするためには），脚によってへこまされる水面を平らにしようとするのです．だから，アメンボの脚は水の中に入らないのです．ただし，3対の脚のうち，2対目は水の中に入って，オールの役目をするのだそうです．それでないと前進できませんものね．

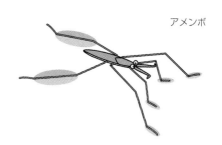

アメンボ

26. 体温計の温度表示が上昇するのはなぜ？
水銀にまつわる膨張現象と遠心力の話

「水銀」は金属ですが，室温では液体ですからその特徴を生かし，看護でもいろいろの場面で用いられています．たとえば，血圧計や体温計がそうですね．

ここでは水銀四方山話を集めてみました．体温計にまつわるいろいろな雑学はもちろんですが，体温計を破損してこぼした水銀の処理のしかた，また，「水銀電池を赤ちゃんが誤飲した」という事故を，ときに耳にしますが，それについても述べることにします．

案外このようなこまごました知識の断片が，役に立つこともあるのではないでしょうか．

水銀の使用は世界的に問題になり，禁止の方向に向いています．

水銀体温計

毎日の看護生活で手にされる器具はいろいろありますが，最も手軽にあるいは頻繁に用いられるのはなんでしょうか．血圧計？　それとも注射器でしょうか．各人の立場によって異なるでしょうが，体温計は患者の状態の把握に用いられる最も簡単なものではないかと思います．看護の場にいる人だけでなく，体温計は家庭でも必需品なので大変気軽に用いられています．けれども，昔からある水銀体温計だけを例にとっても，私たちにさまざまなことを教えてくれるのです．

まず，（現在では使われなくなりつつありますが，液体の膨張の理解のために述べます）水銀体温計で体温を測る場合です．熱があると，体温計の中の水銀はどんどん上昇していきます．温めたら膨張するから当然と思われるでしょう．でも，「温めるとなぜ膨張するのだろうか」とか，「水銀を包んでいるまわりのガラスも膨張しているはずなのに，なぜ水銀が上昇するのだろうか」とまで，疑問に思われたことはないでしょうか．

物質はすべて原子から構成されていますが，水銀も小さい水銀原子の粒の集まりです．それらの原子は，いつも手をつなぎ合っています（図1）．仮想的な軽いばねで結ばれていると考えたほうが適当かもしれません．ところが，熱を与えますと熱エネルギーをもらった原子は運動が活発になり，つなぎ合っている手（ばね）が伸びるのです．これが膨張現象として観察されるわけです．

また，ガラスも膨張しますが，水銀のほうがずっと膨張の割合が大きい（固体に比べ，液体のほうが結合がゆるいので容易に手が伸びて膨張する）ので，水銀が管を上がっていけるのです．逆にガラスのほうが大きい膨張率をもっているなら，当

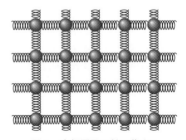

図1　水銀原子の粒の集まり

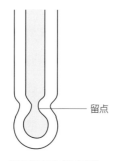

図2　最高温度計（体温計）

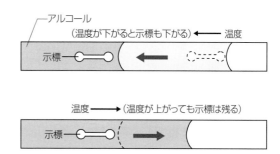

図3　最低温度計

然水銀は管内を下降します．体温計をお湯に入れ
ますと，はじめは水銀は下がるという現象が見ら
れますが，この理由は水銀よりも水銀を包むガラ
スのほうが先に膨張するからです．ただし，あま
り熱いお湯ですと体温計は壊れてしまいます．ご
注意ください．

ところで水銀が体温計に用いられる理由とし
て，どんな好都合な性質があるのでしょうか．あ
まり考えたことがないかもしれませんが，大切な
点がいくつかあります．

1 純粋な水銀がつくりやすい

もし水銀の純粋さの度合いが一定でなければ，
同じ体温の人でも表示が異なります．

2 膨張のしかたが温度によってあまり変わらない

もし温度によって膨張の度合いが異なるなら，
体温計の目盛りは等間隔にできません．

3 水銀の比熱が小さい

もし比熱が大きければ，水銀が体温と同じ温度
にすぐ追いついてくれません．

4 熱が伝わりやすい

もし伝わりにくければ，水銀がなかなか膨張せ
ず，測定に時間がかかります．

5 あまり蒸発しない

もし蒸発しやすければ使えません．事実，150
℃以上では蒸発が盛んになるので使えませんし，
－38.8℃で凍るのでそれ以下の温度でも使えま
せん．

最高温度計と最低温度計

体温計は一度ある温度を示したら，そのあとは
冷めても温度は下がらないわけですから，一種の
最高温度計になっているといえます．体温計の管
に細くくびれたところがありますね．ここを留点
といいます（図2）．熱を与えると水銀原子の運動
が活発になり，つないでいた手が伸びるため，体
温計を水銀が上がっていくことは先に述べました
が，逆に冷えるときには原子間の手は縮み，元に
戻ろうとします．しかし，留点より上の水銀を引
き下げるほど，水銀の原子間の力は大きくありま
せんので，留点のところで水銀の糸が切れてしま
います．そのため温度が下がっても水銀は下降せ
ず，上がりきった最高温度を示したままになって
いるというわけです．ですから水銀を下げるため
には，振るなどして強い力を水銀に加える必要が
あります．

それでは，1日のうちで最も低い温度を測る最
低温度計のしくみはどうなっているのかも，ここ
で記しておきましょう．

最低温度計はアルコール温度計の一種です．ア
ルコールの膨張率は水銀の10倍以上なので，温
度計の管を太くすることができますし，赤く色づ
けることも可能ですから目盛りも読みやすくなり
ます．図3を見ますと，両端が丸く細いガラス
棒（示標）がアルコールの中に入っています．この
示標の一端をアルコールの表面につけておき，水
平にして用います．

いま，温度が下がってアルコールが縮むと，示

標はアルコールの表面に引っ張られて動き，温度が上がると示標はその位置に残されたまま，アルコールだけが膨張して管を上がっていきます．ですから，残された示標の端の目盛りをみれば最低温度がわかります．

　再び測るときは(つまり復度するには)，感温部のほうを少し高く上げて示標を静かに動かし，アルコールの表面に示標の端をつけます．最高温度計で復度するときのように，振ってはいけません．

遠心力

　最高温度計の水銀を下げるとき，温度計を振りますね．よく見ると体温計の先端は円を描いていることがわかります．また，ろ過や高速遠心器でもみられます．

　遠心力という言葉を聞いたことがあるでしょう．円運動をすると，中心から遠い方向へ向かう力(遠心力)を受けることもご存じかもしれません．洗濯機の脱水槽が円運動することによって，遠心力を受けた洗濯物は外へ外へ水を飛ばし脱水されていきます．遊園地の人気者であるループコースターも同一の理由で，ループを回転するとき落下せずにすむわけです．

　ほかにも遠心力を利用したものは大小とり混ぜていろいろあります．

　その大きい例としては，人工衛星があるでしょう．人工衛星が地球の引力(重力)によって落ちる

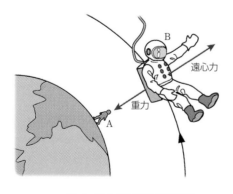

図4　遠心力と無重力の状態

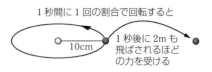

1秒間に1回の割合で回転すると
10cm
1秒後に2mも飛ばされるほどの力を受ける

図5　遠心力の大きさの具体例

はずなのに上空にとどまれる理由は，それのもつ遠心力が重力とつりあっているからです(図4)．ですから，人工衛星とともに回転する人は重力を感じず無重力状態なのです．

　ついでに述べておきますと，もしも人工衛星がいつも私たちの頭上にじっとしているように見えるなら，それは衛星が地球と同じ速度で回転していることを意味しています．

　下降器に利用されている遠心力から話が飛躍しましたが，この遠心力という力，曲者なのですよ．円運動を行うとあたかも遠心力が実際に働いているようにとらえられがちですが，実はそうではありません．そんな力は実際には働いていないのです．みかけ上の力にすぎません．私たちが電車に乗っていて急停車しますと，前のめりになりますね．うしろから押されたわけでも，前から引っ張られたわけでもないのに……．言い換えれば実際にそのような力は働いていないのにそう感じるだけで，これもみかけ上の力です(これを慣性の力という)．

　この遠心力の大きさは回転する円の半径に比例して大きくなり，また1秒間に回転する角度(または回転数)の2乗に比例します．したがって下降器の回転を2倍，3倍にしますと，遠心力は4倍，9倍に一挙に増加するわけです．

　計算は省きますが，もし下降器を1秒に1回くらいの速度で回したとしますと，中心から10cmのところにある水銀は，1秒後になんと2mも遠くへ飛ばされるくらいの力を受けることになります．もちろん(水銀はガラス管内に封じ込まれているから)この計算どおりにはいきませんが，かなりの力を受けることは，ふだん下降器を使っていてうなずけることと思います(図5)．

　体温計を振って下げるか，下降器を用いるかの違いはあっても，周囲の物に当てないよう注意し

ないと体温計を破損することになりかねません．破損したときの水銀の処理はどうすればよいのでしょうか．

破損した体温計の水銀は？

以前，准看護師の免許をもつ学生に，体温計を割った経験の有無を尋ねましたら，8割以上の人が手をあげました．よくあったことなのでしょう．そしてそのときの処理法として，紙でそっとすくい集める（なかには掃除機や注射器で吸いとるというのもあった）という答えがほとんどでした．けれども水銀は液体ですし（表面張力で丸くなっている），コロコロと転がり，集めにくいという点は全員一致していました．

それだけではありません．集めたあとの処置についてほとんどの人が意識していませんでした．集めたあと，水銀を放置しておくと，水銀の有毒な蒸気が空中へ出るはずですから，この点も考慮しなければならないわけです．おまけに，集めるうちにますます小さい水銀球が多くできることになるので，体積のわりに表面積が増加し，よけいに蒸発しやすい状態になっています．

集めやすく，しかも，あとの蒸気の心配もいらない方法なんてあるのでしょうか．それは亜鉛の粉を利用するのです．亜鉛の粉をこぼれた水銀の上からまき，何かで混ぜてやりますと，水銀は固体状の粒（アマルガム）をつくります．こうすると，簡単につまめますから処理は容易です．おまけに亜鉛で固められていますから，水銀の蒸気が出ません．以上の理由から，亜鉛の粉を手元においていたことがあったのではないでしょうか（図6）．

水銀は多くの金属と合金（アマルガム）をつくります．鉄や白金など例外はありますが……．水銀に対する亜鉛の溶解度は2.15％（0.1％以上なら合金をつくりやすいとされている）ですから，ほかの金属に比べてもずっと大きい値で，このことは亜鉛が水銀と合金をつくりやすいことを示しています．そのため水銀を実験室でこぼし，台と台のあいだの細い隙間などに入って集めにくい場合

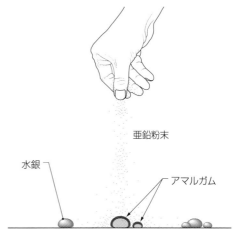

亜鉛粉末
水銀
アマルガム

図6　床にこぼした水銀の処理法

は，亜鉛の粉をまくのが実験をするときの常識になっています．事実，物理実験を行うときのさまざまな注意点が網羅された『物理学実験ハンドブック』（森北出版）にも，床にこぼした水銀の始末の方法として同様のことが記されています．

また，よく磨いた銅線で水銀を掃くように動かしますと，水銀の粒が銅の針金に吸いとられていきます．ただし，銅線はよく磨いておく必要（紙やすりなどで磨けばよい）がありますし，エナメルのコーティング（被覆）があるときも，もちろん紙やすりなどで被覆の部分を除いておかなければなりません．

ただ，亜鉛粉末の密封保管がうまくできていないと，アマルガムをつくりにくいときがあります．亜鉛は「湿った空気中では塩基性炭酸亜鉛の被膜を生じ内部を保護する」のです．そうなると，もはや粉末を加えても固体状になるどころか，うまく混ざりもしません．亜鉛に被膜が生じると水銀と混ざらず，粉がはがれた状態になってしまいます．

このような場合，うまく混ざらない状態のまま，刷毛かゴム板のようなもので集め（たとえ混ざっていなくても水銀だけのときよりも集めやすい），乳鉢にとって擦ると，しだいに混ざって糊状（水銀と亜鉛の量関係によって異なるが）になっていきます．これは，擦ることによって被膜がはがれたと解釈できます．ですから，亜鉛粉末の保管に

注意をはらうのは大切ですが，難しいのは粉末がきっちりシールして保存されていても，全く乾燥した部屋というのはありませんから，やはり上記のような状態は避けられないかもしれません．

ところで，こぼれた水銀を放置しておくと，なぜいけないのでしょうか．実は水銀そのものに問題があるのではなく（有機水銀化合物のように脂溶性のあるものはだめだが），水銀の蒸気は人間の神経を冒し大変有毒なので，水銀の蒸気を吸わないことが大切です．だから，亜鉛粉末をまくことによって（たとえうまく合金にならなくても），純粋の水銀の蒸気圧より低い蒸気圧になり，水銀の蒸気が出にくくなる効果は考えられます．そういった点からも亜鉛粉末をまくことは有効です．

なお，ここで水銀スポイトの紹介をしておきます．通常のスポイトに水銀だめのついたものをご想像ください．体温計や血圧計の水銀の量でしたらこれを用いて集め，1か所に保存し，水をはっておけば最も手軽ではないでしょうか．市販されていますのでお試しください．また，水銀は多くの金属と合金をつくりやすいことはすでに述べましたが，鉛も例外ではありません．このことから鉛をはった流しなどに水銀を流すことはいけないこともつけ加えておきます．

 ## ベビーパウダーと亜鉛華

以前，体温計を破損したとき，学生がとっさにベビーパウダーをまきました．もちろん，きれいな固体状にはなりませんが，集めやすかったのは，成分の亜鉛華によるものと考えられます．亜鉛華は酸化亜鉛です．

ベビーパウダーは，デンプンに亜鉛華が添加されたものですが，デンプンは汗を吸いとる役目，亜鉛華は傷などが治るのを早める役目を果たします．やけど薬としてチンク油がありますね．これも（オリーブオイルに）亜鉛華が加えられていて，治癒を早める役目をしています．昔からベビーパウダーとして用いられていた「天花粉」をご存じでしょうか．これは正しくは「天瓜粉」と書きます．理由はキカラスウリ（カラスウリの一種）からデンプンをとってつくるからです．

 ## 水銀電池を飲み込んだら？

日常用いられている乾電池と違って，使いきるまで電池の電圧がほぼ一定である（電圧変動が少ない）という利点をもつ水銀電池は，カメラ，補聴器，ゲーム機，腕時計，電卓など，いろいろなところで重宝されています．通称「ボタン型マイ

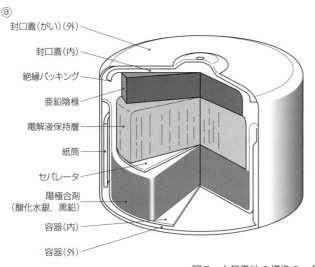

封口蓋（がい）（外）
封口蓋（内）
絶縁パッキング
亜鉛陰極
電解液保持層
紙筒
セパレータ
陽極合剤
（酸化水銀，黒鉛）
容器（内）
容器（外）

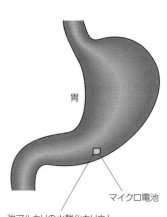

胃

マイクロ電池
強アルカリの水酸化カリウム

図7　水銀電池の構造の一例

クロ電池」とよばれ，小型の円筒形と扁平形があるのをご存じでしょう．ところが名前の通り大変小さい電池なので，赤ちゃんが誤って飲み込んでしまった，という事故がときどき聞かれます．

何が危険なのかといいますと，電池の中に大変濃厚な苛性カリ（水酸化カリウム＝KOH）水溶液が入っていて，もしも電池からもれて胃壁に触れると，KOHは強アルカリ性なので胃壁を荒らし，悪くすると胃壁に穴をあけてしまうからです（水銀電池とよばれるのは内部に水銀剤を含んでいるから）（図7 ⓐ）．

それでは，もし誤飲したとき，何時間以内に取り出せば大丈夫なのでしょうか（図7 ⓑ）．

人工胃液0.5 Lの中にマイクロ電池1個をつけ，何時間で電池のケース（ニッケルメッキのスチールでできたケース）が溶け出し，ケースに穴があくか，という実験をしたところ，24時間でケースが溶け出したという報告があります．この実験では，24時間くらいなら胃に滞留していても大丈夫だということになりますが，水銀電池のある種のものは，8時間くらいでケースが溶け出すのもあるそうですから，24時間説を信じるのは危険だといえます．

ケースの中の液はわずか0.1mLですが，非常に濃く強いアルカリ性なので，前述したように胃壁を荒らし，胃に穴をあけてしまう危険性があるからです．

ただ，飲み込んでも24時間以内に胃から十二指腸，小腸へと送り出されることも多く，胃から出てしまうと（酸性の胃液から逃れるので），ケースが溶けるという危険性はぐんと減ることになります．

とにかく万一飲み込んだら，素人判断せず，ただちに医師に連絡したほうがよいのです．医師の判断で繊維の多い食品を食べて自然排出を早めたり，胃の中を内視鏡で調べて鉗子でつかんで口から取り出したり，場合によっては小型の強力な磁石で吸いつけて出す方法も行われ，開腹手術はよほどの場合でないと行われないのが普通です．

ボタン電池は小さいので便利なため，用途が多

いぶんだけ危険性も生じることになります．また使用後の電池を火の中に入れるといけないのは，内部の水銀剤や水素ガスによって爆発するおそれがあるためです．

電子体温計

水銀体温計は伝導熱による水銀の熱膨張を利用したもので，同じように脇下で測定する電子体温計はどうでしょうか．

電子体温計は，水銀体温計同様，伝導熱ですが，サーミスターとよばれる温度センサー（半導体素子）の特性を利用したものです．

半導体には金属や絶縁体には見られない面白い特徴がたくさんあり，その1つが温度に対して非常に敏感であるということです．温度の微小変化によって流れる電流が変化する，つまり電気抵抗の値に変化を生じる，という性質を利用するわけで，体温計の先端（測定部）に埋められたサーミスターが，体温の変化を電気抵抗の変化に変換し，それを付属のマイクロコンピュータで温度に換算するしくみです（この点では耳式体温計と似ています）．

電子体温計には，実測式と予測式の二種類がありますが，前者は水銀体温計と同じで，これ以上温度が上がらないところまで測定しますから，電子体温計といっても10分くらいかかります．

それに対して，予測式電子体温計の測定時間が短いのはなぜでしょうか？

理由は，体温を文字通り予測しているからです．

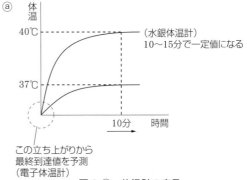

図8 ⓐ　体温計の表示

非常に多くの体温測定データを元に，最初の数十秒間における体温上昇のカーブから最終到達値を予測しているのです（図8）．

高熱の人は急なカーブで，また微熱の人はじわじわ上昇するから予測できることになるので，短時間測定が可能になるのですが，実測との誤差は微量といえどもまぬがれないかもしれません．そのため，一定の時間が経過すると実測式に切り替わるようになっているそうです．

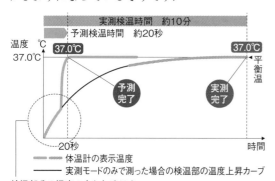

図8 ⓑ　電子体温計の検温部の温度と画面表示変化の関係

 耳式体温計

他の体温計についても述べておきましょう．

熱の移動のしかたに「伝導」「対流」「放射（または輻射）」の三種類があることをすでに学びました．

水銀体温計や電子体温計は身体から体温計へ「伝導」という熱の移動を測定しています．

それに対して，耳式体温計で測定しているのは，耳（鼓膜）から「放射」される熱なのです．

太陽に照らされると暖かい，ストーブに手をかざすと暖かいのは，目には見えない赤外線（熱線と考えてよい）を受けているからで，これが熱の放射なのです．

腋下で測定しにくいときに，耳式体温計がよく用いられますね．

耳の温度とは，鼓膜やその周辺の温度，視床下部の温度（脳の体温調節を司る）が反映されるので安定した深部温度が測定できます．

耳式体温計は鼓膜やその周辺から放射される赤

外線をセンサーでとらえ，熱エネルギーに変換し，それを内蔵されたマイクロコンピュータが受け取り，決められた計算式によって，温度に換算しているのです．赤外線は瞬時にとらえられるので，非常に短時間で測定でき，長時間じっとできない赤ちゃんにも用いられます．

この超短時間測定が可能であるメリットはペットの体温測定にも大いなる恩恵をもたらし，いまやPet-Tempとして重宝されているようです．いままでは，直腸温測定だったので，この耳式体温計のメリットは五指にあまるでしょう．

いいことだらけの耳式体温計のようですが，他の体温計で測定した場合よりも高めに出るという報告もあります．

また，クーラーや暖房器具の近くに置かれたものを使用すると，正しい測定ができないことがありますから保管場所に注意しましょう．

ただ，鼓膜温を測定するということにこだわりすぎ，耳を引っ張って真っ直ぐ入れ，鼓膜のできるだけ近い場所まで挿入する必要性が強調されていることがありますが，鼓膜周辺は熱平衡になっていますから，そこまでこだわりすぎる必要はないでしょう．

耳式体温計は鼓膜から放射される赤外線の温度を測定していると書きましたが，赤外線は身体のあらゆる所から放射されています．

近年，乳幼児や動きの不自由な人に用いられる「非接触」式の体温計（図9）もそう（赤外線測定）で

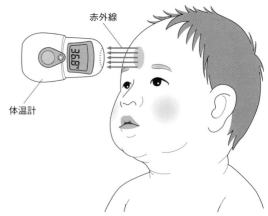

図9　額から発する赤外線を利用する非接触式の体温計

すが，特に最近多用されるようになったのは新型コロナ感染者のチェックには便利だからです．1〜2秒で測定が可能だし非接触なので，皮膚からの感染も防げます．額の方向に向けるのは，額が発熱や温度変化に敏感で，さらに血流量が多く体の深部温度を反映するといわれているからです．お母さんが子供の額に手をあてて発熱の有無を知ろうとするのはよく見かけます．

ところが体温計を額の方向に向けず手のひらに向けたりすることがあります．注意しましょう．

（参考図書15）

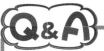

Q 水銀といえば，代表的な公害病である「水俣病」を思い出しますが，ここで問題になった「有機水銀」と「水銀」は，どう違うのでしょうか．

A 有機化合物というのは，炭素を含む化合物の意味で（生物が体内でつくる化合物は有機化合物），これらの一部が水銀と置き換わったものを，「有機水銀」といいます．これも有機化合物の一種ですから，生物の体内に蓄えられることになり，これが単体としての「水銀」と違う恐ろしい点です．

ある物質が食物連鎖を通じ，濃縮に濃縮を重ねて（生物体内で分解したり排泄されたりせず）体内に貯まっていくことを，生物濃縮といいますが，工場排水に含まれていたメチル水銀が，生物濃縮によって魚介類を汚染し，それを住民が食べて有機水銀中毒になったのが「水俣病」です．

ある海域で残留農薬の濃度は低かったのに，水中のプランクトンでは800倍に，それを食べる二枚貝では8,400倍に，さらにそれを食べるカモメでは150万倍になっていたそうです．人間は食物連鎖の頂点に存在するので，生物濃縮の被害が大きくなるのです．

 COFFEE BREAK ●●● ─────────────

猫と犬

表面張力というのは，他の物質と接する面積をできるだけ小さくしようとする働きです．そのためには球形になるのがいちばんというので，水銀が球形になることを述べたのですが，空気中における水銀の表面張力の大きさは，なんと水の7倍もあります．

私たちは暑いと大の字になって寝そべり，寒いと背中を丸くします．前者では，表面積を大きくして，できるだけ外へ熱を発散させようとするのに対し，後者では，寒気と接する面積をできるだけ小さくしているのです．丸いほうが表面積の小さいことを，本能的に知っているのです．

だから♪雪やこんこ……猫はこたつで丸くなる♪の歌詞も，猫が冷たい外気に触れないよう表面積をできるだけ小さくするために丸くなっている様子を歌っているのですね．

ついでに述べるなら，この歌には♪……犬は喜び庭かけまわる♪……という歌詞が入っていて，あたかも「猫は寒さに弱く，犬は平気」のような印象を受けますが，獣医さんの話では逆だそうですよ．犬のほうが寒さに弱く病気にかかったりするとのことです．おまけに猫のほうが護身術にもたけているといわれます．その1つは猫は木登りができるからですが，犬好きのみなさん，がっかりしないでください．猫は足の裏にうっすら汗をかくため足が滑らない，という理由だけなのです．

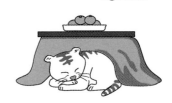

27. オートクレーブ（加圧蒸気滅菌装置）は圧力釜と同じ？

　キャンプといえば飯盒炊爨（はんごうすいさん）がつきものですが，皆さんのなかにも高い山頂で煮炊きされた方があると思います．そのとき，ご飯に芯が残ったり，日ごろ，家で煮るのと同じ時間をかけても，軟らかくならないなどの経験をおもちではないでしょうか．それに対し，近年，多くの家庭に普及してきた圧力釜は，魚の骨まで軟らかくし，豆料理なら短時間で OK という優れものです．

　ここでは「オートクレーブ（加圧蒸気滅菌装置）」の話をしようと思うのですが，高山における生煮えのご飯や圧力釜がどのように関係するのか考えながら読み進めてください．そして，含まれる蒸気の量は同じなのに温度によって湿度が変化する話や，結露の話にもここでふれておこうと思います．

消毒滅菌について

　滅菌，殺菌，消毒という言葉が看護でもしばしば出てきます．ここで取り扱うのは「オートクレーブ」つまり「加圧蒸気滅菌装置」ですが，その前にこの 3 つの言葉をはっきりさせようと思います．

　すべての微生物を殺すことを滅菌といい，殺菌も同義です．これに対して，病原性のある有毒な微生物を殺すことを消毒といいます．消毒，滅菌法には大別して理学的（物理的）方法と化学的方法があります．

　化学的方法には，薬品による方法とガス（たとえば酸化エチレンガス，EOG）による方法があります．ここでは物理的方法のうち加熱による方法で，そのなかでも病院で最も多く行われている加圧蒸気滅菌について取り上げました．加熱以外の主な方法として紫外線照射法や放射線照射法などがあります．また，細菌を殺すというより除くことによって，滅菌の目的を達することも可能で，高速遠心やろ過による除菌もあり，これも物理（機械）的方法による滅菌といえるでしょう．

　ところで，ここで取り上げるオートクレーブは，加圧蒸気滅菌装置と記されています．根本的には加熱による滅菌です．細菌の主成分である原形質に含まれるタンパク質を加熱すると，凝固し死滅することを利用したのが，加熱による滅菌法なのです．

周囲の圧によってなぜ料理のでき具合が異なるのか

　私たちが台所で普通のお鍋を使って調理する場合に比べ，高山で調理したとき，「ご飯をふっくら炊きにくい」「味のしみ込み方が悪いように思う」という感想を聞いたことがあります．

　一方，圧力釜は便利で，まず短時間で煮えること，そして普通のお鍋ではなかなか軟らかくならない肉がトロリとし，そのうえ魚の骨だって軟らかくなるという特長をもっています．圧力釜といってもなんら複雑な構造ではなく，ふたに圧力

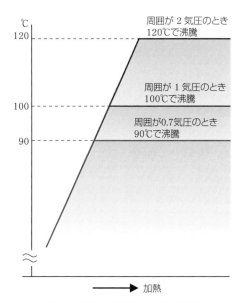

図1　周囲の圧と水の沸点の関係

をかけ水蒸気を容易に外へ逃がさないので，釜内の圧力が上がるようになっているだけです．言い換えれば，普通のお鍋に比べ高い圧がかかっているだけなのです．

ところで高山の頂での圧力はどうでしょうか？

高いところは空気が希薄ですから，平地における1気圧よりも小さいことはいうまでもありません．富士山頂なら0.7気圧くらいです．以上のことから，「周囲が1気圧より低ければ調理がうまくできず，1気圧より高ければ軟らかく煮炊きできる」ことになりますが，なぜ周囲の圧によって調理のでき具合が変わるのでしょうか．

オートクレーブの原理が理解できれば，この理由は簡単にわかるのですが，原理の説明の前にこの理由だけいっておきましょう．

「水の沸点は？」と問われれば「100℃」と答えますね．しかし，厳密には正しくありません．正しくは，「周囲が1気圧なら水の沸点は100℃である」とすべきです．つまり（水の）沸点は周囲の圧力によって変わるのです．周囲が1気圧より低ければ100℃以下で沸騰し，1気圧より高ければ100℃以上で沸騰します（たとえば，富士山頂では0.7気圧なので90℃で沸騰し，圧力釜で

2気圧がかかれば120℃で沸騰する，図1）．

先ほどの相反する2つの現象を説明すると，周囲の圧力が低ければ（高山），水は100℃以下で沸騰するので，ご飯に芯が残ります．逆に周囲の圧力が高ければ（圧力釜），100℃以上にならないと沸騰しないので，高温が得られるから短時間で調理でき，しかも軟らかくなります．

ここで述べるオートクレーブは，圧力釜と同じことを利用していますが，なぜ周囲の圧力によって沸点が変わるかを理解できるよう，順を追って述べます．

飽和状態と飽和蒸気圧

ところで，容器に水を入れてふたもせずそのまま放置しておくと，いつの間にか水が蒸発してなくなってしまいますね．しかし，ふたが完全な密閉状態であると，放置しておいても液量に変化はありません．

この違いの説明は簡単です．なぜなら水の表面

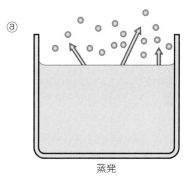

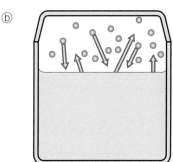

図2　蒸発と飽和状態

から気体となった分子は，ふたがなければどんどん外へ逃げていきますから，容器の中に気体の分子がひしめき合ったりしません．だから蒸発は容易に行われます（図2ⓐ）．

けれども，密閉されていますと気体分子は容器の外へ出ていこうがないわけですから，容器内でひしめき合い，もうこれ以上気体分子を含めない飽和の状態に到達します．この状態の気体を飽和蒸気といい，このとき容器内で飽和蒸気の示す圧力を飽和蒸気圧といいます．

もし，この状態で蒸発が進もうとすると（気体分子が増えようとすると）どうなるでしょうか．もうこれ以上気体分子を含めない飽和の状態にあるので，かりに10個の気体分子が新たに生じると，いままであった10個の気体分子が液体分子に戻らなければならないことになります．ですから飽和状態では，気体と液体がこのようなかたちで平衡状態を保っているのです（図2ⓑ）．

飽和蒸気圧というのは，気体分子をもうこれ以上含めない数だけ含んでいる状態の圧力であることがおわかりになったでしょうが，温度が高くなればなるほど気体分子をたくさん含むことができ，しかも分子は活発に動きまわるので，温度が高いほど飽和蒸気圧が高いといえます．具体的な数値をあげますと，表1のようになります．

ただし，表1は圧力を気圧（アトム）単位で表していますが，気圧を atmosphere，略してatm（アトム）と書きますので，気圧の代わりにatm といってもよいからです．

温度が高いほど飽和蒸気圧も高くなっていることがわかります．これはオートクレーブの原理を学ぶうえで非常に大切なことです．代表的な数値として，水は90℃で0.7気圧，100℃で1気圧，120℃では2気圧の飽和蒸気圧をもつことを表1でも確かめておきましょう．

蒸発と沸騰

ところで，蒸発と沸騰の違いは？　と聞かれたら即答できるでしょうか．いちばん多いのが，蒸発は低い温度でも起こるけれど沸騰は高い温度でないと起こらない，という答え方です．両方とも液体が気体になる（気化する）点では同じだけれど，気体になる過程に違いがあるのかもしれないのでは？　とたずねられると，返答に困る場合が多いのです．

結論からいいますと，液体の表面から気化するのが蒸発で，液体内部から気化が起こる現象が沸騰です．液体の中を動きまわっている分子は，互いに引力をもっているので液体のかたまりから飛び出すことができません．

しかし，衝突しているあいだにそれらの中の，ある分子は非常に大きい運動エネルギーを得るこ

表1　水の温度と飽和蒸気圧

温　度　（℃）	飽和蒸気圧（atm）
0	0.006
30	0.042
60	0.197
80	0.467
90	0.692（約0.7）
100	1.000
110	1.414
120	1.956（約2）
140	3.567
160	6.10

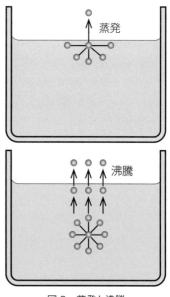

図3　蒸発と沸騰

とがあり，それが偶然，液の表面にあると，ほかの液体分子からの引力を振り切って外へ気化して飛び出すことになります．これが蒸発ですから，蒸発はどんな温度でも起こります（図3）．

圧力によって沸点が異なる理由は？

どんな温度でも蒸発が起こるのに，沸騰はある温度に達しないと起こりません．どうしてでしょうか．

図4 ⓐは1気圧のもとで水を加熱したとき，液体が90℃まで熱せられた様子を示しています．液体内部にたまたま発生した気泡があると，気泡のまわりは液体で囲まれています．気泡は密閉した空間ですから気泡のまわりの液体は密閉容器の表面の液体（図2 ⓑ）と同じ状態にあります．したがって，液体が気泡の中へどんどん気化していって飽和状態となり，気泡は周囲に対し飽和蒸気圧で対抗します．

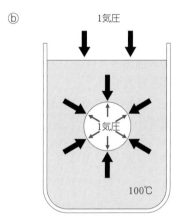

ⓐ

1気圧

0.7気圧

90℃

気泡（0.7気圧）は大気圧に押しつぶされて外へ出られない（沸騰できない）

ⓑ

1気圧

1気圧

100℃

気泡（1気圧）は大気圧に押しつぶされず外へ出ることができる（沸騰）

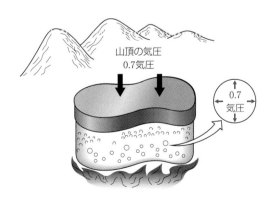

ⓒ

山頂の気圧
0.7気圧

0.7気圧

外の圧力が0.7気圧なら90℃でも沸騰できる

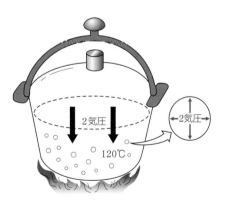

ⓓ 圧力釜

2気圧

2気圧

120℃

周囲の圧力が2気圧なら120℃にならないと沸騰できない

図4 沸騰

ですから90℃（図4ⓐ）に加熱された水の内部で成長した気泡は**表1**より0.7気圧の圧力をもっているわけです．ところが周囲を取り巻く大気圧は1気圧ですから，気泡は大気圧によって押しつぶされ，外へ出ることができません．したがって90℃では沸騰できないことになります．

水が100℃にまで上昇しますと（図4ⓑ），内部の気泡は100℃の飽和蒸気圧（1気圧）をもつわけですから，大気圧に押しつぶされず外へ出ることができるようになり，液体内部から気化が起こること（すなわち沸騰）になります．

しかし周囲の圧力が大気圧（1気圧）より低かったり，逆に高かったりするとどうなるでしょうか．たとえば高山で周囲の圧力が0.7気圧くらい（図4ⓒ：約3,000mの山頂に相当する）ですと，液体内部に成長した気泡は0.7気圧の飽和蒸気圧で対抗すれば，周囲の圧力に屈することなく出ていけます（沸騰できる）から90℃くらいで沸騰してしまい，それ以上温度は上がりません．高山における生煮え現象がこれで理解できるでしょう．

逆に，加圧されて周囲が2気圧もの高圧だと，液体内の気泡は100℃になっても（1気圧の圧力しかもたないので）外へ出ていけず，120℃くらいになってやっと沸騰できるわけです．圧力釜での調理が理解できますね（図4ⓓ）．

だから沸騰という現象は，その温度で成長した気泡が周囲の圧力と同じ飽和蒸気圧をもつ温度になってはじめて起こるわけで，その点，どんな温度でも起こる蒸発と大きく異なります．周囲が0.7気圧なら90℃で，1気圧なら100℃で，2気圧なら120℃で沸騰する理由，つまり図1の説明は以上の理由によります．

ところで，**表1**は各温度における飽和蒸気圧を示したものでしたが，この表を右から左に見るなら，周囲の圧力(右)における水の沸点(左)を示すと考えてよいことになります(図5)．

減圧調理法

この表1から図1のグラフがよく理解できるでしょう．

また，表によると，周囲の圧力が0.042気圧という低い圧力なら，水は30℃で沸騰することになります．

インスタントラーメンなどに青々とした乾燥ネギの入っていることがあります．

ネギを乾燥させようと思ったら，加熱して水分を除去するのが簡単ですが，高温になったネギはきれいな色を保存できません．けれども周囲の圧力をかりに0.042気圧にすると，水は30℃で除けますから，低温処理することにより，青々としたネギの色を保てることになります．

また，インスタントコーヒーは濃いコーヒーの抽出液から水分を除き，固形にしたあと細かく砕くのですが，これも低温処理をしないと，いい香りを保てません．

ちなみに空気のない月面着陸した人間は，周囲の圧力の激減によって，37℃の血液がはるか沸点を超すことにより血液が突沸するという悲劇に遭遇します．ここでも宇宙服の必要なことがわかります．

このように水は周囲の圧力によって沸点が異なり，1気圧以上なら100℃以上で，1気圧以下なら100℃以下で沸騰するのです．高圧釜やオートクレーブは前者を利用したものですね(後者の利用を減圧調理法とよんだりします)．

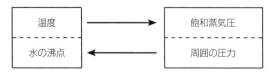

図5　温度と飽和蒸気圧の関係

psiという単位

これでオートクレーブの原理がはっきりしたでしょう．圧力釜と同様，周囲を1気圧よりも高圧にすることによって沸点を高くし，高温の蒸気

を得るわけです．そして，それにより 100℃ 沸騰の蒸気では殺せなかった菌を滅菌できるようにするわけです．だから，もしも 120℃ で滅菌したければ，周囲の圧力を 2 気圧にすればよいわけです．しかし，平地では外圧が 1 気圧ですので，余分に 1 気圧の大きさの圧力を加えればよいことになります．

1 気圧の大きさの圧力とは，具体的なイメージとして 1cm^2 当たり 1kg のおもりをのせたときの圧力（1kg/cm^2）であることはすでに述べました．ところが外国の本では，ポンド /inch^2（psi とも表す）の単位で書かれていることがあり，日本における訳本内にもこの単位を見かけることが少なくありません．戸惑わないために，その換算を最後につけ加えておきます（図6）．

1 ポンドは約 0.45kg，1 インチは約 2.5cm ですから，1 平方インチ（1inch^2 ＝ 1 辺が 1 インチの正方形 ≒ 6.25cm^2）上に，15 ポンド（約 6.75kg）のおもりを載せたときの圧力は 1.08kg/cm^2（およそ 1 気圧）になることはすぐ確認できるでしょう．だから平圧（1 気圧）にさらに 1kg/cm^2 または 15 ポンド /inch^2 の圧力を加えたときに 120℃ の蒸気が得られます．なお，ポンド /inch^2 は pound per square inch というので略して psi（プシー）と書くことがあります（p.144 では，もう少し詳しく計算している）．

15 ポンドが 2 気圧であるという記述を目にすることがありますが，そうではありません．「15 ポンド /inch^2 は 1 気圧であり，大気圧と加えて 2 気圧になる」ことに注意しましょう．

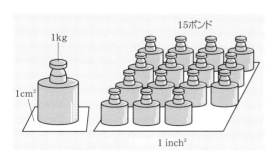

図6　1 気圧の大きさの圧力

温度と湿度の関係

絶対湿度と相対湿度

湿度とは空気の湿り気であるというイメージですから，もう少し具体的にいうなら，「空気 1m^3 に含まれる水蒸気のグラム数」となり，これを「絶対湿度」といいます．けれども，この値だけでは空気の湿り気を実感できません．

そのため，次式で定義される「相対湿度」を用いるのです．

相対湿度

$$= \frac{1m^3 の空気中に含まれている水蒸気の質量}{同じ温度の空気 1m^3 に含まれる飽和水蒸気の質量} \times 100\%$$

温度上昇とともに，飽和水蒸気の量は増加することをすでに述べました．

たとえば，空気 18℃ の飽和水蒸気量は 15g/m^3 ですが，25℃ では 22.5g/m^3 となります．

するといま，部屋の空気中に水蒸気が 13g/m^3 含まれていると，気温が 18℃ なら，

相対湿度 ＝ 13/15 × 100% ＝ 87%

ですが，25℃ なら，

相対湿度 ＝ 13/22.5 × 100% ＝ 58%

となります．

つまり空気中の水蒸気の量は同じ（絶対湿度は同じ）なのに，空気の温度が変わると相対湿度は変化する（温度が上がると相対湿度は下がる）ことを意味しています．

確かに，気温が低いとじめじめと感じていたのが，気温の上昇とともにさわやかさが増すことをしばしば経験します．

結露

冬の寒い夜暖房していた部屋は翌朝，室温の低下とともに窓に多くの露がみられます．締め切っていた部屋の水蒸気の量に，変化はないはずです．

15℃ における飽和水蒸気量が 13g/m^3，10℃

では $9.5\mathrm{g/m^3}$ とすると，前述の部屋の温度が $15℃$ に低下すると相対湿度は 100% になり，温度がこれ以下に下がると結露が始まります．だから，$10℃$ では $(13 - 9.5)\mathrm{g/m^3}$ の水蒸気が余分となって結露します．

このように温度が下がってくると，余分な水分を含めなくなり液体となって出てくる（凝縮という）現象は，砂糖などをお湯に溶かして放置しておいたとき，お湯の温度低下とともに，溶けきれなくなった砂糖などが出てくる（析出という）現象とあわせて考えるとよくわかります．

寝床内の温度は上昇するのに湿度が下がる理由

寝床内の温度・湿度がどのように変化するかという研究で，温度は上昇するのに，湿度は低下するという結果が観察され，身体からの水分の蒸散があるのに，なぜ湿度が低下するのか？　という疑問が提示されます．

前述の内容から，寝床内に含まれる水蒸気の量は同じでも温度が上昇すると，相対湿度は低下することが推測されます．

わかりやすい例で考えてみましょう．

いま寝床内の温度を $26℃$，寝床内の空気の中に $21\mathrm{g/m^3}$ の水蒸気を含んでいるとしましょう．$26℃$ における飽和水蒸気量は $24\mathrm{g/m^3}$ ですから，寝床内の湿度は約 88% になります（図7のA点）．

寝床内の温度が $26℃$ から $2℃$ ずつ上昇するとともに，身体からの水分の蒸散のため $21\mathrm{g/m^3}$ から $1\mathrm{g/m^3}$ ずつ水蒸気の量が増加すると仮定しましょう．

$28℃$ における飽和水蒸気量は $27\mathrm{g/m^3}$ ですから，湿度は $22/27 \times 100 = 81\%$．

$30℃$ の飽和水蒸気量は $30.5\mathrm{g/m^3}$，含まれる水蒸気量は $23\mathrm{g/m^3}$ に増加していますから，湿度は約 75%．同様にして求めると $32℃$ では 71% → $34℃$ では 67% → $36℃$ では 63%……という風に，温度上昇とともに湿度は減少しているけれど，寝床内の水蒸気の量は実際は増加しているということがわかります．

ところで，そのつど前述の計算をして湿度を求めるのは大変ですので，一般に湿度を求めるには，オーガスト（August）乾湿球湿度計が用いられるのです．

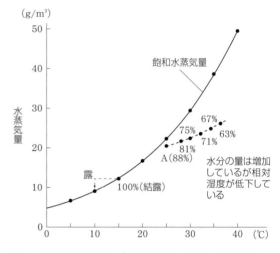

図7　水蒸気の量は少しずつ増加しているのに，温度上昇とともに湿度が下がるのは？

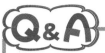

Ｑ 水の沸点が100℃であるのは,「1気圧のもとで」という条件が必要であることをここで学びましたが,100℃になっても沸騰せず,何かのきっかけで突然沸騰することがあるのですが…….

Ａ フラスコのように口の狭い容器できれいな水を静かに加熱しているとき見られる現象で,「突沸」といいます.お湯が吹き出たり容器を壊したりケガをするなどの危険があるので注意が必要です.

突沸を防ぐために,素焼きのかけらを容器の底に入れておくとよいことを覚えておくと便利です.沸騰は液体の内部から液体が気泡となって出てくるのでしたね.素焼きには小さい穴がたくさんあり気体を含んでいるので,気泡をつくりやすいからです.

水や牛乳を電子レンジであたためていて加熱しすぎたときカップを動かすだけで突沸することがありますから注意しましょう.

このように突沸を防ぐ目的で用いられる物を「沸騰石」といいます.

また,理科の実験で試験管の水を温めるとき,振りながら行うのも突沸を防ぐためです.

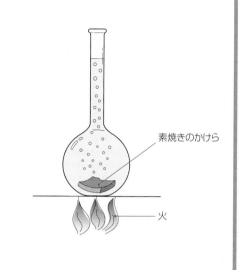

素焼きのかけら

火

 COFFEE BREAK①

茶碗蒸しを失敗しない理由?

茶碗蒸しはでき上がったとき「す」が入っていてガッカリすることがありますが,圧力釜だとそんな心配はありません.誰がやっても100%うまくできます.

「鍋に1カップの水を入れて蒸し物用のプレートを敷き,その上に蓋をした茶碗蒸しの容器を並べる.はじめ強火にかけ,圧力釜の蓋のおもりがシュルシュルと回り始めたら,1分加熱した後,火を止めて10分蒸す.」

たったこれだけの手順でどうしてうまくできるのでしょうか?

圧力釜に2気圧が働くと水は120℃で沸騰するのでしたね.

おもりが回っているとき,水が沸騰している(つまり水蒸気の泡が発生している)のですが,もっと前の段階ですでに卵は固まっている(約80℃で固まる)のです.泡の発生によって,「す」が入るのですから,圧力釜を用いると「す」の入りようのないことがわかります.

27 オートクレーブ(加圧蒸気滅菌装置)は圧力釜と同じ?

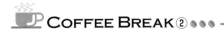

似て非なる物②：殺菌と滅菌

　一見同じように思えるけれど，実は正体が異なる物を「似て非なる物」といいますが，看護でとくに間違いやすい物を取り上げました．これらについては，すでに本書で取り上げている内容もありますが，改めて問われると自信がなかったり，比較することによってさらに理解が深まる項目です．

　殺菌と滅菌はほぼ同意語として用いられる場合がありますが，どのように異なるのでしょうか．実は次のような2つの違いがあるのです．

　「殺菌」は，細菌などの病原微生物を死滅させることであるのに対し，「滅菌」は病原菌・非病原菌を問わずすべての微生物が存在しないという厳しい基準に叶わなければならないのです．

　また，これらを完全にゼロにはできませんが，1/100万以下にしなければいけないのが滅菌で，どの程度にまで減らすかの定義のないのが殺菌です．

　なお，菌を減ぼす効果の大きさが滅菌＞殺菌＞除菌＞抗菌であるのは，除菌は菌の数を減らすこと，抗菌は増殖を抑制することとされているからです．

　ところで，高圧蒸気滅菌について本書で述べていますが，高圧にすると水の沸点が高くなりその熱で病原菌のタンパク質を凝固して死滅させるからです．どうして高圧にすると沸点が高くなるのでしょうか．

　図は，水の圧力と温度による状態の変化を示しています．

　1気圧のとき，氷⇄水が0℃で，水⇄水蒸気が100℃で起きることがわかります．そして高圧になるほど沸点は上昇し，高温の蒸気が生じることがわかります．

　3つの曲線が一致しているところを「水の三重点」といい，氷・水・水蒸気が共存できる状態を示しています．ただし，0.006気圧・0.01℃にならないと実現できません．

＊

　一見似た言葉なのに内容が異なるもの「似て非なるもの」を英語では similar but different といいます．

　ところで，逆に言葉も内容も似ているもの，つまり「似たりよったり」って案外ないのではないでしょうか？　「五十歩・百歩」，「大同小異」ぐらいしか思いつきません．英語では nearly alike といいますが，日本語のほうがずっと深みがあると思いませんか？

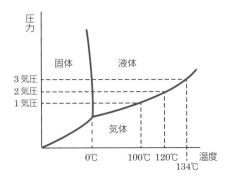

図　水の三重点

28. 酸・アルカリとpHの関係
わかりやすい水素イオン濃度・緩衝溶液の話

以前，看護学校で化学の講義をしていたとき，毎年，緩衝溶液のあたりになると，しだいに興味をひかなくなる，というより，理解が乏しくなる傾向がみられました．いや，もう少し詳しくいうなら水素イオン濃度や pH のあたりからかもしれません．酸やアルカリ，水素イオンや水酸イオンは十分理解しているのに……です．そして，体液の pH からヘンダーソン - ハッセルバルチの式に及ぶと，授業に対する不快指数はかなりの大きさになり，そのあたりでちょうど授業も終わりころになるのでした．

ここでは，ヘンダーソン - ハッセルバルチの式までいかなくても，緩衝溶液を理解できるあたりまでは述べたいと思います．

 ## 酸性・アルカリ性の犯人は？

酸性とは食酢のような酸っぱい味（酸味）をもつもので，青色リトマス紙を赤色に変えるということを知っている人は多いでしょう．では，「酸性を示す原因は？」とか「酸とは？」と改めて聞かれると少し戸惑うかもしれません．

代表的な酸をあげますと，たとえば HCl（塩酸）や HNO_3（硝酸）がありますが，これらの酸は水溶液中で次のように電離します（電気を帯びた原子や分子をイオンといい，プラスを帯びたものを陽イオン，マイナスを帯びたものを陰イオンとよぶ．そして，水溶液中で陽イオンや陰イオンに分かれることを電離という）（図1）．

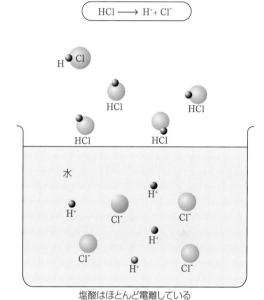

$$HCl \longrightarrow H^+ + Cl^-$$

塩酸はほとんど電離している

図1　塩酸の電離

$$HCl \rightarrow H^+ + Cl^-$$
$$HNO_3 \rightarrow H^+ + NO_3^-$$

ここに共通して現れる H^+ を水素イオンといいますが，「酸とは，水溶液中で電離して H^+（水素イオン）を放つ物質である[*]」といえます．

ところが，沼底などからブクブク出てくるメタンガス（CH_4）は，分子中に H をもつのに酸性を示しません．なぜでしょうか．それは，水溶液中で H^+ をもつものが酸であるということが理解で

きていれば簡単で，CH_4 は水に溶けて H^+ をつくり出すことができないから酸ではないのです．

一方，「アルカリ性とはなんでしょうか」と問われると，酸性の水溶液とは逆に赤色リトマス紙を青変させ，妙な苦味をもつということくらいは，すぐ答えることができるかもしれません．アルカリ性を示すものの代表に，水酸化ナトリウム（苛性ソーダ；NaOH）や水酸化カリウム（KOH）などがありますが，これらは水溶液中で，

$$NaOH \rightarrow Na^+ + OH^-$$
$$KOH \rightarrow K^+ + OH^-$$

のように，電離して OH^-（水酸イオン）を生じています（図2）．

酸性を示す原因が水溶液中の H^+（水素イオン）にあると述べましたが，アルカリ性を示す原因は OH^-（水酸イオン）にあるのです．食酢は酢酸 CH_3COOH の構造式をもつので，一見，アルカリ性の原因となる OH^- を生じるように思えますが，実際は，酸性を示しますね．酢酸（食酢）CH_3COOH は水の中で $CH_3COO^- + H^+$ のように電離するので酸性を示すのです．

ところが，水酸化マグネシウム $Mg(OH)_2$ のように OH を構造中にもっているにもかかわらず，アルカリ性を示さないものがあります．理由は $Mg(OH)_2$ が水にほとんど溶けない，つまりこれらの水溶液をつくりえないために，水溶液がアルカリ性を示すことがないからです．

それら（水に溶けない物質）も含めて塩基といい，塩基のなかでも水によく溶けるものをアルカリといって，厳密には区別するのですが，塩基とアルカリを同一に扱っている場合もあります．ここでは水に溶けるものだけを扱いますから，酸に対しアルカリ，酸性に対しアルカリ性という言葉

---

*水素イオン H^+ について少し注意が必要です．

$HCl \rightarrow H^+ + Cl^-$ のように，酸は電離して H^+ を放つものであると述べましたが，本当は，H^+ は水の分子 H_2O と結びついて H_3O^+ というかたちをとっているのです．これをオキソニウムイオン（またはヒドロニウムイオン）といい，わかりやすく示すと下図のようになります．

しかし，オキソニウムイオンを水の中の水素イオンという意味で，単に水素イオンとして扱うことが多く，ここでもオキソニウムイオンのことを水素イオン（H^+）と書くことにしています．

だから，塩化水素が水に溶けると，$HCl + H_2O \rightarrow H_3O^+ + Cl^-$ という変化が起こっているのですが，略して $HCl \rightarrow H^+ + Cl^-$ と書いているのです．

オキソニウムイオン

$$H^+ + H_2O \longrightarrow H_3O^+$$

- 水の分子 H_2O
- 酸素原子 O
- 水素原子 H
- オキソニウムイオン H_3O^+
- 水酸イオン OH^-

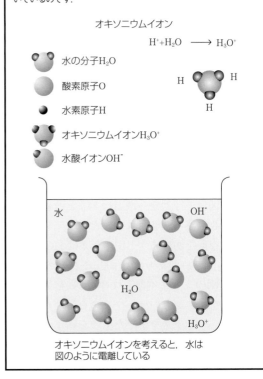

水
H_2O
H_3O^+
OH^-

オキソニウムイオンを考えると，水は図のように電離している

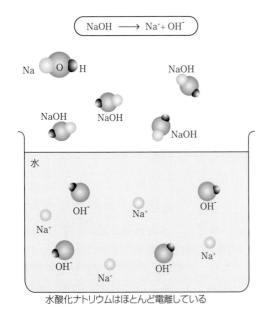

$$NaOH \longrightarrow Na^+ + OH^-$$

Na O H
NaOH
NaOH NaOH NaOH

水
OH^- Na^+ OH^-
Na^+
OH^- OH^- Na^+
Na^+

水酸化ナトリウムはほとんど電離している

図2　水酸化ナトリウムの電離

で以下も進めます。

水素イオンと水酸イオンの関係

　私たちの身のまわりの水溶液といえば、茶、清酒、血液、海水、雨水、水道水などいろいろあります。そのなかで不純物が少ないと考えられる雨水や水道水でさえ、多かれ少なかれ何かが水に溶け込んでいます。だから、純水を得るのは大変難しく、コールラウシュは42回も蒸留を繰り返したといわれています。

　水はごく一部、次のように電離しています。

$$H_2O \rightarrow H^+ + OH^-$$

　この場合、水1分子からH^+とOH^-は1つずつ出てくるので、H^+とOH^-の数は等しくなります。このことをH^+の濃度とOH^-の濃度が等しいといいます。[　]が濃度を意味するなら、水の場合$[H^+]=[OH^-]$（水素イオン濃度＝水酸イオン濃度）と書くことができます。H^+が酸性を示す原因となり、OH^-がアルカリ性を示す原因となる、ということはすでに何度も出てきましたから、$[H^+]=[OH^-]$であるかぎり、この液は酸性でもアルカリ性でもなく中性であることはいうまでもありません。だから純水に酸を加えると酸の電離によってH^+が増えるので$[H^+]>[OH^-]$となって酸性を示すようになり、逆にアルカリ溶液では$[H^+]<[OH^-]$となります。

　純水は、$[H^+]=[OH^-]$で中性ですが、では$[H^+]$、$[OH^-]$の値はいくらなのでしょうか。つまり、ごく一部の水が電離してH^+やOH^-のイオンに分かれているのですが、どれくらいの濃度でこれらのイオンは存在するのでしょうか。

　純水は、ほとんど電気を通さないことからもわかるように、水はわずかしか電離しませんから、$[H^+]$も$[OH^-]$も非常に小さく、

$$[H^+]=[OH^-]=10^{-7}(mol/L)$$

という小さな値なのです。つまり、1Lの水の中

のたった10^{-7}molだけが電離して、H^+とOH^-を10^{-7}molずつ生じるということです。1molの水は($H_2O：1 \times 2 + 16$)18gですから、1,000g(1L)の水の中に18×10^{-7}gしか電離していないということで、詳しく計算すると10億個の水の分子のうち約2個しか電離していないのです。

　$[H^+]$と$[OH^-]$のあいだには、一方が2倍に増えると他方は1/2に減る、一方が1/3に減ると他方は3倍に増える……といった関係があり、このことは両者を掛けた値は一定であることになりますね。式で表すと次のようになります。

$$[H^+] \times [OH^-] = K$$
水素イオン濃度×水酸イオン濃度＝一定

　純水では、$[H^+]=[OH^-]=10^{-7}(mol/L)$ですから、

$$[H^+] \times [OH^-] = (10^{-7})^2(mol/L)^2$$
$$= 10^{-14}(mol/L)^2$$

となりますが、この式の関係は純水だけでなく、どんな水溶液でも、薄い溶液なら成り立ちます。

　そして、$[H^+] \times [OH^-] = 10^{-14} =$一定を用いると、一方がわかったらもう一方もわかりますが(たとえば$[H^+]=10^{-4}$なら$[OH^-]=10^{-10}$、$[OH^-]=10^{-3}$なら$[H^+]=10^{-11}$というふうに)、通常$[H^+]$で表します。つまり、酸性であれアルカリ性であれ、$[OH^-]$でなく$[H^+]$の値に着目し、$[H^+]$が$10^{-7}(mol/L)$より大か小かで、酸性かアルカリ性かを判断します。

　酸性の溶液では、

$$[H^+] > 10^{-7}(mol/L) > [OH^-]$$

中性の溶液では、

$$[H^+] = 10^{-7}(mol/L) = [OH^-]$$

アルカリ性の溶液では、

$$[H^+] < 10^{-7}(mol/L) < [OH^-]$$

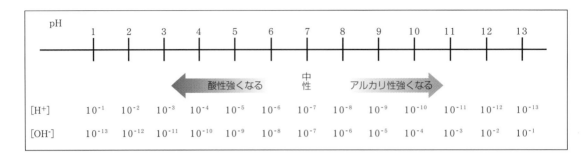

図3　水素イオン濃度・水酸イオン濃度とpHの関係

 pH値の求め方

前述したように[H⁺]を用いると水溶液の酸性,中性,アルカリ性の程度を示すことができますが,[H⁺]は10のマイナス何乗という値を書かなければなりません. そこでもっと簡単に[H⁺]の大小を表す方法を, と考えられたのが, 水素イオン指数または水素指数とよばれるもので, pH＊＊で表現し, 式では次のようになります.

pH = − log[H⁺](logは「ログ」と読む)

この式は対数計算がわかっていると簡単ですが, わからなくても,「log10^{a}というのは, 10の肩についている何乗という値(= a)に等しい」ということを覚えておけばよいのです.

そうすると純水は中性で[H⁺] = 10^{-7}(mol/L)だったのですから,

pH = − log10^{-7}
(aに相当するのが− 7なので)
　= − (− 7)
　= 7

つまり, 中性ならpH = 7になることがわかります(logの前にマイナスがついているのは, pH値を正の値にするため).

もう少しpH値の練習をしてみましょう.

もし, ある水溶液で[H⁺] = 10^{-4}(mol/L)と測定されたら,

pH = − log10^{-4} = −(− 4) = 4

となります. また, pH値を考えるうえで,

[H⁺]×[OH⁻] = 10^{-14}

の式は非常に大切で, 0.1(mol/L)の濃度の水酸化ナトリウムは[OH⁻] = 0.1(mol/L)ですから,

$$[H^+] = \frac{10^{-14}}{[OH^-]} = \frac{10^{-14}}{10^{-1}}$$
$$= 10^{-13}(mol/L)$$

となり,

pH = − log10^{-13} = 13

となります. 一般に[H⁺]が10^{-n}のpH値はnになる([H⁺] = 10^{-3}ならpH = 3, [H⁺] = 10^{-9}ならpH = 9)と覚えておけばよいことになります.

ですから[H⁺]が10^{-1}(= 0.1), 10^{-2}(0.01)……と減少する, つまり酸性が弱くなるにつれて, pH値は1, 2, ……と増加し, [H⁺] = 10^{-7}(pH = 7)で中性, 以下10^{-8}, 10^{-9}……とさらに減少するにつれて逆に[OH⁻]が10^{-6}, 10^{-5}……と増加しますから, アルカリ性が強くなるわけです. まとめると図3のようになります.

以上のことから, pH値が1大きくなると実際の水素イオンの濃度[H⁺]は1/10減る, pH = 3の液を100倍に薄めるとpH = 5になる. しかし, アルカリ性の溶液なら, たとえばpH = 11を100倍に薄めるとpH = 9になって逆にpH値

は小さくなる．こうしたことをもう一度確認してみましょう．

＊＊ pH はペーハーまたはピーエイチと読みます．p は power の略で指数を意味しますが，何乗という値を指数というからです．

緩衝溶液とは？

酸やアルカリを少々加えられても，また，水で薄められても pH の変化を最小限にとどめようとする働きを緩衝作用といい，このような働きをもつ液を緩衝溶液といいます．

緩衝溶液は化学工業方面でも重要ですが，生体にとっても非常に重要です．なぜなら私たちの尿，血液，体液の pH がほぼ一定に保たれているのはまさに緩衝作用のおかげで，もし生体の pH が大きく変化すると生理作用が乱れてしまうからです．

ここで，緩衝溶液の例をあげ，なぜ酸やアルカリを少々加えても pH が大きく変化しないのかを述べる前に，少し言葉の説明が必要です．

すでに酸とアルカリ（塩基）について述べまし

た．アルカリと塩基を同一に扱っている本もありますが，ここでは塩基のなかでも水に溶けるものをアルカリとして区別してきました．緩衝作用について述べるとき，アルカリよりも広い意味をもつ塩基という言葉が用いられることが多いので，この項目のみ塩基を用いることにします．

ところで，塩酸に水酸化ナトリウムを加えると，次のように反応します．

$$HCl + NaOH = NaCl + H_2O$$

この反応を中和反応といい，酸と塩基の中和によってできた（この場合は NaCl）を「塩（えん）」といいます．また，酸と塩基はさらに強酸・弱酸，強塩基・弱塩基に分けられ，「強」は水の中ではほぼ 100% 電離しているもの，「弱」は一部しか電離していないものを意味しています．

たとえば，

強酸……HCl（塩酸）

弱酸……CH_3COOH（酢酸）

強塩基…NaOH（水酸化ナトリウム）

弱塩基…NH_4OH（水酸化アンモニウム）

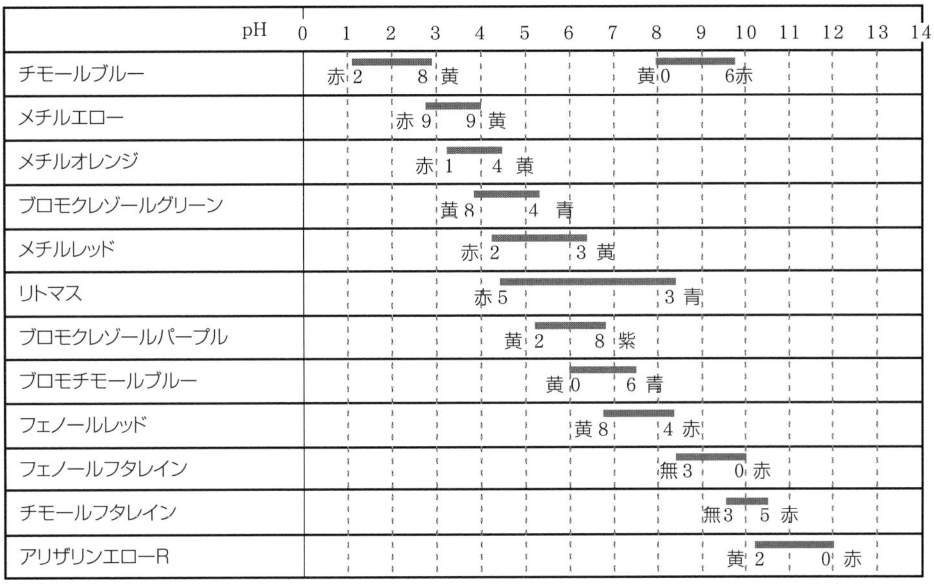

pH	0	1	2	3	4	5	6	7	8	9	10	11	12	13	14
チモールブルー		赤2	8黄						黄0	6赤					
メチルエロー		赤9	9黄												
メチルオレンジ			赤1	4黄											
ブロモクレゾールグリーン			黄8	4青											
メチルレッド				赤2	3黄										
リトマス				赤5		3青									
ブロモクレゾールパープル					黄2	8紫									
ブロモチモールブルー						黄0	6青								
フェノールレッド						黄8	4赤								
フェノールフタレイン								無3	0赤						
チモールフタレイン									無3	5赤					
アリザリンエローR									黄2	0赤					

※変色域の下の数字はpHの小数点以下第1位を示す．たとえばチモールブルーは，pH＝1.2（赤）〜2.8（黄）

図4　主な指示薬の変色域

緩衝溶液は一般に「弱酸とその塩」または「弱塩基とその塩」の混合水溶液ですが，前者の例で考えましょう．酢酸（弱酸）と酢酸ナトリウム（弱酸とその塩）を例にします．

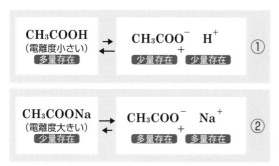

ここに酸（H^+）を加えると，CH_3COO^- は①，②の右辺に十分あるので，

$$CH_3COO^- + H^+ \rightarrow CH_3COOH$$

塩基（OH^-）を加えると，CH_3COOH は①の左辺に十分あるので，

$$CH_3COOH + OH^- = CHCOO^- + H_2O$$

となります．

水溶液中に H^+ が増えると酸性に，OH^- が増えると塩基性（アルカリ性）になり，pH が変化しますが，この場合 H^+ も OH^- も増えないので，pH は変化しないことがわかります．

表1　人体液などのpH値（25℃）

溶液	pH 値
胃液	1.8 ～ 2.0
レモン汁	2.0 ～ 3.0
食酢	3.4
ビール	4.0 ～ 4.5
牛乳	6.5
尿	4.9 ～ 7.4
唾液	6.8 ～ 7.4
純水	7.0
血液	7.4
膵液	8.0
涙	8.2
海水	8.5

このように少量の酸や塩基を加えても，pH がほとんど変わらない作用をもつ溶液を緩衝溶液といいます．血液はじめ身近な液の pH 値を表1にあげておきます．

指示薬

水溶液の pH 値を測定するには，pH 値によって変色する薬品（指示薬）を用い，その変色の程度を基準色と比較して求めるのが一般に行われている方法で，指示薬によって変色する pH 値の範囲を変色域といいます．図4は指示薬の種類とその変色域を示したものです．指示薬として用いる色素は，（リトマス紙を除いて）水素イオンの濃度がおよそ 100 倍，pH 値が 2 くらいの変化を起こすと明らかに変色します．

よく用いられるリトマスは，リトマスごけから得られる紫色の色素で，主成分はアゾリトミンです．これは暗赤色の色素で，酸により赤変，アルカリにより青変します．変色域は 4.5（赤）～ 8.3（青）で変色域が広いため正確な pH 値測定にはあまり使われません．

ドライアイスにリトマス紙を当てても変色しないのに，濡れた青色リトマス紙なら変色し，酸性を示す理由は何でしょうか．

ドライアイスは CO_2 を固体にしたものですね．CO_2 は水に溶けると H_2CO_3（炭酸）となり，それらの一部が $H_2CO_3 \rightarrow H^+ + HCO_3^-$ のように電離して H^+ を生じるからです．

乾いたアンモニアの気体にリトマス紙を入れても変色しないのに，濡れたリトマス紙を青変させアルカリ性を示すのも，アンモニアが水に出合うと $NH_3 + H_2O \rightarrow NH_4^+ + OH^-$ となって，OH^- を生じるからです．

指示薬を溶液で用いる場合と，溶液をろ紙にしみ込ませ乾燥させたものを用いる場合がありますが，前者を pH 試験液，後者を pH 試験紙（代表的なものがリトマス紙）といいます．

酸性食品とアルカリ性食品

卵黄の味に全く酸味はないのに，卵黄が酸性食品の代表のようにいわれたり，リトマス紙を赤変させることを確認するまでもなく，味から即座に酸性であると判断できるレモンが実はアルカリ性食品であるといわれると，その区別はどうなっているのか確認したくなります．レモンやミカンは酸性なのにアルカリ性食品であるといわれるのは，体内でアルカリ性に変わるからですが，もう少し詳しく考えてみましょう．

食物は，C，H，O，Nを主として含みますが，いくらかのNa，K，Pなどの無機質も含みます．たとえば白米が体内で完全燃焼する（O_2と結びつく）と，CはCO_2に，HはH_2Oになり，残りが灰分です．そしてこの灰分の中に何が残っているかによって，酸性食品かアルカリ性食品かが決まるわけです．たとえば灰分の中にナトリウム（Na）が残っているならNaは水に溶けて，

$$H_2O + Na \rightarrow NaOH + \frac{1}{2}H_2$$
$$\text{（水酸化ナトリウム）}$$

のようになり，アルカリ性を示す物質に変わるので，この食品はアルカリ性食品ということになります．NaだけでなくKやCaも水に溶けるとアルカリ性を示す物質に変わるため，これらが多い食品は（たとえ味が酸っぱく，リトマス紙を赤変させても）アルカリ性食品なのです．

レモンやミカンだけでなく果実の多くがアルカリ性食品であるのは，クエン酸やリンゴ酸などを果実が含んでおり（そのために酸味があり酸性を示す），燃焼後Kのような無機質が灰分の中に多く残るからです．逆に，S，P，Clを多く含む食品は，酸性食品ということになります．なぜなら，これらの無機質は水に溶けると酸性を示す物質に変わるからです．

酸性，アルカリ性といっても，燃焼する前とあとで正反対になったりすることもあるので，注意が必要ですね．血液のpH値は約7.4で，ややアルカリ性ですが，極端に偏った食生活をしたり，

病気の場合以外では，血液が大きく酸性やアルカリ性に傾くことはなく，体内のpHは一定の値に保たれるのだということは，皆さんもよくご存じだと思います．

何年か前「アルカリ性食品である野菜類をたくさん食べないと，血液が酸性に傾く」という「アルカリ性食品崇拝」が信じられた時期がありますが，その後，その考えの間違いは指摘され，最近は全く耳にしなくなりました．

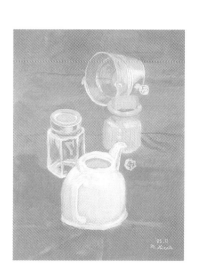

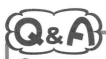

Q 酸・アルカリを示す指示薬としてよく用いられる「リトマス紙」は,『ボイルの法則』で有名なボイルの考案が発端となった,というのはほんとうなのでしょうか？

A ほんとうです.

　自然界に存在する物のなかには果物をはじめ酸性の物が多いのですが,酸性であることを指示する薬品が17世紀に入ってもありませんでした.そんななかでボイル(1627～1691)は,スミレやバラの花の絞り汁が指示薬として役立つことに気づき,「植物色素」と名づけました.これが指示薬の始まりです.

　さらに,(本来,羊毛の染料として用いられていた)リトマスごけの色素が酸性なら青から赤へ,アルカリ性なら赤から青へ変化することに気づき,また絞り汁をしみこませた紙の色の変化で中和反応を確認して,リトマス紙の発端となったのです.

　リトマス(litmus)はオランダ語で「lakmoes」と書き,「lak(染色) + moes(紙)」,つまり染色性の紙という意味だそうです.

　(ちなみに,リトマスごけが指示薬になるのでは？　という発端となったのは,一人の男性が岩の上でオシッコをしたところ,そこに生えていたリトマスごけが変色したことによるのだそうです.世の中の発見はこういうことからも起こりうるのですね)

 ## COFFEE BREAK ●●●

「酸性食品とアルカリ性食品」って,
　　外国人に通じない？

　一時,「酸性食品とアルカリ性食品」について,新聞,ラジオ,雑誌でずいぶん取り上げられ,どれも「人間の身体は弱アルカリ性だから,アルカリ性食品を食べよう」という結論でしたが,いまでは全く論じられません.

　その理由は前述しましたが,そもそもこのような名前の存在は日本のみで,外国では通じないのです.

　では,どうしてこんな議論が日本で起こったのでしょうか？

　調べてみますと,大正時代にある大学教授が「ウサギに大根おろしを食べさせたら血液が酸性に傾き病気になった」と学会で発表したのがきっかけで,これらの研究が始まったのだそうです.

　ずっとあとになってからですが,極端な酸性食品ばかり,あるいは,アルカリ性食品ばかり10日間食べさせたところ,酸性食品を食べ続けた人の尿は酸性であったけれど血液は弱アルカリ性だったそうで,全員がpH7.32～7.42という正常な弱アルカリ性の血液という結果でした.

　いまになって考えると,大正時代に用いられていたpHの測定器は,小数点以下1桁目からあやしかったそうで,このような微妙な値を論じるには不適当だったのかもしれませんね.

29. 濃度の表し方と物質の溶け方

　医療の場における液体の濃度の表現法には，さまざまなものがあることに気づいておられると思います．よく出てくるのが 5％ブドウ糖液や 0.9％の生理食塩液のように％の表示ですが，そのなかにも w/w％，w/v％，v/v％というふうに，異なった表し方が見つかります．

　また，1mg/dL は 1dL（＝ 100mL）に 1mg の濃度というふうに，難しい計算など全く必要とせず直感的に理解できる表示もある一方で，mmol/L や mEq/L のように％よりも一見わかりにくい表示法もあります．さらに，mOsm/L と mOsm/kg の違いは？　といわれるとますますわかりにくくなります．

　また，これら液体の多くは水の中に物質が溶けている場合ですが，このことは，「水には物質を溶かしやすい性質がある」ということになります．しかし，いくらでも溶けるわけではなく，溶け方に限度があります．溶け方の限度は物質によってどのように異なるのでしょうか．

溶液，溶質，溶媒

　食塩液は食塩が水に溶けているのですから，「溶質（溶けている物質）は食塩，溶媒（溶かしている液）は水，溶液（物質の溶けている液全体）は食塩液」ということは，ご存じだと思います．

　しかし，溶液といっても中に含んでいる溶質は食塩のような固体ではなく，液体であっても気体

であってもよいのです．均一に混ざり合ってさえいればよいのです．たとえば，水とエタノール（通常アルコールといえばこれ，エチルアルコールともいう）は，両方とも液体ですが，これらが均一に混ざった液も，溶液といいます．A 液と B 液の混ざった液において原則として量が多いほうの液体を溶媒，少ないほうを溶質といいます。しかし量にかかわらず重要なほうの物質を溶質とみなすことがあります．清涼飲料水には気体の二酸化炭素（炭酸ガス）が溶かされていますが，このときの溶媒は水，溶質は二酸化炭素です．

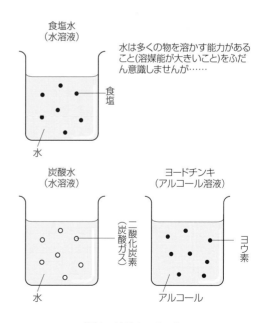

図 1　溶液のいろいろ

表1 液体の濃度の表示法

パーセント濃度	モル (mol) 濃度
重量パーセント：w/w% （変形として w/v%）	重量モル濃度：mol/kg
容量パーセント：v/v%	容量モル濃度： M または mol/L

※ほかに規定度（N）＝当量濃度 [Eq/L] も，化学の分野でよく用いられる

食塩液のように溶媒が水の場合を水溶液といい，溶媒がアルコールならアルコール溶液といいます．ヨードチンキは，アルコールにヨウ素を溶かしたものですから，アルコールが溶媒，ヨウ素が溶質，液全体はアルコール溶液になるわけです（図1）．

液体の濃度の表示法を表1に示します．

重量パーセント

重量パーセント(w/w%)

$$= \frac{溶質の重量(g)}{溶液の重量(g)} \times 100$$

$$= \frac{溶質(g)}{溶媒(g) + 溶質(g)} \times 100$$

w は weight（ウエイト，重量）を意味し，分母も分子も重量で表すので，w/w と書くのです．このことを wt% と書いたりもします．重量ならgw とすべきでは……と考えられるでしょうが，習慣に従い g でとおします．

水 100g に食塩 25g を溶かした濃度は 25% ではなく溶液の重量は 125g なのですから，$\frac{25}{125} \times 100 = 20（％）$になります．25% にしたければ，水を 75g にすると $[\frac{25}{75+25} \times 100 = 25（％）]$ よいことがわかります．

w/v%は？

また，この変形として w/v% という表示を用

いることがあります．これは溶液(100g ではなく)100mL 中に溶けている溶質の g 数で表した濃度のことです．分母が重量(g)でなく，容量(mL) になっています．つまり分母は容量(volume)を用いるので，w/v という表示になっているのです．

100g の水に 5g のブドウ糖を溶かしたら，

$$\frac{5(g)}{100 + 5(g)} \times 100 = 4.8 w/w\%$$

の濃度となりますが，水 100g(100mL と考えてよい)に 5g のブドウ糖を加えても，溶液全体の容量はほぼ 100mL のままですから，

$$\frac{5(g)}{100(mL)} \times 100 = 5 w/v\%$$

と表示してもよいのです．

もっと濃度が薄い場合はどうでしょうか．

100g の水に 1g の食塩を溶かしたら，

$$\frac{1(g)}{100 + 1(g)} \times 100 = 0.99 w/w\%$$

ですが，容量は，

$$\frac{1(g)}{100(mL)} \times 100 = 1 w/v\%$$

となります．ですから，薄い水溶液のときは，w/w%と w/v%のどちらの表示法でも濃度の値は，ほとんど変わらないことになります．

溶液の薄め方は？

溶媒を追加すれば，いくらでも薄い溶液が得られます．

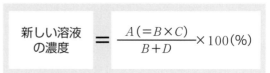

$$ 新しい溶液の濃度 = \frac{A(=B \times C)}{B+D} \times 100（\%）$$

A：溶質の重量
B：はじめの溶液の重量

C：はじめの濃度

D：追加した溶媒の重量

たとえば，25%食塩水100gに水25gを加えると，以下のように薄まります．

$$\frac{100 \times 0.25}{100 + 25} \times 100 = 20(\%)$$

また，25%食塩水100gを10%に薄めたければ，加える水の量をxgとすると，

$$\frac{100 \times 0.25}{100 + x} \times 100 = 10(\%)$$

$$x = 150$$

となり，水を150g追加すればよいこともわかります．

容量パーセント

容量パーセント(v/v%)

$$= \frac{溶質(mL)}{溶媒(mL) + 溶質(mL)} \times 100 \quad ①$$

$$\neq \frac{溶質(mL)}{溶液の容量(mL)} \times 100 \quad ②$$

v は volume(ボリューム，容量，体積)を意味し，分母も分子も容量で表すので v/v と書くのです．このことを vol%と書いたりもします．

w/w はすべて重量(g)で測定したのに対し，v/v はすべて容量(mL)で測定しただけで考え方は同じですが，次の注意が必要です．

容量の加法性

水100gとアルコール20gの和は120gですが，水100mLとアルコール20mLの和は120mLではなく，それよりやや少ない量になります．つまり，重量は混合前と混合後に加法性

が成り立つのですが，容量は加法性が成り立ちません(お米1Lと小豆1Lで2Lにはならない)．

水とアルコールを混合すると容量は少し減りますが，塩酸と水酸化ナトリウムの混合液は少し増加します．このように容量に加法性が成り立たない場合，上記の式はどうなるのでしょうか．たとえば，アルコール700mLに水300mLを加えると，溶液は1,000mLより少なくなり，①式と②式の分母は異なった値になるわけです．

そのために注意が必要で，v/v%は，①式を用いるという約束があります．つまり，容量には加法性が成り立ちませんので，溶液全体の容量を考えず，混合前の溶媒，溶質の容量の値を用いるのです．だからこの例では，

$$\frac{700}{700 + 300} \times 100 = 70(\%)$$

のアルコールの水溶液になります．

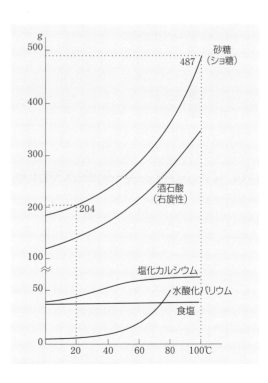

図2　溶解度曲線(水100gに溶ける溶質のg数)

溶解度

固体の液体への溶解

　水に食塩や砂糖はよく溶けますが，砂糖の溶ける量は水の温度によって大きく変わります．また，溶ける量に限度があります．

　一方，アルコールに食塩は溶けませんし砂糖もほとんど溶けませんが，(水に全く溶けない)ナフタリンはかなり溶けます．

　ある温度で一定の溶媒に溶けうる溶質の限度は，溶媒，溶質の種類によって異なります．通常，100gの溶媒に溶けることのできる溶質の最大のg数を，その溶質のその溶媒に対する溶解度といいます．

　たとえば，20℃の水100gに砂糖を溶かすと204gまで溶けますが，それが限度でそれ以上加えても砂糖は沈殿，析出してきます．けれども温度を上げるともっと多くの砂糖が溶けることは経験していらっしゃるでしょう．100℃にしますと487gまで溶けます．この例でいうなら，20℃の水に対する砂糖の溶解度は204(g)，100℃では487(g)ということになります．

　いくつかの物質の(水に対する)溶解度が温度とともにどのように変わるかを図2に示しましたが，これを溶解度曲線といいます．砂糖は温度上昇とともに溶解度が大きくなりますが，食塩はあまり変わらないことがわかります．また，限度いっぱい溶かした溶液を飽和溶液といいます．

　練習のために「20℃における砂糖の飽和溶液の濃度は？」を考えてみましょう．

　20℃の水100gに204gの砂糖が限度ですから，このとき

$$\frac{204}{100+204} \times 100 = 67(\%)$$

の濃度になります．もしこの砂糖水の温度が0℃まで下がりますと，(0℃での溶解度はグラフから180ですから)24(= 204 − 180)gだけ溶けきれなくなり析出します．

　温度を下げると析出し再び結晶になること(再

結晶)を利用して，固体の中に含まれている不純物を除いて純粋の物質をつくることができます．なぜなら，少量の不純物を含む固体を溶かした溶液があり，その温度を下げ主成分が再結晶して出てきても，もともと不純物は少量しかないのですから溶液中に溶けたままで，再結晶して出てきた主成分は不純物を含まず，純粋の結晶といえます．氷砂糖は，濃い砂糖の溶液の温度をゆっくり下げ，砂糖を再結晶させてつくります．だから，氷砂糖は不純物を含まない純粋な砂糖の固まりといえます．

気体の液体への溶解

　気体は高温になると運動が活発になって空気中へ飛び出し，液体内にとどまる割合が少なくなるので，気体の溶解度は(固体とは逆に)低温のほうが大きくなります．気体の溶解度にはもう1つ特徴があります．それは圧力との関係で，圧力が高いほどよく溶けます．もう少し詳しくいうなら，「一定の温度で，一定量の液体に溶ける気体の質量は気体の圧力に比例する」という法則があり，これを『ヘンリーの法則』といいます．

　だから，冷たいサイダーのふたを取り室温に放置すると，清涼感のないまずい飲み物になるのは，ふたを取って圧力が減じたため，および温度が高くなったために，二酸化炭素の溶解度が小さくなり，溶けきれずに出てくるからです．

　ところで，SIシステム(単位の国際制度)によると物質の濃度を表すのにmol/Lの単位が用いられます．また，臨床では「結合当量」という概念から濃度を論じるときEq/Lを用いますし，浸透圧ではOsm/L，Osm/kgという単位もしばしばみかけます．実際に皆さんが目にされるのは，mmol/L，mEq/L，mOsm/L，mOsm/kgというように，どれもいちばん前にmという文字をもっていますが，これはミリ(1/1,000)を表すので，いまはこの文字は頭の外においてください．

　ですから，mol(モル)，Eq(equivalent：イクイバレントの略で当量を意味する)，Osm(osmol：オスモルの略)がわかればすべて解決します．

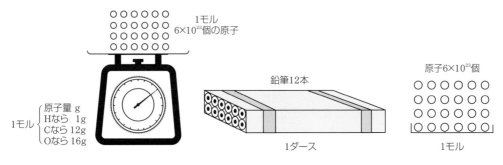

図3　原子量とモルの関係

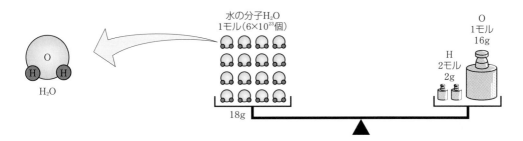

図4　水の分子とモル

少し難しく思われるかもしれませんが，これらをマスターできればあなたはもう濃度に関して怖いものなしです．

原子量とモル

物質はいろいろの原子から成り立っていますが，各原子の質量（わかりにくければ重さと思ってよい）は互いに異なります．しかし，どの原子も1個の質量は大変小さく，たとえば水素原子1個の質量は 0.00……g といわなければならないので，不便でしかたありません．そこで炭素原子（C）の質量を12と決めて，ほかの原子の相対的な質量を表すことにするのです．この値を原子量といいます．

たとえば水素，酸素の原子量がそれぞれ1，16ということは，水素原子（H）はCの1/12の重さしかなく，酸素原子（O）はCの約1.3倍の重さがあることを意味します．このH, C, Oの原子量が，それぞれ1，12，16という値であることは覚えて

おく必要があります．ほかの原子の原子量も，医療でしばしば出てくるものは覚えておいたほうが望ましいのですが，不明のときは周期律表（化学の本の表紙裏などに出ている）を見てください．

一つひとつの原子はどれも軽くて測ることはできませんが，大切なことは，「もし各原子を 6×10^{23} 個（6のうしろに0が23個ついた値．つまり1,000兆個の集まり6億個ぶん!!）というとてつもない個数だけ集めてくると，その集団は，Hなら1g，Cなら12g，Oなら16g（つまり原子量にgをつけたぶんだけの質量）になる」ということです．この 6×10^{23} 個という個数をアボガドロ数といい，この数だけ集まった集団を1モルといいます．つまり，私たちが鉛筆を12本まとめて1ダースとよぶように，原子 6×10^{23} 個をまとめて1モルとよびます（図3参照）．

原子がいくつか集まってつくる分子でも同じことがいえます．たとえば水の分子は H_2O ですから，Hが2個とOが1個から水分子1個ができます．つまり，2モルのHと1モルのOから

H_2O が 1 モルできるのです(図 4 参照).「2 モルと 1 モルで 3 モル?」という考えがおかしいことは図 4 を見るとよくわかるでしょう. H2 モルは 2g, O1 モルは 16g ですから, H_2O1 モルは 18g です(水 1 モルは水の分子がやはり 6×10^{23} 個集まっていることが図 4 からわかる). ですから, もしコップ 1 杯の水(180g とする)を飲んだら, 10 モルの水, つまり 6×10^{24} 個もの水分子が胃の中に入ったことになります. この数がいかに膨大なものかを知るには, 次のような話もあります.

もしコップ 1 杯の水を太平洋全体に注ぎ, よく撹拌する(ことができる)と, 太平洋全体にコップの中の水分子はばらまかれることになりますが, この撹拌された水を再びコップにとると, 最初にコップの中にあった水分子の 100 や 200 は再び戻っているという計算があるくらいです.

分子量とモル

原子量に g をつけた値が, その原子 1 モル(6×10^{23} 個の原子の集まり)に相当しますが, 分子でも分子量に g をつければやはりその分子 1 モル(6×10^{23} 個の分子の集まり)ぶんの質量になります. つまり, 水の分子 H_2O は, 原子量 1 の H が 2 個と原子量 16 の O が 1 個でできているので分子量は 18 です.

このように, 分子を構成している原子量の和を分子量と考えればよいのです. 二酸化炭素 CO_2 なら $12 + (16 \times 2) = 44$ で, 分子量は 44 です.

ほかにも例をいくつか考えてみましょう.

食塩 NaCl は, Na(ナトリウム), Cl(塩素)の原子量がそれぞれ 23, 35.5 なので, Na23g(1 モル)と Cl 35.5g(1 モル)で NaCl 58.5g(1 モル)ができます. もし私たちが 1 日に 6g の食塩を摂取したとすると約 0.1 モル, つまり 6×10^{22} 個の NaCl 分子を体内に取り入れたことになります.

一方, 溶液 1L 中に何モル溶けているかをモル濃度といい, mol/L という単位で表します. 海水(1L 中に約 30g の NaCl が溶けている)では, 約 0.5mol/L の濃度であることがわかります.

おなじみのブドウ糖($C_6H_{12}O_6$)を考えてみましょう. $(12 \times 6) + (1 \times 12) + (16 \times 6) = 180$ で, ブドウ糖の分子量は 180(水の 10 倍)という大きな値です. つまり 180g のブドウ糖が 1 モルですから, 大さじに 9g($9/180 = 0.05$ モル)とってお湯に溶かし, ブドウ糖液 100mL をつくったとすると, 1L(1,000mL)には 90g(0.5 モル)溶けていることに相当します. ですから, この液の濃度も 0.5mol/L というわけです.

モル(mol)と当量(Eq)の関係は?

1 モルとは原子あるいは分子を 6×10^{23} 個集めたもので, そのとき原子量や分子量に g をつけただけの質量になること, また, 溶液 1L 中に何モル溶けているかで, その溶液の濃度を(mol/L という単位で)表すことを述べました.

溶液といってもいろいろありますが, 医療では体液を問題にすることがしばしばありますね. 体液には電解質が溶けています. 水に溶けてプラスやマイナスの電気を帯びたもの(イオン)に分かれる(電離する)物質を電解質といいます. 例をあげると, 食塩は陽イオンの Na^+ と陰イオンの Cl^- に電離します. また, ブドウ糖や尿素, クレアチニンなどのようにイオンに分かれないものを非電解質といいます. 溶けている電解質の濃度を論じるとき, mol/L の代わりに Eq/L を用いることがあります. Eq とは Equivalent(イクイバレント:当量)の略ですが, 具体的には何を意味するのでしょうか.

Na, Ca(カルシウム)の原子量はそれぞれ 23, 40 ですから, Na の 1 モルは 23g, Ca の 1 モルは 40g だったわけですね. ところが, Na, Ca は電離するとそれぞれ Na^+, Ca^{2+} の陽イオンになります. イオン電荷の数(プラス, マイナスにかかわりません)を原子価といいます. Na^+ なら 1, Ca^{2+} なら 2, Cl^- なら 1 というようにです. 何度も述べますように, 原子量に g をつけたものが 1 モルだったのですが, それを原子価で割った値〔原子量(g)/

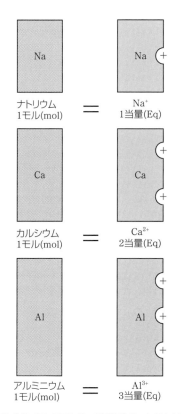

ナトリウム 1モル(mol) ＝ Na⁺ 1当量(Eq)

カルシウム 1モル(mol) ＝ Ca²⁺ 2当量(Eq)

アルミニウム 1モル(mol) ＝ Al³⁺ 3当量(Eq)

※＋のイオンになることは−の電気を失ったことと同じ

図5　モルと当量の関係

原子価]を Eq(当量)といいます. Na^+ の1モルは 23g ですから, $1Eq = 23g/1 = 23g$ となり, 1 モルと 1Eq は等しいことになります. ところが, Ca^{2+} の1モルは 40g で原子価が2ですので $1Eq = 40g/2 = 20g$, 1モル = 2Eq となり, モルの 値と Eq の値は等しくありません(図5参照).

　覚えやすい方法としては, 原子価が1なら(た とえば Na^+, Cl^-)1mol = 1Eq, 原子価が2な ら(たとえば Ca^{2+}, Mg^{2+})1mol = 2Eq, 原子価 が3なら 1mol = 3Eq というように相互関係が あるのだということです. したがって, mol で 表された濃度を Eq の濃度にしたければ,

$$\boxed{mol\ 濃度} \times \boxed{原子価} = \boxed{Eq\ 濃度} \quad ③$$

になります.

　たとえば, 血漿の Cl^- の濃度は 100mmol/L

ですが, これは 100mEq/L になり, Ca^{2+} の濃 度 2.5mmol/L は 5mEq/L となります. なお, m はミリ(1/1,000)を表すだけです. 化学などで 扱う溶液に比べ, 血漿に溶けている溶質は微量で, 1L 中に1モルなんてとても溶けていませんので, 1/1,000 のミリモルを単位として扱ったほうが便 利なのです.

モル(mol)と オスモル(osmol)の関係は？

　溶液の濃度は, 溶けている物質(溶質)の組成が わかっていれば, 原子量や分子量がわかるのです から, mol/L で表されるということ, また, 溶 液や電離する物質(電解質)のときには, mol で なく Eq を用いることがしばしばあることを述べ ました. けれどもその関係は簡単で,「mol × 原 子価 = Eq」でした. そして原子価とは, 電解質 がイオンに分かれたときにもっているプラスまた はマイナスの数でした.

　ところで, 液に濃度の差があると薄いほうから 濃いほうへ, まるで水が引き込まれるように移動 する現象(浸透圧)については次章で述べていま す. そこでは Osm/L という単位についてかなり 詳しく述べています. モルとの関係をそこに加え ることにより, 濃度の相互関係をはっきりさせて ほしいと思います. 必ず両方読んでください.

　Osm(osmol：オスモル)は溶質の個数に関係 した量ですから Eq とは異なり, 非電解質にも用 いられます. 非電解質については大変簡単で, オ スモルは mol 濃度と同じです. なぜなら, 非電 解質(A とする)はイオンに分かれないので, 水 の中でも(A のままで)個数は変わらないからで す. つまり, 1L に 1mol 溶けていれば 1mol/L ですが, 同時に 1Osm/L であり, その 1/1,000 の濃度なら 1mOsm/L です. ブドウ糖($C_6H_{12}O_6$; 分子量は 180)180g が1モルなので, 1L 中 9g 溶けているなら 0.05mol/L = 50mmol/L です が, 電離しないので 50mOsm/L でもあるのです.

　食塩($NaCl$)は, $NaCl \rightarrow Na^+ + Cl^-$ のように2個

に分かれるので個数は2倍になり1mol → 2Osm. 硫酸ナトリウム(Na_2SO_4)は，$Na_2SO_4 → Na^+ + Na^+ + SO_4^{2-}$のように3個に分かれるので1mol = 3Osm.

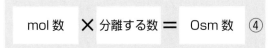

| mol 数 | ✕ | 分離する数 | ＝ | Osm 数 | ④ |

という関係になります(図6).

けれども，これは完全に(100％)分離すると仮定したもので，現実にはそうでない場合が多いのです．たとえば，10個のNaCl分子がすべてNa^+とCl^-に分かれるなら20個になり，確かに個数は2倍になったのですから1mol → 2Osmと考えてよいのです．しかし，80％しか分離しなければ，10個のNaCl分子のうち8個がそれぞれNa^+，Cl^-に分かれ16個，残った2個のNaCl分子とで個数は18個にしかなりません．ですから，100％分離すれば④式が適応できますが，現実にはもう少し少なめになる場合が多いのです．

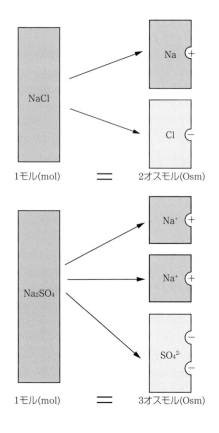

図6　イオン化する物質

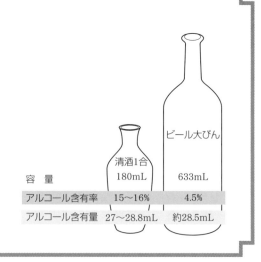

Q&A

Q お酒に「アルコール度数」という表示を用いることがありますが，ここで述べられている濃度とどのような関係があるのでしょうか.

A 「アルコール何度」という表示は，ここで述べた「容量パーセント(v/v%)」に相当します．したがって，5度というのは，5v/v%ですから，水95mLにアルコール5mL〔＝$(\frac{5}{95+5}) \times 100$〕の割合を意味します．
　清酒，ビールのアルコール含有率は，それぞれ15〜16％，4.5％です．清酒1合は180mL，ビール大びん1本は633mLですから，清酒1合とビール大びん1本のアルコール含有量は，ほぼ等しいことになります.

容　量	清酒1合 180mL	ビール大びん 633mL
アルコール含有率	15〜16%	4.5%
アルコール含有量	27〜28.8mL	約28.5mL

COFFEE BREAK ●●●

なぜ彼女は助かったか？

硫化水素(H_2S)のにおいってご存じですか？

ゆで卵のにおい……といえば，あぁわかったとおっしゃるでしょう．卵が腐ったときやタンパク質の分解でも発生する不快な気体で，濃くなると有毒なガスです．火山ガス中や温泉においてこのガスの大量発生に遭遇することがあります．

以前，温泉で大量発生したとき，そこにいた1人の女性はそばにあった濡れタオルで口や鼻を押さえて逃げたところ，彼女だけ有毒ガスの被害が少なかったそうです．どうしてでしょうか？

それは，硫化水素が水に溶けやすいためです．硫化水素の水に対する溶解度は（体積にして）空気の160倍なので，硫化水素がタオルの水に溶け，体内に入ってくる量が減ったからです．

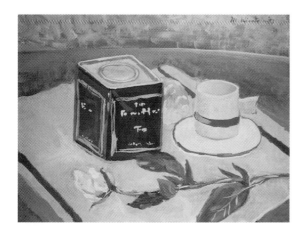

30. 皮下注射や人工透析を行う際に必要な浸透圧の知識

「青菜に塩」やナメクジの例を出すまでもなく，浸透圧に関する知識はおもちでしょうけれど，かなり個人差があるようです．また，0.85％の食塩水といえば直感的にわかるけれど，285mOsm/L といわれるとなんのことかわからないという人も少なくありません．ここでは体液の知識として欠かせない浸透圧について述べ，透析の話まで加えたいと思います．じっくり読めば，「5％のブドウ糖液は溶液 100g 中に 5g のブドウ糖を含んでおり，0.85％の食塩水は 100g 中に食塩を 0.85g しか含んでいないのに，浸透圧はだいたい同じで 280 ～ 290mOsm/L という値である」ことが納得できるはずです．

拡散現象とは

コップの水の中に，赤インクを 1 滴落としてみましょう．みるみるうちにインクは広がり，液は一様に薄い赤色を示します．また，カップに熱湯を入れて固形スープを入れます．ゆっくりですがスープは溶けていきます．スプーンでかきまぜなくても辛抱強く待っていますと，しだいに溶けてスープの粒子はほとんど一様に散らばっていきます．

これからの話と比較しやすいように，もう少し科学的に述べます．図 1 ⓐの左側にブドウ糖液を入れ，右側に水を入れて全透膜で仕切ります．全透膜というのはどんな分子でも自由に通すことのできる膜ですから，ブドウ糖分子も全透膜を通

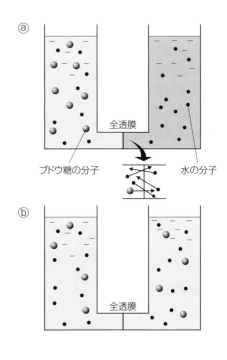

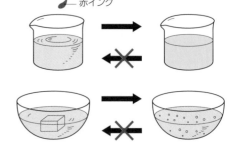

図 1　全透膜と拡散

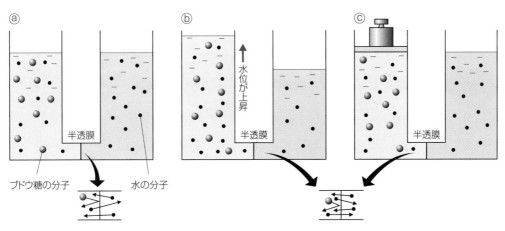

図2　半透膜と浸透圧

り抜けてしだいに右側へ散らばり，最後には⑥のように一様に混ざり合います．もし右側が水でなく左とは濃度の異なるブドウ糖液であっても，最後には一様に混ざり合って同じ濃度になります．

このように濃度に差があるとき，しだいに溶質が広がり散らばって，ついに一様な濃度になる現象を拡散といいます．赤インクが広がるのもスープが溶けていくのも拡散現象です．

ついでにつけ加えるなら，濃度の濃いほうから薄いほうへ溶質が移動するのは自然の理であり，逆は起こりません．拡散現象は一方通行なのです．すなわち，図1⑥のように一様な濃度になった液を自然に放置しておいても，もとの③のようにはなりません．インクの溶けた水を放置すると透明な水とインクの部分に分かれたり，インスタントスープがいつの間にか水の部分と固形スープに分かれていたりしないのも同じことで，逆の現象は進行せず，自然に秩序のないほうへ（図1③より⑥のほうが整理されておらず無秩序）と進みます．

最近，いろいろなところで話題になっている『エントロピー増大の法則』というのがまさにこれで，無秩序さが増大するのが自然の理であると考えてよいのです．整理整頓されていた部屋がしだいに汚くなるのも『エントロピー増大の自然法則』なのでしょう⁉

水を引き込む力「浸透圧」

図1⑥のようにどこも等しい濃度になれば，水やブドウ糖の分子はじっとしているのかというと，そうではありません．水もブドウ糖もたえず移動していますが，左⇄右へ同じ割合で移動するので濃度に差を生じず，みかけ上移動がとまったようにみえるだけです．

ところで図2③を見てみましょう．一見図1③と同じように見えますが，半透膜で仕切ってあります．半透膜は全透膜と違って，溶媒の水は通しますが溶質のブドウ糖は通しません．左からも右からも同じように分子は移動を試みようとするのですが，左からくる分子のうちいくつかはブドウ糖の分子であり，それらは膜を通過できません．ところが右からくる分子はすべて水の分子ですから差し引き右から左へ移動する水分子の数のほうが逆方向へ移動する水分子の数より多くなり，左の水位が上がってきます（図2⑥）．左の水位がしだいに増えますと膜の左→右へ圧力がかかり，その結果左→右へ移動しようとする水分子は図2③の場合より多くなり（通過できないブドウ糖分子の個数を差し引いても），右→左へ移動する水分子の個数と等しくなるわけで，⑥の水位を保ったまま落ち着きます．

水位の差をなくし，しかも左⇄右の水分子の移

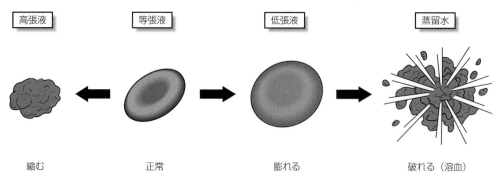

高張液	等張液	低張液	蒸留水
縮む	正常	膨れる	破れる（溶血）

図3　浸透圧の変化と赤血球の様子

動を等しくさせるためには，無理やり左側に圧力をかける必要があり，その圧力を浸透圧とよんでいます（図2ⓒ）．図2ⓐで左側の溶液の濃度が高いほど（左右の濃度差が大きいほど），水位の差が大きくなる（浸透圧が大きくなる）わけですね．

わかりやすくいえば，結果としては水は濃度の濃いほうへ浸透していくのですから，浸透圧は「水を引き込む力」と言い換えてもよいでしょう．濃度差が大きいほどたくさんの水が引き込まれるので，「浸透圧は溶液の濃度差に比例する」という考えがすんなりと受け入れられるでしょう．

このことは，赤血球をいろいろな濃度をもつ食塩水中に入れるとわかります．人間の赤血球は0.85％の食塩水と同じ濃度ですので，0.85％食塩水（等張液）に入れても両者の浸透圧が等しいので水の浸透は起こりませんが，2％食塩水（高張液）に入れると高い濃度のほうへ水の浸透が起こり，赤血球は縮みます．逆に低張液（たとえば，1/2等張食塩水とよばれる等張液の半分の濃度の食塩水）に入れると水が赤血球へ浸透するので膨らみ，蒸留水に入れるとあまりにも赤血球内外の濃度差が大きすぎ，たくさんの水が赤血球へ浸透する結果，ついに赤血球の膜は破れ，溶血してしまいます．

以上のことは大変基本的なことでどなたでもご存じですが，念のため図3に示しておきます．

同じ濃度でもなぜ「浸透圧」が違うのか？

浸透圧は水の分子運動の結果，濃度の濃い液のほうへ水が引き込まれて生じることを述べましたが，これだけではまだ不完全です．なぜなら図4ⓐはブドウ糖液と食塩水を入れ半透膜で仕切った図ですが，両方とも濃度は1％（つまり溶液100g中，ブドウ糖または食塩を1gずつ含んでいる）ですから，左右は等濃度で，上記の考えでいけば水の移動は起こらないことになります．しかし，そんなことはありません．水は左→右へ浸透します（図4ⓑ）．すなわち右（食塩水）のほうが浸透圧が高いことを示すのですが，等濃度なのにどうしてでしょうか．

図2を思い出しますと，左⇄右へ移動を試みる分子の数はほぼ等しいけれど，半透膜を通れない分子があるため，左⇄右へ移動する水分子の個数に差が出て浸透現象が生じるのでしたね．だから通れない分子の個数が多いほど，移動する水分子の個数差が大きくなり，水位に差ができるのでした．

再び図4を見ますとブドウ糖も食塩も1gずつ溶けていますが，おのおのの分子量（分子が6×10^{23}個集まったときのグラム数）が異なるので，溶けているグラム数は同じでも個数が違うのです．分子量はブドウ糖180，食塩58.5ですから，同じグラム数を溶かした場合，個数にしたらブドウ糖は食塩の約1/3しか溶けていません．

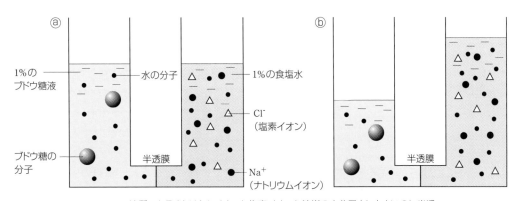

1%の
ブドウ糖液

水の分子

1%の食塩水

Cl⁻
（塩素イオン）

ブドウ糖の
分子

半透膜

Na⁺
（ナトリウムイオン）

半透膜

溶質であるナトリウムイオンも塩素イオンも溶媒の水分子より小さいのに半透膜を通れないのはどうしてでしょうか．理由は，水溶液中のイオンはまわりの水分子を引きつけて，水分子の着物で着ぶくれた状態になっているからです．

図4　分子量と浸透圧

しかも，食塩は溶液内で Na^+ と Cl^- に解離しているので（1個の食塩分子が2個の粒子に変化するので），粒子の個数としては，結局ブドウ糖の6倍の数が溶けていることになり，事実同じグラム数を溶かした食塩水とブドウ糖液を比べますと，浸透圧は前者が約6倍の値をもっています．

これで浸透圧は，単に濃度に比例するというよりも，溶液中に溶けている溶質の粒子の個数に比例するといったほうがよいことがわかります．このことは浸透圧を理解するうえで非常に大切なことです．

ところで，分子運動は温度が高いほど激しい（言い換えれば温度が高いほど移動を試みる分子の数が多い）のですから，浸透圧は温度によっても変わることがわかります．ただし，この温度は絶対温度といって通常用いられるセ氏温度の値に273を加えたものですから，人体における浸透圧を問題にするかぎり，あまり温度による影響は考えなくてもよいのです．なぜなら体温がかりに40℃と36℃の場合で10%の違いがあっても，絶対温度は313°と309°となって1%ほどしか違わないからです．

ですから医療で浸透圧を考えるとき（特殊な場合を除いて），一般に温度による影響は無視し，溶質の分子の個数を問題にすればよいことがわかりました．個数は溶けている粒子のグラム数を1個当たりの重さで割れば求められます．しかし，1個当たりの重さは微々たるものなので，分子量という量で代用します．詳しい計算例は次に述べます．

「浸透圧」の求め方

0.85%*の生理食塩液も5%のブドウ糖液も浸透圧の値は等しく，280〜290mOsm/Lであるといいますが，どうしてそのようになるのか考えてみましょう．液体の濃度は0.85%とか5%のように%で表されますが，これは溶液100g中に溶けている溶質のグラム数を示しています（29章参照）．一方，すでに述べたように浸透圧は溶けている粒子の個数に関係しますので，どんなにたくさんのグラム数が溶けていても重い粒子なら個数は少ないわけです．溶けている個数を知りたければ，溶けているグラム数を1個当たりの重さで割ってみればよいことになります．

しかし，たとえブドウ糖が重い分子であるといっても1分子当たりの重さは小さすぎます（1,000億分の1gのさらに1,000億分の1くらい）から，1個当たりの重さを知る目安となる分子量という量を用います（これは分子が 6×10^{23} 個集まった重さで1モルというが，この値にこだわる必要はない）．だから1Lの溶液に溶けているグラム数を分子量で割ると，溶質のモル数が

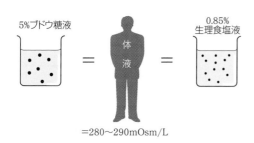

図5 5%ブドウ糖液と生理食塩液の浸透圧

求められ，溶けている溶質の個数(そのものではないが)に関する値が出てきますので，これを浸透圧の値とします．

具体的な例をあげましょう．

例1 5%ブドウ糖液の浸透圧

5%のブドウ糖液はすでに述べましたように，溶液100g中に5gのブドウ糖が溶けているのですが，溶液100mLつまり0.1Lと考えても大きな差はありませんから，1L中50gのブドウ糖〔分子量180(ブドウ糖の分子式は$C_6H_{12}O_6$で原子量がC＝12，H＝1，O＝16なので$12 \times 6 + 1 \times 12 + 16 \times 6 = 180$となる)〕が溶けているのですから，浸透圧は$\frac{50}{180} \div 0.278$となります．しかし小さいので1,000倍し，約280とした値をmOsm/Lという単位で表します(0.278gだと小さいので1,000倍して278mgとするのと同じ)．

例2 生理食塩液の浸透圧

生理食塩液は0.85%の濃度で，0.85%の食塩水は1L中に8.5gの食塩が溶けていると考えてよいのですが，食塩の分子量は(原子量がNa＝23，Cl＝35.5なので)58.5だから浸透圧は$\frac{8.5}{58.5} \times 1,000 = 145$mOsm/Lのように考えがちです．

ところが食塩(NaCl)はブドウ糖と違って水の中でNa^+とCl^-の2つのイオンに解離しています．つまり粒子の個数は2倍になり(浸透圧は溶けている粒子の個数に比例するから)，上述の値を2倍した290mOsm/Lが浸透圧となります．

体液の浸透圧は約285mOsm/Lですから，上記の2種の液は体液と浸透圧が等しいことになり(図5)，皮下に注射しても大丈夫なわけです．

例3 尿素の浸透圧

それでは尿素〔$CO(NH_2)_2$が分子式なので分子量は60になる．溶液中では解離しない〕なら，何%溶液が体液と同じ285mOsm/Lの浸透圧をもつことになるのでしょうか．1L中に溶けている尿素をxgとすると，$\frac{x}{60} \times 1,000 = 285$ですから$x = 17.1$となり，濃度になおすと約1.7%ということになります．

すでに述べたように，細胞の内・外はどこでも浸透圧は約285mOsm/Lであり，赤血球内部も同じ浸透圧をもっていますから，前述の濃度の食塩水やブドウ糖液に入れても赤血球は安泰(図3参照)でした．ところが同じ浸透圧をもつ1.7%の尿素液に赤血球を入れますと，赤血球は安泰ではなく，膜が破れて溶血してしまいます．この理由は，尿素は小さくて細胞膜を通れるからです．言い換えれば，尿素に対して細胞膜は半透性をもたず全透性だから，赤血球の内と外で尿素は同じ濃度になろうと拡散していく結果，蒸留水中に赤血球を入れたのと全く同じことになります．

ここで浸透圧の求め方を復習しておきましょう．

❶溶液1L中に溶けている溶質のグラム数を分子量で割る．

❷その値を1,000倍する．

❸mOsm/Lという単位をつける．

❹溶液中で溶質分子がいくつかの粒子に分かれるなら，浸透圧は❶〜❸で求めた値にその数を掛ける．

＊ここで生理食塩液を0.85%と書きましたが，0.9%としてある本もあります．また，リンゲル液は蒸留水100cm³に食塩が0.9g溶かされています．0.9%なら浸透圧は$\frac{9}{58.5} \times 1,000 \times 2 = 308$mOsm/Lとなり，大きすぎると思われるかもしれません．Na^+とCl^-の2つに分かれるから2倍にしましたが，実は完全に2つに分かれているのではありませんので，2倍するとまずいのです．通常1.86といわれているので実際には$\frac{9}{58.5} \times 1,000 \times 1.86 = 286$mOsm/Lとなります．はじめからこのように書くととまどわれると思い，0.85%としています．

Osmを使った濃度の表現法として，A：osmolar(オスモラー)とB：osmolal(オスモラル)の2種類あることを述べておきます．

Aのosmolar(オスモラー)は容量浸透圧濃度といい，溶液1L中に何オスモル溶けているか

（Osm/L）を表し，Bの osmolal（オスモラル）は重量浸透圧濃度といい，水1kg中に何オスモル溶けているか（Osm/kg）を表します．

生理食塩液や5%ブドウ糖液のように溶質をたくさん含まなければ，溶液1L≒水1kgと考えてよいのですから，両者の違いは問題になりません．つまりA＝Bです．しかし，たくさん溶質を含む液では，水成分が少なくなりますから溶液1L中に占める水は1kgよりかなり少なくなるのです．

たとえば溶液1Lに5オスモル溶けていて（Aの値は5Osm/L，つまり5osmolar），そのうち水成分は0.9kgとします．そうするとBの値は，5Osm/0.9kg＝5.6Osm/kg，つまり5.6osmolalとなって同じ液なのにAの値よりBのほうが大きくなります．血漿のように多くの溶質を溶かしている液は，この例でわかるようにB＞Aとなり，B≠Aですから注意が必要です．

血液透析

最後に腎臓疾患に関係深い人工透析の原理について簡単に述べておきましょう．

血液透析（血液浄化）はダイアライザー（透析器）で行われます．ダイアライザーでは老廃物を含んだ血液側から（半透膜の透析膜を通して）透析液側へ老廃物が排出され，逆に，欠乏物質は透析液側から血液側へ供給されます．

ここで用いられる物理的原理は，「拡散」と「ろ過」の2つです．

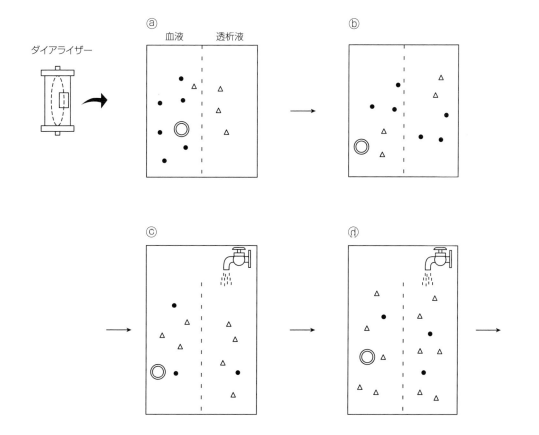

図6　ダイアライザーによる拡散

拡散

拡散とは，すでに学んだように，溶質の濃度が溶液中で不均一な状態にあるとき，溶質は濃度の高いほうから低いほうへ移動し，濃度を均一にしようとする自然現象でした．このとき，移動の途中に細孔をもつ膜が存在すると，細孔より大きい物質は移動できないけれど，細孔より小さい物質は膜の内外の濃度が等しくなるまで移動しつづけます．

図6はダイアライザーで血液側と透析液側が半透膜でへだたれていることを示しています．

いま，赤血球を◎，血液から除きたい物質として窒素化合物を●，血液に供給したい物質としてCaを△で表します（図6 ⓐ）．

赤血球は大きくて，半透膜を移動できませんが，ほかの2つは移動が可能ですから，拡散します（図6 ⓑ）．

けれども透析液側に溶質を含まない水を連続的に供給し，その一方で，透析液側における△の濃度を高濃度にして供給したらどうなるでしょう．

水の供給により，透析液側の●の濃度はどんどん低くなりますから，●は血液側から透析液側へ移動しようとします．一方，透析液側の△の濃度は高くなるので，△は血液側へ移動が進みます（図6 ⓒ，ⓓ）．

このようにして，血液中の不要物質の濃度は限りなく減少する一方で，欠乏物質の補給が可能になるのです．

ろ過

透析膜の内外に圧力差をつくって水を除くのですが，この除去する方法がろ過とよばれる方法です．

血液側に圧力をかける（陽圧）か，透析液側を引っ張る（陰圧）と，血液中の余分な水分は透析液側に移動します（図7）．

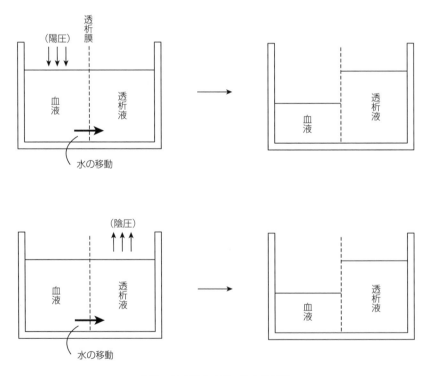

図7　ダイアライザーによるろ過

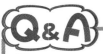

Q 塩辛い食品を，調理前に水につけて塩抜きをする必要がありますが，あまりにも塩分濃度が高い食品では，そう簡単には塩抜きができません．料理の本には「水に少し塩を加えなさい」と書いてあります．塩抜きをするのに，なぜ水に塩を加えるのでしょうか？

A 実は，あまりにも濃度差が大きいと，食品の表面だけが急激に水分を含んで膨れてしまい，組織の隙間がふさがれ，水の移動がスムーズにできなくなるのです．

ところが，薄い塩水につけると濃度差が小さいため，組織が急激に水を含んで膨らむことがないので，内部まで水が移動でき，塩抜きが早くできるのです．

少し加える塩を「呼び塩」といいますが，外国では何というのか調べてもわかりませんでした．含蓄ある言葉ですね．

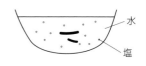

水

塩

 COFFEE BREAK ●●●

カモメの鼻水？

動物の体液の塩分はほとんど変わらないのに，海に住む，水の少ない砂漠に住む……など，環境がずいぶん異なります．どのように塩分を処理しているのでしょうか？

人間が海水を飲んだら脱水状態になるのは，海水が含む3％もの濃い塩分を人間の腎臓は処理できませんから，余分の塩分を出そうとして水分を失うからですね．

それに対し，クジラが平気で海水を飲むのは，塩分を4％に濃縮できる効率のよい腎臓をもっているからです．また，ラクダのように水の少ないところに住む動物は，尿としてたくさんの水を出すわけにはいきません．だから，必然的に塩分の濃い（7％くらい）尿になります．

塩水しか飲まないセグロカモメの腎臓で処理できる塩分濃度は1.5％なので，塩分を別の器官で除か

なければなりません．実は，塩分だけを取り除く特殊な塩腺が目の奥にあり，濃い塩水としてそこからくちばしの上部を経て鼻孔から排出されるのです．まるで鼻水がしたたり落ちる感じですが，鼻水ではなく海水よりも塩辛い5％の塩水なのですよ．

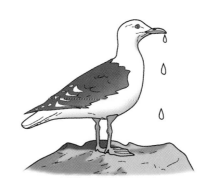

31. 物の見えるしくみ
目は精巧なカメラ

「レンズ」による結像の様子は，メガネの勉強をするうえで必要なだけでなく，虫メガネ(拡大鏡，ルーペ)，顕微鏡や望遠鏡などの光学機器の原理を知るための基本となります．

ここでは，感覚器としてもっている目の基本的な働きと同時に，レンズ一般の話を取り上げました．メガネとレンズ，光学機器のいくつかとレンズの話を理解することによって，目だけではなくレンズに関するかなりの知識ももつことができるでしょう．

色の感じ方

私たちは，物が目に見えるとき光がそこにあるといい，物が見えないとき光がないといいます．ここで予備知識のために，電磁波の波長による区分(p.272，図1)をご覧ください．電磁波をひと言でいえば，「進行方向に垂直で，しかも互いに垂直な電場と磁場をもって振動しつつ進行する波である」ということになりますが，これだけではよくわかりません．いま，ここで電磁波の本質を問題にしようとしているのではありませんから，電磁波について理解できていなくてもよいのです．

ただ，電磁波とよばれる波はさまざまな種類をもち，光も，その一種であることを頭にとどめておく必要があります．そして私たちが光とよんでいるものは，電磁波のうちのごく一部にすぎず，可視光線とよばれている部分に相当することがわかります．

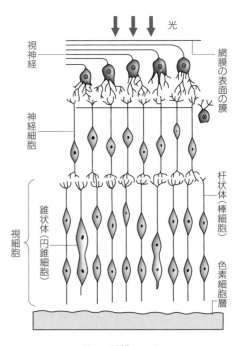

図1　網膜のつくり

可視光線というのは，波長にして 3,800 ～ 7,700 Å(オングストローム)のあたりであること，そのなかでも赤が最も波長が長く，赤，橙……紫というふうに波長が短くなります〔$1\text{Å} = 10^{-8}\text{cm}$．$1\text{nm}$(ナノメートル) $= 10^{-9}\text{m} = 10^{-7}\text{cm}$ だから，$10\text{Å} = 1\text{nm}$ となり，$380 \sim 770\text{nm}$ が可視光線と記してある本もあります．$1\text{Å} = 10^{-4}\,\mu\text{m}$ です〕．

光が私たちの目にとらえられたとき，波長の違いによって色の違いを感じますが，すべての色が

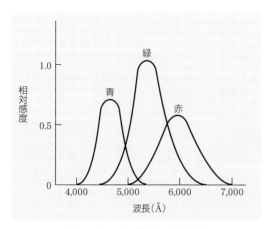

図2　人の目の錐体の感度曲線

混じった可視光線を一緒に集めてみますと, (つまり太陽光線は)色はつかず白色光になっています(本来, 白い光というのはないが通常このようにいう).

目のしくみのところでも述べますが, 人間の目には網膜というのがあって, そこには外界からの刺激である光を感じる細胞(視細胞)があります(図1). 視細胞はさらに錐状体と杆状体の2種に分けられます.

前者は円錐細胞ともいい, 明るい場所で見る場合に働き, 色を感じ分けることができる細胞です. 後者は棒細胞ともいい, 光をよく感じ, 暗い場所で働きますが, 色を区別する力はありません.

夕方のように暗くなってくると色が見分けにくくなるのは, 錐状体に代わって杆状体が働くようになるからですし, 夜盲症は, 杆状体の働きが悪いといえます. そして, 色覚障害は錐状体に異常があるからです.

ここでもう少し詳しく色の感じ方を述べますと, 感覚器としては, 目は劣るといえます. 耳はある波長(というより, ある決まった振動数)をもった音を認識できますし, 訓練された耳で和音を聴いたとき, その和音を構成している音を別々に聴き分けることもできます.

けれども目の構造はそうではなく, 光に敏感な要素(光感度要素)は, 赤, 緑, 青の3つしかありません(図2). だから, もし4,500Åの波長の

光が目に入れば青色と認識し, 5,900Åの波長の光が入ってくれば緑と赤の感受要素を刺激するため黄色と認識することになります. けれども, もし6,500Åの光と5,200Åの光が同時に目に入ったとき, 前者は赤の, 後者は緑の感受要素を別々に刺激しますが, やはり黄色としか感じません. つまり入射光線が真の黄色(5,900Åあたりの波長)の光なのか, 赤と緑の混合なのかは区別できないのです.

音ならドとソの音が同時に耳に入っても, ドの音とソの音を別々に聴き分けることができますね. だからある音を聴いたとき, 耳はその音のもつ振動数(たとえばドとソの音では振動数が異なる)を認識できるという点で, 目は耳に感覚器として一歩譲ることになります. けれども, 物体の位置や形を認識できるという点では, 耳は目にたちうちできませんね. 耳では演奏者の位置や楽器の形をほとんど認識できないからです.

色の感覚を生じる過程がまだ不明確である証拠(?)を最後につけ加えておきますと, 赤, 橙……紫と色は波長とともに連続的に変わっていますね. たしかに橙→黄→緑は波長が連続的に変わり, 同時に色の変わり方も連続的です. そして藍→紫と変われば次につながる色として赤がこなければなりません. つまり藍→紫→赤と色は連続すべきなのに, 波長はどうでしょう. 可視光線の両端を紫と赤が占め, 紫と赤は波長が連続しないのに感覚の世界ではつながっているのですね.

ところで, 人間以外の動物には色覚があるのでしょうか. イヌやネコ, ウマはもっているけれどウシはもっていないと考えられています. だからウシは, 闘牛士の振り回す布の赤い色に対して興奮するのではなさそうです.

カメレオンはまわりの色によって身体の色を変え(たとえば草木の多いところでは緑色というふうに), うまく虫を捕えます. ところが目隠しをされると体色の変化ができなくなります. ということは色覚をちゃんともっているのですね. なお, カメレオンは左右の目が別々に動くそうです. だから, すばやく長い舌でペロリと虫を捕えること

ができるのでしょう.

球面鏡による結像のしかた

球面鏡

　球面は球体の一部なので，球面鏡は当然半径（曲率半径といいます）をもっており，凸面鏡（図3）と凹面鏡（図4）があります.

凸面鏡

　凸面鏡の中央（O）と球面の中心（C）を結ぶ軸を光軸といいますが，光軸に平行にやってきた光線はすべてF（OC，つまり半径の真ん中）からあたかも発したように反射されます（図3 ⓐ）．このF点を焦点といいますが，詳しくはレンズのところで学びます.

　だから，凸面鏡は，光を散乱させる働きをします．また，Cに向かう光は球面に対して直角に入射しますので，そのまま反射されます（図3 ⓑ）.

　この2本の光を用いると，凸面鏡の場合，物体はどこにおいても正立（逆さまでないという意味）の小さい虚像（実際に光は集まっていないの

で）ができることがわかります（図3 ⓒ）.

　これからわかるように，凸面鏡は遠くの広い範囲の物体を小さく結像できるので，サイドミラーだけでなく，店内や道路の曲がり角の様子を得るのに利用されるのです（図3 ⓓ）.

凹面鏡

　凹面鏡では，光軸に平行にやってきた光線はすべてFを通過するように反射されます（図4 ⓐ）．だから凹面鏡は凸面鏡とは逆に光を集めることができます.

　逆に，Fに置いた物体から出た光の反射光線は，平行光線になるので，懐中電灯やサーチライトの反射鏡に使用されています

　また，Cを通過してきた光がそのまま反射されるのは凸面鏡の場合と同じ理由です.

　だから，もしも物体が焦点の内側（焦点よりも球面に近い所）に置かれたら，拡大された正立の虚像ができる（図4 ⓑ）のに対し，焦点の外側（球面に対し焦点よりも遠い所）に置かれたら，倒立（逆さまの意味）の実像（実際に光が集まっているので）ができますので，ここにスクリーンを置く

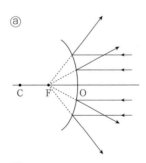

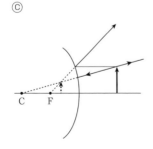

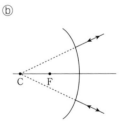

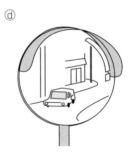

図3　球面鏡の働き

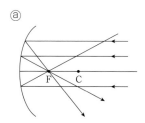

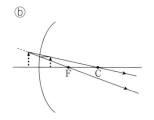

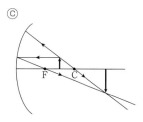

図4　凹面鏡の働き

と映ります(図4ⓒ).

レンズによる結像のしかた

　人間の目はカメラと構造がよく似ており，対比させて考えるとよくわかります．当然，目にもカメラと同じようにレンズがあって，これにより像が結ばれる(結像する)わけですが，目がどのように精巧にできたカメラであるかは，目のしくみのところで詳しく述べることにして，ここでは，目のレンズ(水晶体)にかぎらず，レンズ一般について話をしようと思います．なぜならそれらの結像のしかたを学ぶことによって，目のレンズの結像はもとより，目とメガネの関係が理解しやすくなるからです．

　レンズには，周辺より中央が厚くなった凸レンズと逆に中央が薄くなった凹レンズがありますが，それらはさらにいくつかの種類に分けられます(図5).

　「光はこれらのレンズを通過すると，どのように屈折するか」がわかれば結像の様子がわかるのですが，その前に言葉の説明が少し必要です．そしてこれから扱うレンズは，両凸レンズと両凹レンズに限定することにします．

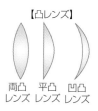

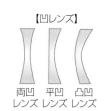

図5　レンズの種類

　図6を参照しながら以下の説明を読んでください．レンズの中心を光心とよび，光心を通りレンズの両面に対して垂直な軸を光軸といいます．レンズを通るいろいろな光のうち，特殊な3つの屈折光線だけをあげます．結像の様子を作図するにはこれで十分だからです．

❶光軸に対して平行な光線は，凸レンズを通過後，軸上の1点に集まりますが，この点を焦点といいます(英語でfocusということからFと書く)．焦点はレンズの両側(等しい距離のところ)にあります．また，光心から焦点までの距離を焦点距離といいます．

　凹レンズの場合，平行光線はレンズを通ったあと広がっていきますが，逆の方向に延長しますと光軸上の1点に集まります．これが凹レンズの焦点で，やはりレンズの両側にあり，光心からの距離を焦点距離とよぶのは凸レンズの場合と同じです(図6ⓐ).

❷図6ⓑは❶で述べた屈折光線と逆方向に進む光線を描いたものです．つまり凸レンズで焦点を通った光は，レンズを通過後，光軸に平行な方向へ屈折し，凹レンズでは焦点に向かってやってきた光線は，レンズを通過後，光軸に平行な方向へ進むことになります．

❸凸レンズでも，凹レンズでもともに光心を通る光はそのまま直進します(図6ⓒ).

　以上の3つの代表的な屈折光線を描いたのが図6ⓓです．

　どこに結像するかを知るためには，どこに光が集まってくるかがわかればよいので，図6にあげた3つの屈折光線のうち2つ(たとえばⓐとⓒ)

を用いれば作図で求められます．なぜなら直線の交点（言い換えれば光線の集まるところ，像のできるところ）は2本の直線の交わるところを見ればよいのですから……．

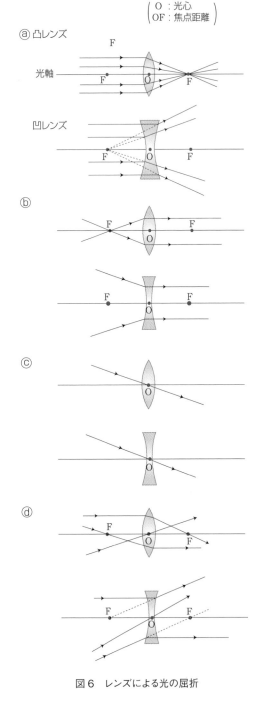

$$\begin{pmatrix} O：光心 \\ OF：焦点距離 \end{pmatrix}$$

ⓐ 凸レンズ

光軸

凹レンズ

ⓑ

ⓒ

ⓓ

図6　レンズによる光の屈折

具体的には図7で示します．ⓐとⓑは凸レンズによる結像で，それぞれ物体Aが焦点の外側にあるとき（ⓐ）と，内側にあるとき（ⓑ）です．ⓑではレンズを通過した2本の光は，広がって交わりません．つまり光は集まらないので像を結ばないように思えますが，逆の方向に延長しますと点線で示したように交わり，そこにあたかも光が集まった，つまり結像したように感じられます．ⓐの場合は実際にBの位置に光が集まっていますから，できた像は倒立実像です．それに対してⓑの場合は実際にBの位置に光が集まったのではなく，見かけ上の像ですから，正立虚像とよびます．虚像なので点線で描いてあります．

図7ⓐは人間の目に相当し，ⓑは虫メガネに相当しますが，詳しくは後述します．

図7ⓒは凹レンズで物体Aを焦点の内側に置

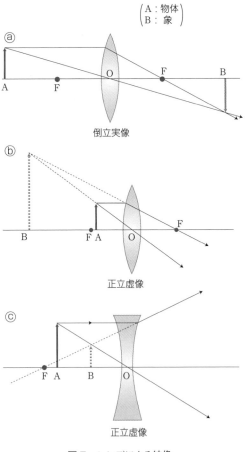

$$\begin{pmatrix} A：物体 \\ B：象 \end{pmatrix}$$

ⓐ

倒立実像

ⓑ

正立虚像

ⓒ

正立虚像

図7　レンズによる結像

いた場合ですが，レンズを通過後，光は広がってしまい1点に集まらず，ⓑの場合と同様に虚像になります．物体が焦点の外にあっても，やはり虚像になるのは凸レンズと異なるところです．自分で確かめるとよいでしょう．

無限遠からの光は平行光線となり，凸レンズを平行光線が通過すると焦点に集まるのでしたね．太陽からの光は平行光線の代表ですから，凸レンズを太陽に向け，焦点のところに黒く塗った紙を置くと，太陽の光が集まって紙が燃えはじめる……といういたずらを子供時代に経験した人も多いでしょう．「決してレンズを太陽に向けてはいけません」という注意を，そのとき受けているはずです．

ふたにプラスチックのレンズがついていて，中の虫の様子を拡大するようにした虫かごがありますが，窓際に放置しておいたところ，ボヤになったという事件がありました．また，丸い金魚鉢の水が凸レンズの働きをして光を集め，同じような騒ぎを引き起こした例もあります．思いがけないところから事故は起こるものですね．

ところでこれは事故の話ではありませんが，やはり太陽とレンズにまつわる現象として，「木の葉にできる斑点」があります．日中に木の葉に水をまくと，水滴によって葉の上に茶色の斑点が残ってしまうことがあります．何がこの斑点をつくるのでしょうか？　これは水滴がレンズの役目を偶然することによって，太陽の像を葉の上につくったため，葉を焼いた結果です．

 ## レンズの公式

ここでレンズの公式に少しふれておきます．知っていると役に立つときがあります．

図8において△ABOと△A′B′Oは相似ですから，

$$\frac{A'B'}{AB} = \frac{b}{a}$$

同様に△POFと△A′B′Fも相似により，

$$\frac{A'B'}{PO} = \frac{b-f}{f}$$

また，AB＝POを上の2式に用いると，

$$\frac{b}{a} = \frac{b-f}{f}$$

両辺をbで割ると

$$\frac{1}{a} = \frac{b-f}{fb} = \frac{1}{f} - \frac{1}{b}$$

$$\therefore \frac{1}{a} + \frac{1}{b} = \frac{1}{f}$$

これがレンズの公式とよばれるものです．

ただし，a＝物体とレンズ間の距離，b＝像とレンズ間の距離，f＝焦点距離において，$a > 0$，bがaとレンズに対して反対側なら$b > 0$，同じ側なら$b < 0$とし，凸レンズなら$f > 0$，凹レンズなら$f < 0$と約束します．物体の倍率はb/aですから，$b < 0$のとき$-b/a$になるのはいうまでもありません．

 ## 目とレンズ

図7ⓐが人間の目の働きに相当すると述べましたが，図9は目の構造とカメラの構造を示し，目とカメラのしくみがいかによく似ているかを比較したものです（表1参照）．

比較してみますと目の各部の働きがよくわかります．もう少し説明を加えるなら，瞳孔はいわゆるひとみとよばれ，虹彩によって囲まれた孔で，角膜とレンズ（水晶体）のあいだにあります．明るいほど，虹彩がひとみをふさいで入ってくる光の量を調節するのですね．レンズ後方の大きな部分を満たしている透明な物質をガラス体といいます．

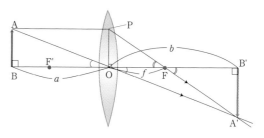

図8　レンズの公式とは

目にはいろいろな膜がありますが，角膜はレンズを保護し，強膜は全体を保護する最も外側の強い膜です．その内側の脈絡膜には多くの血管があって網膜に栄養を送ったりしています．

網膜に外界からの刺激である光を感じる細胞があることは，色の感じ方のところでも述べましたが，それ自体が何層もの複雑な構造をしています．

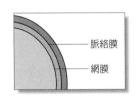

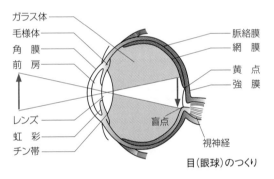

目（眼球）のつくり

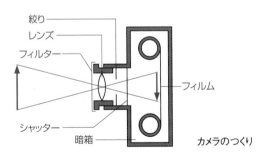

カメラのつくり

図9　目とカメラのしくみの比較

表1　目とカメラの働きの比較

目	カメラ	働き
レンズ	レンズ	光を屈折させる
虹彩	絞り	光の量を調節する
網膜	フィルム	像を写す（結ぶ）
強膜	暗箱の外枠	内部を保護する
毛様筋	距離合わせ	ピントを合わせる

網膜はカメラのフィルムに対比されるもので，網膜上に結ばれた倒立実像が視神経によって脳に伝わり，脳で判断されています．視神経が眼球の外へ出ていく部分は視細胞がないため，光を感じることができず盲点といいますが，両目で見るときは左右の目がそれぞれ反対側の盲点を補うようになっています．

レンズの周辺をもう少し詳しく見てみましょう（図10）．写真を撮るとき，物体が近い場合と遠い場合とでは当然ピントの調節が必要ですが，目の場合にはどうでしょうか．

レンズの周囲にあるチン帯の外側を毛様体が取り囲み，その一部が毛様筋という筋肉になっています．そして毛様筋が縮むとチン帯がゆるんでレンズが厚くなり，逆に毛様筋が伸びるとチン帯が縮んでレンズが薄くなります．レンズが厚くなると光の屈折率が大きくなり，焦点距離が短くなって，物体が目の近くにあるとき好都合となります．

この毛様筋の張力による水晶体の焦点距離の変化は，非常に早くおきますので，健常な眼ではなんら意識されないのですね．

また，遠い物を見るときはレンズの薄いほうが好都合です．このことを示したのが，図10の近調節（レンズが厚くなったとき）と遠調節（レンズが薄くなったとき）のもつ意味ですが，これを図11に具体的に示しました．

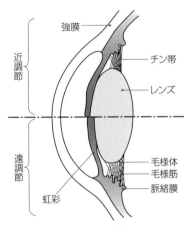

図10　目のピントの調節のしくみ

Ａの像がちょうど網膜の位置Ｂにできたとします．一方，もっと近くのａにある物体はｂに結像しますが，網膜の位置Ｂより後方にずれてしまい，これでは目にはっきりとした像としてとらえることができなくなります．つまりａにある物体を網膜上に結像させるためには，ｂよりもっと前方に結像させなければなりません．そのためには，図のＦ′のところに焦点があるレンズなら好都合ですね．なぜなら，網膜の位置Ｂ′に像をつくるからです．焦点がＦからＦ′に移る，つまり焦点距離が短いレンズになるということは，レンズを通過した光の屈折のしかたが大きくなることを意味しています．

凸レンズ，凹レンズにかかわらず，光はレンズを通過後レンズの厚いほうに曲げられることが，図6ⓐを振り返ればわかります．このことは厚いレンズほど光をよく曲げることになるのですから，

厚いレンズ→光線の曲げ方が大きい→焦点距離が短い→近くの物体の像も網膜上に結像

という図式ができます．逆にレンズが薄くなれば遠方のものを見るのに好都合であることも，一度作図で確認するとよいでしょう．このように毛様筋の働きによってレンズの厚さを変え，ピント調節していることを考えると，人間の目は高性能のカメラであることが一層認識できますね．

しかし，毛様筋によるレンズの厚さ調節にも限度があって，あまり物体を近づけすぎると見えなくなることは日常の経験でもわかります．物体がはっきり見える最も近い場所を近点といい，目から

ら約8～10cmです．高齢になるにつれてレンズの調節機能が衰えますので，近点が長くなります．これが老眼です．老眼鏡として凸レンズを用いる理由は（近くのものを見るとき，レンズを厚くする働きが衰えているのが老眼ですから），凸レンズの助けを借りて，屈折を加重させる必要が生じたからです．

なお，目ではっきりと見ることのできる最も遠い位置を遠点といい，健康な目の遠点は無限遠です．そして，健康な目にとって目と物体の距離が25cmのとき，最も楽にはっきり見ることができます．この距離のことを「明視の距離」といいます．

以上で目のしくみがカメラと同じであることはよく納得できたと思いますが，根本的に何かすっきりしないという感じはありませんか？　つまり，図9のように凸レンズで逆さまの像をつくっているはず（たしかにフィルム上の像は逆さまです）なのに，なぜ私たちには逆さまに見えないのかという疑問です．

この疑問について物理的な答えを求められても困ります．たしかに人間の目のレンズでも逆さに結像していますが，頭脳ではそれを逆転して解釈し，上下が正しく見えるようになっているのです．つまり私たちは生理的に逆さまの像を正立の像としてとらえており，理由は解剖生理学の助けを借りなければならないでしょう．

メガネ

いま，目の調節を全くやめてみると目が本来もっている屈折の状態を知ることができるのですが，それは次の3つの状態に分けられます（ここでは乱視にはふれない）．

１ 無限遠からくる光，つまり平行光線は網膜上に結像します（図12）．つまり，遠点（目で見える最も遠い点）は無限遠になり，これを正視といいます．

２ 図13ⓐは無限遠からくる平行光線が網膜の前に結像しています（つまり遠くのものはぼやけて見える）．だから遠点は無限遠でなく有限の距

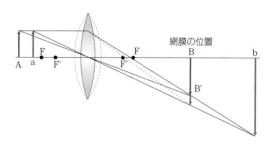

図11　網膜上の結像

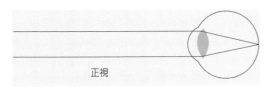

図12　無限遠からくる光（正視）

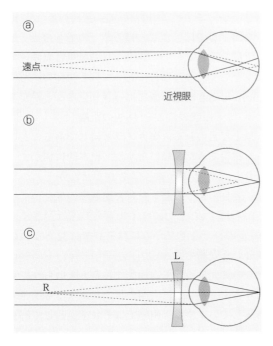

図13　近視眼と凹レンズの作用

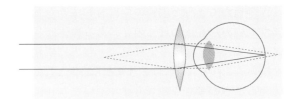

図14　遠視眼と凸レンズの作用

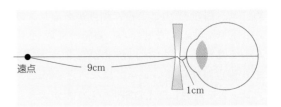

図15　近視眼の矯正の例

図6に示しました．光はレンズの厚いほうへ向けて広がって屈折していきますが，逆の方向に延長しますと，軸上の1点（焦点）に集まるのでしたね．だから，焦点をRにもつような凹レンズを用いますと（図13ⓒ），この近視眼の人はもともと遠点がRだったので無限遠の物体はRに像をつくり，Rの像を網膜上に結像することができ，凹レンズの助けを借りて無限遠も明視できることになるのです．

　おおまかにいえば，用いる凹レンズの焦点距離はこの人の遠点の距離に等しいといえますね（もし遠点が10cmの近視眼の人は，10cmの焦点距離をもつ凹レンズで矯正されることになる）．しかし実際には，目とレンズ間の距離を考慮しなければいけません．あとで具体例をあげます．

　3 前述の場合とは逆に，光の屈折が小さく遠くの物でも水晶体の調節がないと像がうまく結ばず，近くの物では水晶体の調節がきかないので，網膜のうしろに像ができてしまいます．だから遠視には凸レンズの眼鏡が必要であることも図14を見ればよくわかるでしょう．

　眼鏡の焦点距離をメートル単位で表したとき，その逆数をジオプトリー（Dと略す）ということは知っておくとよいでしょう．20cm（1/5m）の焦点距離のレンズなら5Dというふうです．凹レンズは−，凸レンズは＋をつけ，複数個のレンズ

離になり，それを示したのが点線です．これを近視といいます．したがって，遠点より遠いものを見るときは凹レンズの助けを借りる必要があります（ⓑ）．凹レンズで外へ屈折させられた光は，目のレンズだけのときより少し遠方に集まるからです．もう少しレンズについての知識を深めると，どんな凹レンズを使えばよいかも理解できます．

　いま，ある近視眼の人の遠点がR（ⓒ）であるとします．正視の人なら遠点は無限遠，つまり平行光線は網膜上に集まるので，この近視眼の人も無限遠のものをレンズの助けによってRに結像させれば，Rの位置にある物体は網膜上に結像でき，無限遠の物もはっきり見ることができます．

　無限遠からくる光は平行光線であり，平行光線が凹レンズを通ったあとどのように屈折するかは

を組み合わせたときの総合した強さは，おのおのの D の代数和（＋，－をつけて計算する）になります．

正視に対し，近視や遠視を非正視（または屈折異常）といい，乱視もこの非正視に入りますがここではふれません．

なお，先に例として「遠点 10cm の近視眼の人は 10cm の焦点距離をもつ凹レンズで矯正されるけれど，実際には目とレンズ間の距離も考慮に入れなければいけない」と述べました．ジオプトリーの話が出てきましたので，その演習として考えてみましょう．

焦点距離が 10cm（1/10m）の凹レンズは −10D ですね．角膜から 1cm のところにこの眼鏡を装着するとします．そうすると図15 からわかるように，この凹レンズの焦点距離は 9cm でなければいけないので，−1/0.09 ジオプトリー，つまり，約 −11D のレンズが必要で 1D の差が出ます．遠視の場合の凸レンズについても一度考えてみるとよいと思います．

4 老眼鏡については p.251 図11 で学びましょう．

🔵 虫メガネの原理と倍率

凸レンズで物体を見る場合，物体が凸レンズの焦点の外側（焦点距離より遠いところ）にあるときと，焦点の内側（焦点とレンズのあいだ）にあるときとでは，像のでき方が異なることを図7で示しました．前者が図7 ⓐで目の結像に相当し，後者が図7 ⓑで虫メガネに相当するのですが，目の話はいままでの内容でよく理解できたと思います．

虫メガネは，ルーペ，拡大鏡などとよばれているものと原理は同じで，すべてものを拡大して見るのが目的ですね．虫メガネで見える像は物体と同じ向きに見えますので，図7 ⓑに相当し，拡大された正立の虚像を見ることになります．正立虚像をつくるためには，レンズの焦点の内側に物体が入るよう虫メガネを物体に近づけて見る必要があります．

その原理を図16 にもう一度示します．人間の目は，物体があまり近すぎるとはっきり見ることができません．目を疲れさせず，最もはっきり見

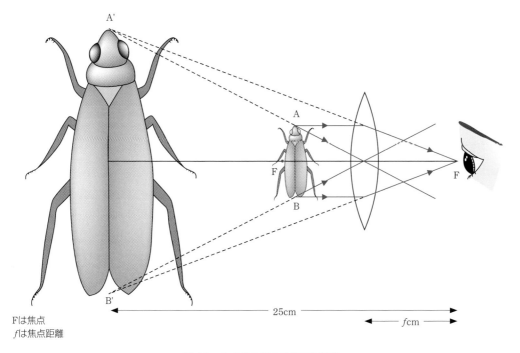

Fは焦点
fは焦点距離

25cm

fcm

図16　虫メガネによる倍率と結像

ることのできる距離を明視の距離（健康な目では25cm くらい）とよぶことはすでに述べました．だから虫メガネで見る像は，目から25cm くらいの場所にできていることが望ましいことになります．倍率は物体と目の位置関係によって変わります．もし目を虫メガネの後焦点の位置において，虚像 A′B′ が明視の距離にできるようにすると（図16），物体に対する像の大きさ A′B′／AB，つまりできた像の倍率(m)は，簡単な三角形の相似から，$m = 25/f$ で与えられることがわかります．ただし，f は虫メガネのレンズの焦点距離を cm 単位で表したものです．

この式から虫メガネの倍率は，焦点距離が小さいほど大きくなりますが，できるだけ大きい像に拡大しようと思って，焦点距離をむやみに小さくしてもだめです．なぜなら焦点距離の短い凸レンズというのは，厚く膨らんだ形のレンズですから，どうしても像の収差（ゆがみ）を生じます．だから実用的な単純な両凸レンズは4～5倍しか得られません．

そして，像を大きくすると収差が生じるような

欠点をできるだけなくすよう，レンズを2枚組み合わせるなどの考案が実用化されていますが，それでも拡大力は6～10倍程度です．レンズを数枚組み合わせても30倍を超えることはむずかしいでしょう．

● 顕微鏡の原理と倍率

凸レンズで拡大像を見る虫メガネでは，倍率はあまり期待できず，大きくしようとすると像にゆがみが生じることを述べました．だからもっと大きい拡大像を見るには，凸レンズ1枚では不可能で，他のレンズを組み合わせる工夫が必要です．ここでは通常よく使われている顕微鏡の原理と倍率などを取り上げようと思います．

顕微鏡は2組の凸レンズ，つまり対物レンズと接眼レンズ(p.256，図19参照)で成り立っていますが，両方とも凸レンズです．凸レンズによる結像のしかたは，凹レンズと違って，物体が焦点の外側にあるか内側にあるかで大きく異なりましたね．

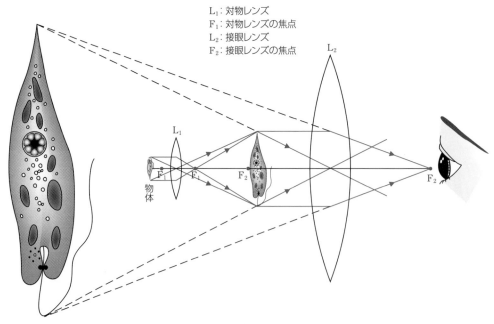

L$_1$：対物レンズ
F$_1$：対物レンズの焦点
L$_2$：接眼レンズ
F$_2$：接眼レンズの焦点

図17 顕微鏡による結像

物体が焦点の外側なら倒立実像ができ，物体が焦点の内側なら正立虚像ができるのでしたが，物体が焦点に近いほどできる像は（倒立実像，正立虚像の違いはあっても）大きくなります．

物体が対物レンズ L_1 の焦点 F_1 の少し外側に置かれているなら，その像は大きい倒立実像になりますね．一方，接眼レンズ L_2 は虫メガネと同じ働き，つまり物体を焦点の内側に置き，拡大された正立虚像をつくるのです．

このとき接眼レンズで拡大するものは物体そのものではなく，対物レンズでつくられた実像を拡大することになります．対物レンズでできた像は実像（実際に光がその場所に集まっている）なので，接眼レンズにとっては物体として扱えます．物体が焦点に近いほど像は大きくなりますから，対物レンズに対しては物体は焦点 F_1 の少し外側になるようにし，それによってできた実像（接眼レンズに対する物体となる）は，接眼レンズの焦点 F_2 の少し内側に位置していることが，倍率を大きくするうえで望ましいことがわかります．対物レンズで拡大された倒立実像を，さらに接眼レ

ンズで拡大した正立（この場合は倒立の正立像だから倒立のまま）虚像をつくるので，顕微鏡全体としては倒立虚像を見ることになります．だから物体と比べて，上下，左右が逆に見えます（図17）．

ところで，顕微鏡の倍率はどのように考えたらよいでしょうか．対物レンズの焦点と接眼レンズの焦点で挟まれた距離（図18）を光学的筒長といい，l で表しますが，レンズの公式 $1/a + 1/b = 1/f$ より，

$$\frac{b}{a} = \frac{b}{f_1} - 1 = \frac{f_1 + l}{f_1} - 1 = \frac{l}{f_1}$$

となります（ただし，f_1 は対物レンズの焦点距離）．

一方，接眼レンズは虫メガネと同じ原理ですから，焦点距離を f_2 とするなら，接眼レンズの倍率 $= 25/f_2$ となり，顕微鏡全体としての倍率（m）は，

$$m = \frac{l}{f_1} \times \frac{25}{f_2}$$

で与えられることになります（l は16cm くらい）．

通常，対物レンズの倍率は $5 \sim 40$ 倍，接眼レ

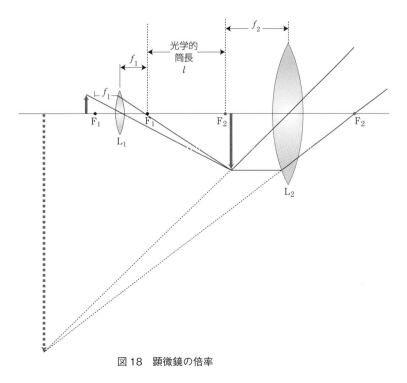

$$\frac{l}{f_1} \times \frac{25}{f_2}$$

図18　顕微鏡の倍率

ンズの倍率は 3 〜 20 倍ですから, 光学顕微鏡(光顕)の倍率にも限度があります.

ちなみに接眼レンズよりも対物レンズの作成に大きい注意が払われますが, その理由は, 顕微鏡はまず対物レンズで拡大し, その像を接眼レンズで拡大するしくみだからです. つまり対物レンズによってつくられる像によって, その顕微鏡で見られる像の構造が決まることになるからです.

 ## 顕微鏡を使用するときの注意

念のため顕微鏡(図 19)で観察するときの手順と注意を記しておきましょう.

観察に取りかかる前の注意として, 顕微鏡を運ぶときは, 顕微鏡の腕(アーム)を片手でしっかり持ち, もう一方の手で鏡台を支え, 身体に(密着させるように)つけて運ばなければなりません.

〔手順〕

❶ 接眼レンズと対物レンズの倍率を決めます. たとえば 5 倍の接眼レンズと 10 倍の対物レンズを使うと, 5 × 10 = 50 倍になります. 観察するときは, はじめ低倍率の対物レンズを使い, 必要に応じて高倍率のものに換えます.

❷ 接眼レンズをのぞきながら, 反射鏡をいろいろな角度に傾けて, 一様に明るく見えるところを決めます.

❸ 観察するものをプレパラートにして, 載せ台(ステージ)の穴の上へくるようにします. ハンドルを回して, 対物レンズをプレパラートから遠ざけるようにゆっくり鏡筒を上げ, 物がはっきり見えるところでとめます. これでピント合わせ, または焦点合わせができたことになります.

❹ もし倍率を変更したいときは, いったん鏡筒を十分上げ, レボルバーを回してレンズを換えます.

❺ 顕微鏡をのぞくときは目が疲れないように気をつけます. それには, 目の焦点を, 無限遠を見たときと同じようにしておき, 両目を開

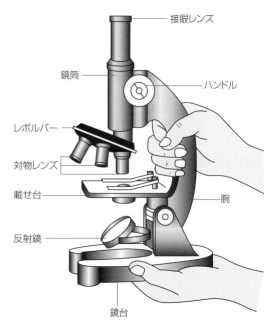

図 19　顕微鏡の名称と持ち方

けたままでのぞくようにします. こうすると, 左目でのぞきながら右目で写生ができるので便利です.

 ## 電子顕微鏡(電顕)

近年, 前記の電子顕微鏡(電顕)がなくてはならないものとなっています. 光学顕微鏡(光顕)に比べて 100 〜 1,000 倍の高倍率をもつからです. 基本的なことを述べておきましょう.

分解能

2 つの小さい点を肉眼で見分けられるには, 2 点間の最短距離(分解能)が約 0.2mm 以上でなければなりません. これよりも間隔が狭くなると, もはや 2 つの点として見分けられず, 一つの塊にみえてしまいます.

もし, 光顕を用いると, 最短 $0.2\mu m$ の距離にある 2 点まで区別できます(図 20).

これは肉眼の 1,000 倍にあたりますが, これ以上は原理的に不可能なのです.

だから, 光顕の倍率として 1,000 倍以上は不

可能であるということになります.

それに対し, 電顕はさらに 100 ~ 1,000 倍も分解能を高めることができるのです. なぜでしょうか?

電顕の倍率

光顕はレンズによる光線(可視光線)の屈折を利用するものですね.

そして可視光線の波長は約 $0.5\,\mu$m でした(赤 ~ $0.7\,\mu$m, 紫 ~ $0.4\,\mu$m).

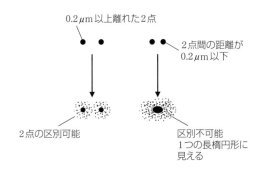

図20　光顕の分解能

ところが, 電顕は, 光線に代わるものとして電子線(電子の流れ)を用いるのです. 電子の流れをつくるには高電圧で加速する必要があります. そして電子線は波の性質も併せ持ち, その波長は高電圧の電圧が高くなればなるほど短くなります(電圧の平方根に反比例する).

50 kV で加速された電子線の波長は, 約 $5.6 \times 10^{-6}\,\mu$m, つまり, 光線の 10 万分の 1 という短さなのです.

波長が短ければなぜ分解能が高くなるのでしょうか(つまりより細かい物の判別が可能なのでしょうか)?

海面に突き出た岩へ波がやってきた場合を想像してみましょう.

波長の長い大波がくると, 岩は水の底に潜ってしまい, 波は岩の存在を認識できません. ところが, 波長の短いさざ波がくると, 波は岩にぶつかって岩の存在を認識できることになります.

電顕が光顕よりずっと高倍率なのは波長の違いによるのです.

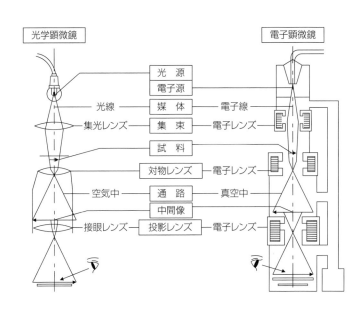

（平田雅子 : 看護学生のための理科系科目に強くなる本, 医学書院, 1992, p.164）

図21　光顕と電顕の対比

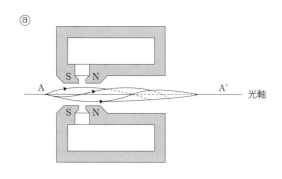

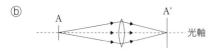

図22 電子レンズのしくみ

しかし，真空にすると生体試料のような水を含んだ物質は乾燥して変性する心配が生じます．また生体試料は生きているので，電子線が照射されることにより破壊されるという難点もあります．

そのため試料を極低温で冷却して試料が（熱によって）破壊されるまでに観測できる時間を長くしたり，表面を炭素でコーティングすることによって電子線による損傷をできるだけ少なくするなどの工夫・努力がなされています．

光顕と電顕の対比

図21は，光顕と電顕の対比を示したものですが，構造的には似ていることに気がつきます．

光顕では光線がレンズによって曲げられ，光軸上の一点に集められるのですが，電子線はどのようにして流れの方向を変え一点に収束できるのでしょうか？

すでに学んだように，電流とは電子の流れでしたね．電流が磁界の中（磁石のN極とS極の間と思っていいのです）に入ると力を受けて，電流の流れの方向が変わります（『フレミングの左手の法則』）（Q＆A参照）．

この法則の詳細はここでは不要です．図のような電磁石の中に入ってきた電子の流れは進行しながらその方向が（フレミングの法則によって）少しずつ変えられ，結果として，光軸上に流れが集まるように曲げられる（図22）ということを知っておきましょう．図で電子レンズと称されるのはこの理由です．

電顕の弱点

電顕内を電子線が通過するとき，空気の分子と衝突すると散乱されるので進行通路を真空にしておかなくてはなりません（光顕ではそのような必要はありません）．

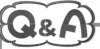

Q 電子顕微鏡の説明に『フレミングの左手の法則』とありますが，何のことでしょうか？

A 簡単にいえば「磁場の中に電流をおくと，電流に力が働き，その方向に関して，『フレミングの左手の法則』というのがあるのです．左手の中指の方向に電流が流れており，人差し指が磁場の方向とすると，親指の方向に電流は力を受けるのです（図）．
　一般に，磁場を B，電流を I で表すので，力（force）を F で表すと"FBI"（アメリカ連邦捜査局）となり，覚えるのに便利です．

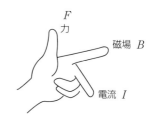

COFFEE BREAK

採火式

　オリンピックの採火式をテレビで見たことがある人は，本文の凹面鏡を読んで，ひょっとしたら!?と考えたのではないでしょうか．

　そうです．オリンピックの聖火採火式は，太陽光によってなされます．

　遠方からやってくる光は平行光線になりますが，太陽光線はその代表です．

　凹面鏡を用いると，平行光線を焦点（F）に集めることができるのでしたね．

　採火式はギリシャのオリンピア遺跡で，古代ギリシャの巫女（みこ）に扮した女優さんらによって行われますが，太陽光線を凹面鏡で集めて点火するのです．

　ちなみにこの聖火をオリンピックの開催地まで消さずに運ばなければなりません．そのためには，暴風雨に消されることがないだけでなく，非常な高山を通過するときは酸素不足や気圧の低さにも耐えうる「丈夫な聖火」が必要となり，いろいろ考案されているようです．

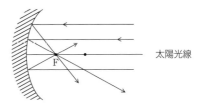

太陽光線

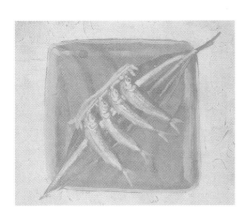

32. ファイバースコープの原理
像の大きさと遠近

　内視鏡として多方面で活躍する「ファイバースコープ」については，現場で働いていらっしゃる方は実物を見たことがおありでしょうし，実際に使用されている方もいるかもしれません．けれども，もしこの文章を読まれている方が学生なら，ファイバースコープについての知識はもちろん，名前を聞かれたこともないかもしれません．ここではどんな立場にいる人にでもわかってもらえるように，ファイバースコープの原理を述べてみることにしました．

　こうした観察につきものの大きさと遠近について，また，光度と照度についても述べたいと思います．

 ## 光が媒質に出合うと……

　光がまっすぐ進むことは日常経験しますね．舞台で活躍する俳優に向けて照明係が光を照らしていますが，光が直進しなければ客席を照らすことにもなりかねず，そんなことがあったら大変です．また，電灯の光がテーブルの下に影をつくるのも光が直進する証拠です．

　ところが光がある媒質（物質と考えてよい）中を直進してきたとき，別の異なった媒質に出合ったらどうなるでしょうか．たとえば，空気中を直進してきた光が水面に出くわしたとします．このとき，光のとるべき行動は2つあります（図1）．1つは水面で反射して空中へ戻る方法A，1つは水

中へ入っていく方法です．しかし後者の場合も，そのまま進行方向を曲げずに突き進めません．進行方向はBまたはCのように変わります．これを屈折といいます．だから光が異なった媒質に出合ったとき，反射と屈折を起こすのです．しかし，でたらめの方向に反射や屈折を起こすのではありません．ちゃんと法則に従っているのです．

　まず反射の法則です．これはご存じの方も多いでしょう．図1で示すように入射角＝反射角を知っていれば十分です．入射光線と垂線のなす角，反射光線と垂線のなす角をそれぞれ入射角，反射角といいます．そして入射光線，垂線，反射光線がともに同一面内にあるのはいうまでもない

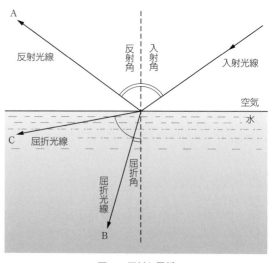

図1　反射と屈折

ことです．たとえば，図1のように三者は同一
紙面上にあり，間違っても反射光線だけが紙面か
ら飛び出て手前（皆さん）の方向へやってくること
はありません．反射するとき，このような法則に
従っているので，私たちは日常鏡に顔を映してみ
ることができるのです．

反射と平面鏡

私たちが日に何度となくのぞいている鏡（平面
鏡）による像のでき方（結像の方法）について，ふ
れておきましょう（図2）．

Aから四方八方に出た光の一部は鏡で反射さ
れますが，そのとき入射角＝反射角という反射の
法則に従って反射します．たとえば，P，Qで反
射した光は矢印の方向に進みます．ところが，こ
れら（Bの方向へ進んできた光）は図からもわかる
ように，バラバラで1点に集まりません．

つまりAの像を結ばないことになります．な
ぜなら，Aの像ができる（結像する）ということ
は，Aから出た光が集まらなければならないか
らです．けれどもP，Qで反射された光を点線の
方向に延長しますと，1点（A′）に集まるように
見え，このことはAの像がA′にできたように見
えることを意味します．

だから私たちが日常鏡で見ている像は，この
A′を見ていることになりますが，「光がA′に集

まって結像している」と思うのは実は錯覚で，実
際には実線の矢印の方向へ反射されており，実像
ではなく，虚像です．そして，A′は鏡に対して
Aと対称の位置（鏡を折り目としたとき，Aと重
なる点，つまりAO＝A′O）になっているのですが，
それは，△AOPと△A′OPが合同であることか
らいえます．そのとき，入射角と等しい反射角で，
光が反射されているという反射の法則を用いるの
は当然です．

ふだん私たちは鏡に映る物を何気なく見ていま
すが，鏡に対して像は物体と対称の位置にできて
おり虚像であること，そしてそれらはすべて反射
の法則が基本になっているのです．

平面鏡による像が対称の位置にできることから，
全身を鏡に映した場合を考えてみます（図3ⓐ）．

ABが鏡に対称の位置（PO＝P′O）にA′B′の像
をつくるわけです．このとき，△PA′B′と△
PRSは相似形になり，相似比が（PP′：PO＝2：
1より）2：1なので2つの三角形の辺の長さがど
こも2：1になることを思い出しましょう．つま
り（△PA′B′の）A′B′の長さは（△PRSの）RSに
対して2：1の関係にあるわけですから，RS，
つまり全身長を映すのに必要な鏡の長さは，AB
の半分ですむことになります．

それでは身体の全横幅を鏡で見るには，どれだ
けの幅が必要なのでしょうか．図3ⓑは人体を
頭上からみたもので，P，Qは目を示し，両肩
ABがはみ出している図です．PQ間の距離（つま
り両眼の間隔）をa，AB間の距離（両肩幅）をbと
します．全身長を映すとき身長の1/2の鏡で足り
るわけですが，この場合も同様に両肩幅の1/2（＝
$b/2$）の幅の鏡がいるのでしょうか．

実はもう少し小さくてもよいのです．なぜなら，
目が左右に2つ並んでいるからで，具体的にい
うなら，Pの目で両肩を見なくてもPの目でB′を，
Qの目でA′を見ればよいからです．Pの目で両
肩を見るなら（いままでと同じ考え方で）RSは
A′B′の1/2，つまり$b/2$の鏡が必要になります
が，Qの目でA′を見てもよいわけですから，そ
うするとRTの部分の鏡は不要となります．三角

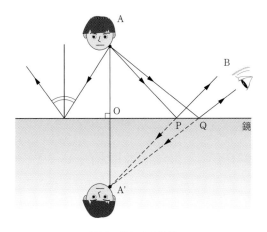

図2　鏡による結像

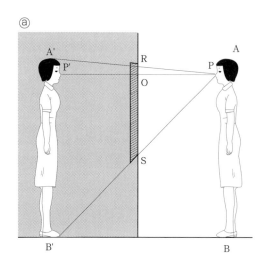

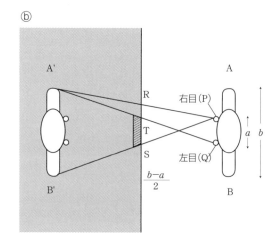

図3　全身を鏡で映すには?

形の相似を, △A′PQ と△A′RT に適応させます
と, RT は PQ の 1/2 (= a/2) に等しいことがわ
かります. 両肩幅を見るのに必要最低限の鏡の幅
は斜線の部分, つまり TS になるわけで,

$$\mathrm{RS} - \mathrm{RT} = \frac{b}{2} - \frac{a}{2} = \frac{b-a}{2}$$

　結局, 両肩幅から両眼の間隔を差し引いたぶん
の半分あればよいことになります.

屈折のいたずら

　次に屈折の法則ですが(図1参照), 詳しいこ
とは省略します. ただ反射のときと違って, 同じ
入射角で光がやってきても屈折角は媒質によって
異なります. たとえば垂線に近づくように屈折す
る(B)場合もあれば, 表面に近づくように屈折す

る(C)場合(たとえばガラスから水に光が進む場
合)もあり, また, その曲がる度合いも屈折率に
よって異なります.

　すなわち, 空気→水, 空気→ガラス, ガラス→
水のように媒質の組み合わせにより, すべて異
なった屈折のしかたをします. けれども空気中か
らやってきた光は相手がなんであれ, いつも垂線
に近づくように屈折することだけは知っておきま
しょう. と同時に, 空気中へ光が出ていくときに
は, 逆に垂線から遠ざかる(言い換えれば表面に
近づく)ように進むことも図4 @から覚えておい
てください.

　表1にいくつかの媒質の屈折率(黄色光の場合)
をあげました.

　ここで, 空気中からやってきた光がなぜ垂線に
近づくように屈折するかを記しておきます.

　表1　屈折率 (n)

媒　質	屈折率
空　気	1.00029
二酸化炭素	1.00045
水	1.333
エチルアルコール	1.362
ベンゼン	1.501
氷 (0℃)	1.309
ダイヤモンド	2.417

$$屈折率\ n = \frac{真空中(空気中と考えてもよい)での光速}{媒質中での光速}$$

　表1から, どの媒質も $n > 1$ ということは,
空気中($n = 1$ としてよい)での光速が最も速く,
異なった媒質中に入ると光速が遅くなることがわ
かります.

　図4 ⓑは光の進み方を, 子どもの行進になぞ

らえたのですが，3人のうちAが最も早く水に
出合うことになります．他の媒質に出合うと光速
は遅くなるのでAの速度が遅くなる，つまり行
進の途中足ふみをするので行進の列は図のように
曲がります．

　このことと空気以外の媒質で $n > 1$ であるこ
とから，空気中からやってきた光は，すべて図4
ⓒのように屈折し，決してⓒ′のようにはならな
いことがわかるでしょう．そして，n の値が大き
い媒質ほど大きく屈折し，屈折角が小さくなるこ
とも，行進において（図の）Aが急に速度を遅く
すればするほど列の曲がり方が大きくなることと
照らし合わせると納得できます．

　光の反射の法則と鏡の像の関係を日常経験する
例として述べましたので，屈折光と日常のかかわ
りの例を少しあげておきます．

　皆さんは川底を見たとき，実際より浅く見えた
という経験はありませんか．これくらいの深さな
ら十分背が立つ……と思って入ったところ，思い
のほか深く溺れかけたという事故もときに耳にし
ます．これは光の屈折のいたずらで図4ⓐで示
したように，空気中へ出る光は表面に近づくよう
に屈折するのですから，川底の小石から出た光は
図5ⓐのように目に入ります．けれども（鏡の場
合と同様に）目に入ってきた光のまっすぐ延長し
たところに私たちは物体を見ますので，図のよう
に浮き上がって見えるわけです．水中で短足に見
えるのも同じ理由ですね．

　水中に入れたお箸が曲がって見えるのも，また
同じですが（図5ⓑ），このように曲がる（水中の
お箸が水面に近づくように曲がる）のを見て，光
は水の中に入ったら水面に近づくように屈折する
のだろうと錯覚する人がいますが，そうではなく
逆であることを確認してください．反射と屈折が
理解できればファイバースコープの原理に入る準
備が整ったことになりますが，もう一度まとめて
みましょう．

　光は直進しますが異なった媒質に出合うと境界
面で一部反射し，残りは屈折して突き進みます．
屈折のしかたは媒質によりまちまちですが，空気

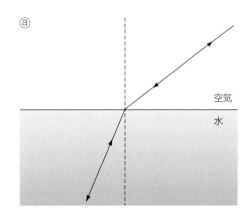

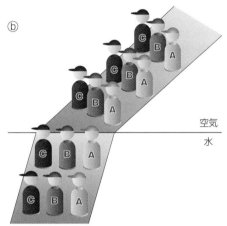

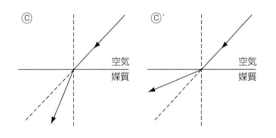

図4　空気に接している場合の光の屈折

中からきた光は垂線に近づくように屈折し，逆に
空気中へ出ていく光は表面に近づくように屈折し
ます．

光が外に出られなくなる

　さて，いよいよ本論です．図6ⓐのように水
中の石が照らされ，そこから光が四方八方に出て

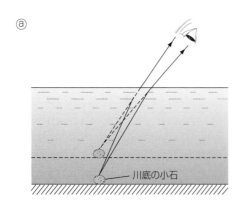

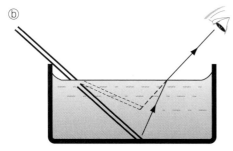

図5 屈折光のいたずら

いく場合を考えてみましょう. まずAのように水面に直角に進む光は屈折せずにそのまま出ていきますが, 入射角が少しずつ大きくなってきますと (B→C→D), 屈折光は図6ⓐのようにしだいに水平方向に近づき, とうとうEのように表面に沿って屈折光が進まざるをえない場合が生じてきます.

このときの入射角を臨界角 (i_0) といいます. そ

うすると i_0 よりさらに大きい入射角をもつ光は, もはや外へ屈折して出ていきようがないので境界面で全部反射されることになります (F). A～Eの光も一部反射して水中に戻っています. しかし, 一部は屈折して外へ出ていくわけです. ところがFのように入射角が i_0 より大きい光は, もはや全く外へ出られず, 全部水の中へ反射されて戻らざるをえないのです. これを全反射といいます.

i_0 より入射角が少しでも大きい光はすべて水中へ戻されるわけですから, OO′ 間の半径をもつ円板でこの水面上を覆うと, 外へ出る光は全くなくなり, もしも水中に電球を入れていても外へもれる光はなくなりますから, 真っ暗になります. 全反射は, 水面に鏡を下向きに置いたのと同じですから, たとえば水槽を下から見上げますと, 水面の裏側に金魚が映って見えます (図6ⓑ).

けれども全反射はどんな場合でも起こるのではなく, この例のように水から空気へ向かって光が進むとき起こっても, 逆に空気から水へ光が進むときには起こりません. 少し難しいかもしれませんが, 光が屈折率の大きい媒質から小さい媒質へ進むとき, 入射角が臨界角より大きくなると起こるのです.

水, ガラス, ダイヤモンドなどすべて空気より屈折率が大きいので, これらの媒質が空気と接しているとき, これらの媒質中で全反射が可能です. 空気からこれらの媒質へ光が進むときには全反射は起こりません. なお, ガラスの i_0 は $41°$,

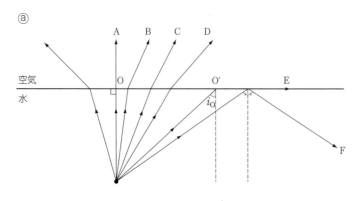

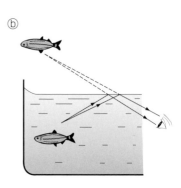

図6 臨界角と全反射

ダイヤモンドは24°, 水は約48°です. ここで, (°)
は角度の単位(＝度)です.

i_0 より大きい入射角の光はすべて全反射され
るので, i_0 の小さいダイヤモンドは全反射する
割合が大きく, これがキラキラ輝く理由です.

 ## ファイバースコープ

この全反射を利用したのがファイバースコープ
ですが, 医学では体腔内を観察するためのあらゆ
る種類の内視鏡に利用されてきました(図7).

ガラス製のファイバー(繊維), すなわちグラス
ファイバーを多数束ねたものでできていますが,
1 本 の 直 径 は 数 μm ～ 数 100μm(1μm =
$1/1,000$mm)という細さです. 図8 ⓐのように
入射した光は内面で全反射を繰り返しながら他端
に到達し, そこから入射角と同じ角度で出てきま
す. このとき光の強さの損失は全くないというこ
とも大切なことです. なぜなら, ふつう, どんな
にきれいに磨いた鏡でも損失ゼロの状態で反射で
きないからです.

おのおののファイバーは屈折面 C で全反射を
完全にするためグラスファイバーよりも屈折率の
小さいグラスで覆われて(コーティングされて)い
ます. まわりが自分より屈折率の小さいものでな
ければ全反射が起こらないことは, すでに述べた

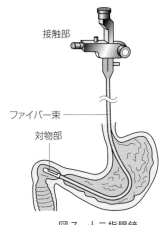

図7　十二指腸鏡

とおりです.

けれども, 光が被写体の異なった部分からやっ
てくるとき, 多くの光が何回も全反射を繰り返すう
ちに混ざってしまい, 像をつくることができなくな
ります. そのため, 1 本の細い管が(被写体の)ご
く狭い部分からの光を送る役目をすれば, その管
を多数束ねることによって, 全体像をつくること
ができます. ファイバースコープが, 多数の細い
グラスファイバー (ガラス繊維)を束ねて(図8 ⓑ)
つくられているのは, このような理由によります.

この束は両端を接着剤でかためてありますが,
その他の部分は接着されていませんので柔軟な内
視鏡として役立つのです.

ⓐ コーティングしたグラスファイバー内の光反射

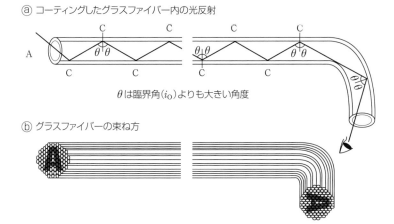

θは臨界角(i_0)よりも大きい角度

ⓑ グラスファイバーの束ね方

図8　グラスファイバーと全反射

グラスファイバーを用いて光を伝えることは医学にとどまらず多くの分野で応用されており，総合してファイバー光学（光ファイバー）と名づけられました．今後もますます応用範囲が広がっていくでしょう．

最近の内視鏡治療

しかし，最近の内視鏡治療にはめざましいものがあり，ファイバースコープの後，ビデオ（写真）スコープの開発により，消化管内などを観察して診断するだけでなく，内視鏡を利用して種々の疾患を治療する内視鏡治療が広く行われるようになっています．

これは，見る，記録する，再生する，が簡単で，ファイバースコープでは実現できない優れた特徴をもっています．

今や，内視鏡治療法はなくてはならない治療手技となっていますが，今後，特に高齢者にとって重要な治療手段になるでしょう．なぜなら，管腔内で治療ができるなら，開腹や開胸の必要がなくなるからです．

物体の大きさと遠近感

左右の目の視力が極端に異なったとき，物体の遠近がわかりにくいといいます．たとえば片手に持った鉛筆の先を，もう一方の手に持った鉛筆の

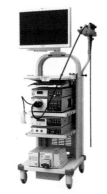

オリンパス社の内視鏡システム

画像提供元：オリンパス株式会社

先でつついてみてごらんなさい．両目を開けてすればなんでもないことですが，片目を閉じてやってみるとなかなかうまくできません．指でも難しいです．これは片目だけだと，物の遠近感がつかめないからです．

左右の目で物体を挟む角度を光角といいますが，図9ⓐに示したように遠いものと近いものとでは光角の大きさが異なります．つまり遠い物体は光角が小さく，近い物体は光角が大きくなって，私たちはその光角の大きさによって物体の遠近を判断しているのです．だから，物体との距離を知るには2つの目で見る必要のあることがわかります．

一方，目で物の見かけの大小を判断するのは，網膜上にできる像の大小によります．1つの目で物体の両端を挟む角度を視角といいますが，図9ⓑからもわかるように，私たちは視角の大小で物体の見かけの大小を決めているのです．非常に大きい物体でも遠くにあるとなぜ小さく見えるのですか？　あらたまって尋ねられると簡単そうでも即答しにくいですね．これは同じ物体でも遠くにあると視角が小さくなり，視角が小さいと見かけの大きさを小さいと私たちの脳で判断するからなのです（図9ⓑ'）．

ちなみに太陽の視角は1°の半分しかありません．これは目の前1mのところに1cmの物体を置いたのとほぼ同じ大きさに相当します．太陽はひかり号で行くと85年もかかるほど遠いところにあるのですから，あんなに大きい太陽の視角がたった30'（1' = 1/60°）しかないというのもある意味で当然のことといえますね．

けれども，遠いものほど小さく見えるとはかぎりません（図9ⓑ"）．視角の小さいものほど小さく見えるのです．

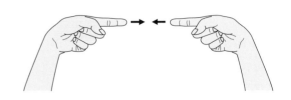

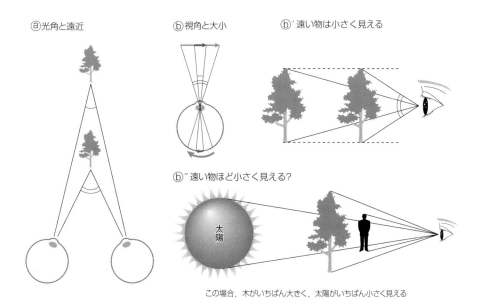

ⓐ光角と遠近　　　　ⓑ視角と大小　　　　ⓑ′ 遠い物は小さく見える

ⓑ″ 遠い物ほど小さく見える?

太陽

この場合，木がいちばん大きく，太陽がいちばん小さく見える

図9　光角と視角

視力検査

　視力の検査は原則として「視力 V は，2点または2線として分離識別できる最小視角 A の逆数で表される」，つまり，

$$V = \frac{1}{A}$$

といいますが，これはどういうことなのでしょうか.

　図10 ⓐは，3人が P と Q を分離した2点として認めるためには，それぞれの場所においてはじめて可能であったということを示しています. つまり，2点を分離識別する最小視角を測ったら，図のようになったということでもあります.

　近視の人（視力の値の小さい人）ほど近寄らなければ2点を識別できませんから A が大きくなります（だから V の値が小さいことが上式からわかる）.

　通常，最小視角を分（′）＝（1/60°）で測ります. だから前式より最小視角が 1′ なら視力は 1.0, 5′ では 0.2 ということです. 2点として分離識別できる最小視角が 1′（つまり視力1.0）ということは，5m 離れたところ*から 1.5mm の分離の識別が

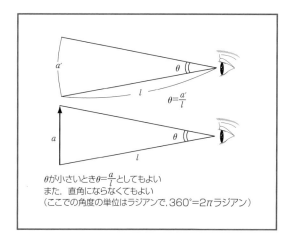

$$\theta = \frac{a'}{l}$$

θ が小さいとき $\theta = \dfrac{a}{l}$ としてもよい
また，直角にならなくてもよい
（ここでの角度の単位はラジアンで，360°＝2πラジアン）

ギリギリできることに相当します（図10 ⓑ）.

＊理由を知りたい人は右上の図を参照.

光度と照度

　視力検査を行うとき，視力表の明るさだけでなく，周囲の明るさも重要ですが，図11は横軸の値が大きい，つまり周囲が視力表に比べて明るすぎると，見えにくくなることを示しています. ス

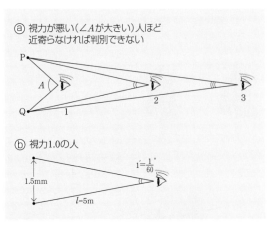

図10　最小視角

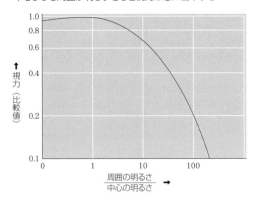

中心よりも周囲が明るすぎると視力は急に低下する

図11　明るさと視力の関係

クリーン上に写すとき，周囲を暗くする（横軸の値を1より小さくする）のはその理由です．

ところで，「明るさ」とはどういうことをいうのでしょうか．

実は2通りの使い方があって，1つは光源のもつ明るさ（ろうそく，電灯など）であり，もう1つは光源によって照らされた物体の表面の明るさです．そして，前者を光度，後者を照度といいますが，もう少し詳しく述べます．

1 光度

光源の明るさのことでカンデラ（cd）という単位を用います．同じ40Wでも，電灯より蛍光灯のほうが明るく，それぞれの光度は約50cd，約280cdです．

2 照度

図11で述べた明るさ，部屋の明るさなど看護に出てくる明るさは，照度を意味する場合が多いのです．照度は照らされた面の明るさですから，面に入ってくる光の量で表され，ルクス（lx）という単位を用います．そして，「1ルクスは1カンデラの光源から1m離れたところで，光を面に垂直に受けるときの照度」をいいます（図12ⓐ）．

字を読み書きするのに望ましい照度は200lx以上といわれますが，40Wの蛍光灯（約280cd）の光を垂直に受ける机が1m離れたところにあるならば，そこでの照度は280lxとなって，読書するのに十分の明るさであるといえます．

ところで，同じ光源で照らされていても，遠くに行けば行くほど暗くなるのを日常経験します．図12ⓑを見ますと，光源から遠ざかるほど照らされる面積が広がっていくことがわかります．

距離が2倍，3倍……となると，照らされる面積が4（=2^2）倍，9（=3^2）倍……となりますが，照らされる面積が広がるということは，それだけ（面の受ける）光の量が$1/2^2$，$1/3^2$……と薄まり，暗くなるわけです．つまり，「照度は光源からの距離の2乗に反比例する」ということになります．ですから，上記の蛍光灯の光を2m離れたところで同様に受けても，そこでの照度は280lxの$1/2^2$，70lxに激減し，読書に適さなくなります．

同じ光源に照らされても，距離が遠くなると（距離の2乗に反比例して）暗くなる理由がわかりましたが，それでは距離が同じなら，どこも同じ明るさでしょうか．

図12ⓒは同じ光度（Icd）をもつ光源で，同じ距離だけ離れたところから照らされている図ですが，面の明るさはⒶのほうが明るいですね．これはどういうことでしょうか．

1lxとは，「1cdの光源から1m離れたところで，光を面に垂直に受けるときの明るさである」と述べました．

つまり，光が面に垂直である場合を仮定していますが，Ⓑは垂直ではありません．Ⓑの場合，垂直に光を受けるためには，面がⒷ′のようになっ

ていなければいけないのですが，実際はθ傾いて
Ⓐ′となっています．だからⒶ′の面を垂直に照ら
す光は図12ⓓの太い黒矢印でなく，赤矢印の成
分に減少しているわけです．本来光に垂直である
べき面Ⓑ′との傾きがθの面Ⓐ′を実際には照らし
ているということは，図12ⓓで示した角度関係
になります（簡単に証明できるから試みるとよい

でしょう）．三角関数を習った人には，本来の光
の量（太い黒矢印）× cos θ が垂直に照らす光の量
（赤矢印）になることを思い出していただけるで
しょうか．

以上のことをまとめると，Icd の光源からrm
離れたところで，光源に垂直な面に対し θ だけ傾
いている面の照度Llx は，

$$L = \frac{I}{r^2}\cos\theta$$

で与えられることになります．

手術台から垂直上方 1m のところに 1,000cd
の光源があって，均一に光が届くなら，垂直下方
の手術台では 1,000lx ですが，60°傾いた面では
cos60°= 0.5 ですから，500lx になります．また，
垂直下方の台であっても，2m の距離にあると
$1/2^2$ の 250lx に激減することになります．距離
の及ぼす影響は大きいですね．

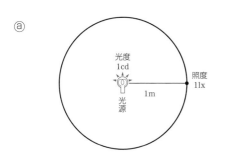

ⓐ

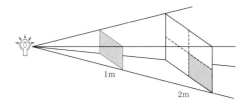

ⓑ 距離の 2 乗に反比例して暗くなる

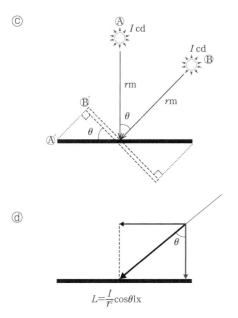

ⓒ

ⓓ

$$L=\frac{I}{r^2}\cos\theta\text{lx}$$

図 12　光度と照度

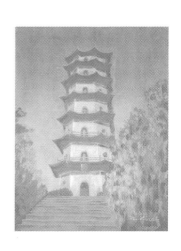

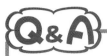

Q 視力検査で，「○や**C**のような環の切れ目はどちら側にあるか」という質問をされます．この解答と視力の関係について教えてください．

A この環はランドルト環とよばれるものですが，本文で述べたように視力 1.0 の人は 5m 離れたところから 1.5mm の分離がギリギリ判別できるのですから，図①の環の判別に相当します．

ところで，学会におけるスライドの文字が小さくて遠くから読みにくいことがありませんか．もしも大きいホールで 20m 離れたところから「看」という文字を読みとるためには，図②の 4 倍の大きさがスクリーン上に表示されないと，視力 1.0 の人は判読できないことになります．文字の線の太さも考えると，(1.5mm × 6 + 文字の線の太さ)× 4 の大きさになりますから，スクリーン上では 5cm 以上になるでしょうね．

① ランドルト環（拡大）

②

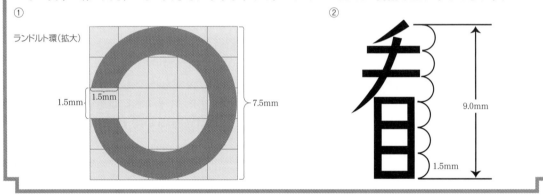

マジックミラーの秘密

はたして犯人なのかどうか？　容疑者を外部から観察できる鏡，マジックミラーとよばれるものがあります．ふつうの鏡とどう違うのでしょうか？

室内Ⓐに容疑者が，室外Ⓑに証人がいるとしましょう．

Ⓐから見ると鏡（ミラー）になっていて，Ⓐの光はⒶ側へ多く反射します．が，一部はⒷへも届きます．一方，Ⓑからの光はⒷ側へ反射され同時にⒶにも届きますが，Ⓑは暗くしてあるのでⒶにはほとんど届きません．つまり，Ⓐには Ⓑの光はほとんど届かないけれど，暗くしてあるⒷでは，Ⓑでの反射光よりⒶからの光のほうが多いので，容疑者には自分の顔しか見えないけれど，証人側からは容疑者を観察することができるのです．

何も特別な理由があるわけではなく，透過する光の量の違いによるのです．

だから，すだれも同じですね．

ときどきビルの窓にマジックミラー状のものがとりつけられています．そばを通るとき，中側が見えず鏡のように自分の顔が映るので，髪をいじったりすることがありますが，ビルの中からはあなたの様子が丸わかり．ときには鏡に向かってニコッと笑いかけたりしたら……．

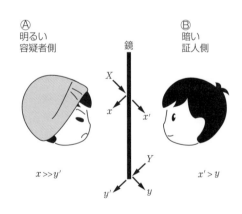

33. 紫外線の殺菌効果と赤外線利用のサーモグラフィ

私たちは，光線といえば太陽光線や電灯の光線を想像します．漫画好きの子どもたちならレーザー光線なんていう名前をあげるかもしれません．

太陽光線は，赤，橙……紫のように目に見える光（可視光線という．赤から紫までの色の違いは，単に光の波長が異なるだけで，可視光線のなかでは赤が最も長く，紫が最も短い波長）以外にもいろいろな波長の光を含んでいます．ただ，赤よりも長い波長の光（赤外線）も，紫より短い波長の光（紫外線）も，人間の目には見えないだけです．

光を波長の長さによって分類すれば図1のようになります．

ここでは医療に深くかかわっている紫外線と赤外線を取り上げることにします．

 ## 紫外線

紫外線と波長

紫外線を大きく分けると，図2 @のように，近紫外線（波長が 4,000 ～ 3,000 Å），遠紫外線（3,000 ～ 2,000Å），極端紫外線（2,000Å以下）と大別できます．ここに出てくるÅ（オングストローム）という単位に少しふれておきます．1 Å は 10^{-8}cm（1/100,000,000cm）という非常に小さい単位です．医療に出てくるμm（マイクロメートル）はμ（ミクロン）とも書き，10^{-6}m つまり 10^{-4}cm（1/10,000cm）ですから，1μm ＝ 10,000Å ということになります．上記の近紫外線を例にとるなら，0.4 ～ 0.3

μm という表現でもよいのです．

「紫外線は紫より短い波長で，人間の目では見ることができない」と述べ，また，図1で「われわれが視覚でとらえることのできる光はおよそ 3,800 ～ 7,700 Å」と示しています．それなら 4,000 Å付近の光を紫外線として扱うのはおかしいのではないかという意見もあるかもしれません．図1からもわかるように，紫外線と可視光線，可視光線と赤外線などの境目の波長は，はっきりしているわけではありません．図1でも，境目はぼかしてありますね．この波長による区分は本によって少し異なります．

太陽からの放射光は，強い紫外線を含んでいます．しかし，地球の上層の大気中にあるオゾン（O_3）に吸収されるので，約 2,900 Å より短い波長の紫外線は地上に到達せず，地上における太陽からの紫外線は約 3,000 Å 以上（つまり近紫外線）がほとんどだということになります（図2 ⓑ）．

紫外線の生物学的な影響または効用としては，紅斑や日焼け，皮膚の色素沈着，ビタミン D の生成，消毒殺菌作用などがあります．ここでは主として殺菌効果と皮膚への影響を取り上げることにしました（図2 ⓒ）．

紫外線の殺菌効果

加圧蒸気滅菌（p.210）のところで「物理的な消毒，滅菌の方法として，加熱，放射（紫外線）などの方法がある」と述べました．熱による方法では，

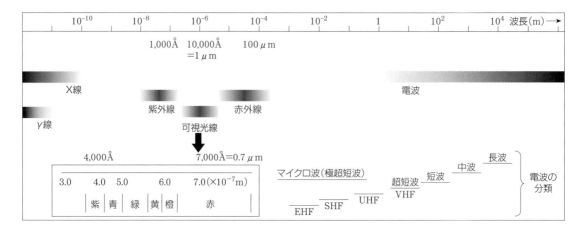

図1　電磁波の波長による区分

熱が細菌の原形質を構成しているタンパク質を凝固させることによりましたが，紫外線で殺菌できるのは紫外線のもつエネルギーが大きいので，細菌の活動が抑えられたり，化学作用をもつ，つまり化学結合を変えることによるのです（だから紫外線のことを化学線ということもある）．

　図2ⓒからもわかるように，紫外線は波長によってその効果に差があります．殺菌作用だけを取り上げても，波長によってその効果はかなり異なります．図3は殺菌効果の大きさが波長によってどう違うかを示したものですが，主として2つのことに気づきますね．

❶殺菌作用は2,600Åのあたりが最高で，3,000Åになるとその効果は30%に減少し，3,400Åでは0.1%くらいしかもたないこと．

❷地上に到達する太陽光線は，図2ⓑで示しましたが，約2,900Å以上の波長をもつ紫外線で，そのうえ殺菌効果をもつ紫外線（図3からせいぜい3,200Å以下）は到達してくる量がもともと少ない（図2ⓑ）ので，太陽光線に含まれる紫外線のうち殺菌作用をもつ紫外線は意外と少ないこと．

　また，紫外線は多くの物体に対して透明ではありません．つまり，多くの物体を紫外線は通り抜けることができません．また，紫外線はガラスに吸収され通りにくいので，窓ガラス越しに太陽光

ⓐ紫外線の波長による区分

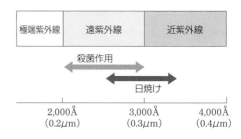

ⓑ太陽の放射光

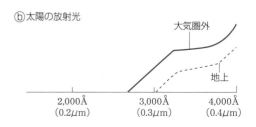

ⓒ紫外線と殺菌・日焼け効果

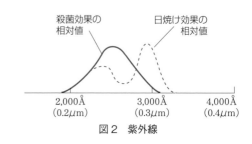

図2　紫外線

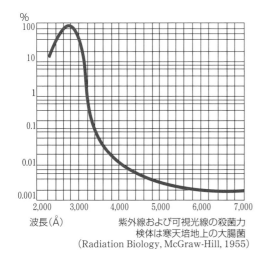

%
100
10
1
0.1
0.01
0.001
2,000　3,000　4,000　5,000　6,000　7,000
波長(Å)
紫外線および可視光線の殺菌力
検体は寒天培地上の大腸菌
(Radiation Biology, McGraw-Hill, 1955)

図3　照射エネルギー量当たりの相対殺菌力

線を当てて殺菌しようと思っても，あまり期待できません．

　紫外線は生物の体内にあまり侵入できません（これは日焼けのところで詳述する）．ただし，純粋の水ではわりあいよく通り，1,800Åまでは，ほぼ透明（通り抜けることができる）です．だから水を除いた他の物質に対し，紫外線は表面殺菌に終わることが多いことも知っておく必要があります．

　地上に達する太陽光線は，殺菌効果の大きい2,600Å前後の光線をほとんど含んでいないので，殺菌に有効な波長の光を出す光源を人工的につくったのが，殺菌灯または殺菌ランプとよばれるものです．これは，紫外線が透過するガラスを管壁に用いた蛍光灯型低圧水銀灯のことで，2,537Åの紫外線を出します．電気的なしくみは普通の蛍光灯と全く同じですが，蛍光物質の被膜を用いず，遠紫外線を通すガラス管を使用している点で異なります．

　この種の殺菌灯は，空気中のバクテリアの数を減らすので病院でも用いられ，腐敗しやすい製品の表面殺菌や，工業薬品の製造行程における殺菌などにも用いられています．

日光皮膚炎

　図2ⓒで示したように，殺菌効果をもつ紫外線と日焼けの効果をもつ紫外線とではその波長が異なり，前者では約2,600Å，後者では約3,000Åのところにその効果のピークをもっています．通常3,200Å以下の波長の紫外線を皮膚が受けますと，数時間後に皮膚の発赤，つまり紅斑ができます．最も効果のあるのは約3,000Åの紫外線でこれをドルノ線とよびますが，太陽から地球表面に達する紫外線のなかで，最も波長が短い部類に属するといえます（図2ⓑからもわかるように地球表面に達する太陽光線は，約2,900Åもしくは3,000Å以上の範囲にかぎられる）．

　紫外線はX線と異なり，生物の体内まで侵入せず表皮にとどまります．人間の皮膚（厚さ0.1mm）への紫外線透過率は，3,000Åで約2%，2,900Åでは約0.01%しかありません（4,400Åの可視光線になると，約60%に急増）．だからこの紅斑は，紫外線が皮膚の表層にある表皮細胞を損なって，皮膚の下層にある真皮へと浸透する物質を生じさせ，その物質が小血管の拡張を引き起こすことが原因となって生じるのです．

　「紫外線を最少どれだけ浴びれば，10時間後に発赤が皮膚に現れるか」という量を，「最少発赤照射量」とよびますが，この数倍の量を浴びると日焼けが起こります．日焼けは表皮細胞の一部分が死んで，細胞内液や白血球がその下に集まって水疱となります．水疱が乾いて皮がむけると下側の表皮は一時的に多少厚くなり（表皮の肥厚），また，皮膚の下層には色素が発達します（色素沈着）．表皮の肥厚も色素沈着も，その後の紫外線照射に対して防護の役目をすることになりますが，この過程に必ず水疱の発生があるとはかぎりません．

　これらの進行の様子は，人種による皮膚の色の濃淡によってもちろん異なり，「最少発赤照射量」は皮膚の色の濃い人種のほうが，淡色の人種よりずっと高い．つまり，淡色の人のほうがずっと少量の照射で発赤が起こることは，容易に想像できます．

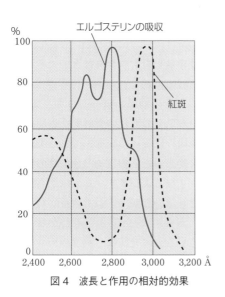

図4　波長と作用の相対的効果

　ここで，紅斑と日焼けを区別して述べましたが，両方ひっくるめて，日光皮膚炎と称する場合も多いようです．

　紫外線が体内まで透過できないことは何度か述べましたが，その代わり表皮に影響を与えます．その臨床的な例をもう1つ加えるなら，ビタミンDを生じる作用をあげることができます．

　皮膚あるいは毛皮に存在するビタミン前駆体（プロビタミン）からビタミンDを生成する働きがありますが，ビタミンDに転化するこのプロビタミンDのことをエルゴステリンともいいます．エルゴステリンの吸収が，波長によってどのように異なるかを図4に示しておきます．いまはビタミン剤が広く用いられていますが，紫外線が，ひところはくる病などの治療にも用いられたのは，紫外線のビタミンD生成作用にあることをご存じの方も多いでしょう．

　紫外線が殺菌効果をもつのも皮膚に炎症を起こすのも，また，ビタミンDを生成するのも，紫外線は可視光線に比べて波長が短く，大きいエネルギーをもち，化学変化を起こすことができるからです．

　看護とは直接関係ありませんが，同じ理由で色あせ（退色）も紫外線が原因となります．色素中の有機分子が紫外線を吸収しますと，その分子の結合が変わって色素の色が失われることになるからです．だから，美術館でも蛍光灯（かなりの紫外線を出す）による絵画の色あせは大問題で，蛍光灯か絵画のどちらかに紫外線を遮るフィルタをつけるか，あるいは白熱球で照らすという工夫をしているのです．

赤外線

　もう一度図1を見てみましょう．可視光線のなかで最も波長の長い赤色よりさらに波長が長くなりますと，人間の目には見えない（後述するが，人間には見えなくてもガラガラヘビには見えたりする）領域の光線で，これを赤外線とよびます．赤外線は紫外線に比べて波長が長いため，光のもつエネルギーが小さいので分子の化学結合を変えたりできない代わり，分子を揺さぶって熱を生じさせます．赤外線が熱線とよばれる理由はここにあります．

　日常生活でも赤外線ヒーターは広く使われています．ここでは，ヒーターの熱源から出される赤外線ではなく，人間の身体から放射される赤外線を検出するサーモグラフィについて述べることにします．

医療に役立つサーモグラフィ

　医療の場面に応用されているサーモグラフィというのは，患者の身体から放射される赤外線を検出して，皮膚に近い部分の温度分布を可視像に換える技術のことですが，これはどういうことなのでしょうか？

　放射というのは電磁エネルギーを出すことによる熱の伝わり方であることはすでに述べましたが，これをわかりやすくいえば次のようになります．

　「絶対零度」でないかぎり，すなわち−273℃以上なら，すべての物体から（私たちの身体やまわりの物体，壁からも）熱のエネルギーが放出されています．そして温度が高いほど，たくさんのエネルギーを出していることも述べました．この

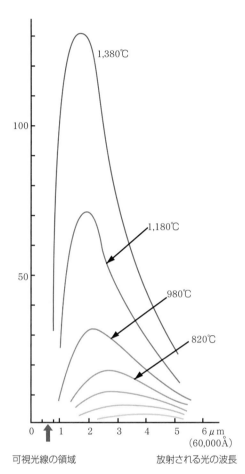

図5　物体から放射される光の波長と温度の関係

ことはすべての物体は光を出していることを意味している，といってもよいのです．

でも私たちの身体から，熱が出ていることは納得できても，光が出ているなんて不思議に思われるに違いありません．けれども熱く焼けた鉄からは赤い色の光が出ていることがわかります．また，もっと高温に熱せられたものは赤よりも青白い光を出すこともご存じでしょう．物体は厳密にいえばどんな温度のものも，多くの波長の混ざった光を出しているのですが，そのなかでいちばん強い光の波長は温度によって変わります（図5）．この図から温度が上昇するにつれて，主に放射される光の波長がしだいに短くなっていくことがわかります．

温度の高い物体が赤より青っぽく見えるのは，赤より青のほうが波長が短いからです．800℃くらいまで熱せられた物体は赤く見えます．図5からもわかるように，この温度の物体から放射される光のうち最大の強さをもつ光は，波長が約26,000Å（2.6 μm）の赤外線で，目に見えませんが，曲線を左のほうへ延長すれば7,000Å（0.7 μm, 赤）あたりの光も少し出すことがわかります．けれどももっと短い4,000Å（0.4 μm, 青）の部分では放射はほとんどありません．これが，800℃くらいまで熱せられた物体はなぜ青く見えず赤く見え

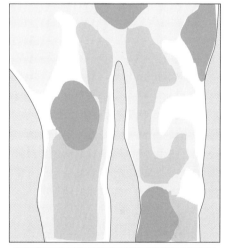

リウマチ性関節炎に伴う関節の炎症

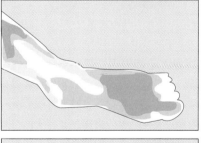

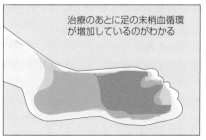

治療のあとに足の末梢血循環が増加しているのがわかる

図6　温かい部分を暗く示すサーモグラム （温度分布図）

るかという理由です.

ところが，私たちの身体をはじめ周囲の物体はあまりにも温度が低くて，出てくる光の波長が可視光線の波長に比べて長すぎ，そのうえ強度も小さいので，視覚にとらえられません．可視光線のうち赤が最も波長が長いのですが，それよりさらに波長の長い光を赤外線とよぶことは何度か述べました.

身体から放射される光のうち最も強い光の波長は（あまりに強度が弱いので図示していない）90,000Å（9μm）くらいの赤外線です．身体の各組織の温度が異なれば，（微妙に）異なった波長の赤外線を出すので，逆に身体から放射される赤外線を検出すれば,温度の分布状態がわかります（図6）.

がんなどの悪性腫瘍のある部分は皮膚温が上昇しますので，皮膚表面の温度分布を調べることによって腫瘍を見つけることが可能であったり，0.1℃の温度差までの測定も可能だそうですので,血液循環の増減や炎症を起こしている場所の観測も可能となります．赤外線を検出するには針を刺したりすることもないので，苦痛もないうえ，副作用もないというメリットも忘れてはいけないことです.

今世紀初頭，飛行場にSARS対策として「体温測定カメラ」が導入されたことを覚えている人も多いでしょう．これもサーモグラフィの利用ですね.

ヘビには見える赤外線

赤外線の波長は，長すぎて人間の目には見えません．けれども動物のなかには赤外線でも目に見えるものがいます．その例はヘビです．ヘビは赤外線でも直接感じることのできる特別の感覚器官を，目と鼻孔とのあいだのくぼみにもっているそうです．つまり夜に可視光線がなくなって，私たちには何も見えない暗闇でも，その特別な感覚器官で物を見ることができます（図7）．なぜなら可視光線がないだけで，赤外線は（物体から放射されているので）存在しているからです.

だから暗闇にいるネズミが私たちには見えなく

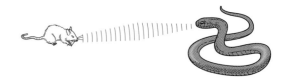

ヘビの赤外線感覚器官は，目と
鼻孔のあいだのくぼみにある

図7　暗やみでネズミを捕えるヘビ

ても，ヘビはネズミの身体から放出される赤外線（温血動物だから赤外線を出していると考えられる）が見えるのですから，真っ暗な夜でもネズミを捕まえることができます．また，ネズミだけでなく同じ程度の体温をもつ人間や他の温血動物でも，ヘビは暗闇で見ることができるわけです.

赤外線フィルムという名前を聞かれたことはないでしょうか．このフィルムは赤外線を感じることができるようにつくられています．といっても，11,000Å，つまり1.1μmくらいまでの波長をもつ赤外線の領域で，あまり長い波長の赤外線ではだめですが…….

図1（p.272）からもわかるように，人間の目で見える最も長い波長の光は7,700Å（0.77μm）いうことですから，それより少し波長が長い月の光まで感じるようにつくられています．だから夜の鳥の生態写真を撮るのに使われたりします.

赤外線を見ることのできる動物は少ないですが，紫外線を見ることのできる昆虫は少なくありません．ミツバチは花によって反射される紫外線が見えるので蜜のある場所がわかるのだそうです.

私たちの生活と関係のある電磁波を波長の違いによって分類するなら，非常に波長の短いγ線やX線から，波長の長いテレビやラジオの電波にまで分けられます．ここでは可視光線に近い波長をもった紫外線と赤外線を取り上げ，私たちの生活とのかかわりに重点をおいて述べました．目に見えないので,ふだんあまり気にとめないけれど，意外とかかわりがあることに気づかれたのではないでしょうか.

Q 「蛍光」というのは，どんな光を意味するのでしょうか．「燐光」とはどう違うのでしょうか．

A ある物質に可視光線や紫外線を当てると，その物質特有の光を発するものがあります．水で薄めた赤インキに日光を当てると，黄緑色に見えるのもその一例ですが，蛍光灯は，水銀放電管の内壁に蛍光体を塗ったもので，放電による紫外線を当てると，蛍光体から光が出るのを利用したものです．

蛍光体が光の刺激を受けているときだけ発光するものを「蛍光」といい，刺激がなくなってもしばらく蛍光を続けるものを「燐光」といいます（夜行時計は燐光を利用したもの）．

それに対し，「蛍の光」はある種の酵素による化学反応で，蛍の腹側に発光器をもっています．熱を伴わない反応ですから，蛍を触っても熱くありません．ちなみに，ヘイケボタルはゲンジボタルに比べ，小型で貧弱なところから名づけられたそうです．

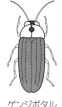

ゲンジボタル 体長15mm　ヘイケボタル 体長8.5mm　オス　メス　ヘイケボタルの腹側にある発光器

COFFEE BREAK①

紫外線（UV）カット

以前，日傘は白っぽい色に決まっていましたが，最近は黒っぽい色に人気があります．

紫外線カットはどちらが有効なのでしょうか．

白は紫外線を反射し，黒は吸収します．それによって紫外線をカットするのですが，黒の吸収によるカットのほうが効果が大きいのです．

また，地面からの照り返しを考えると，白は反射するので，顔は紫外線をまともに受けることになりますが，黒は吸収するので，その点からも黒い日傘に軍配が上がることになります．

ところで，防紫外線でなく，防暑の目的なら，表側が白・裏側が黒の二重張りの日傘が理想的で，も

し白・黒が逆になると，熱の透過量は四倍になるという報告があります．

ちなみに，紫外線を遮る化粧品にUVカットと書かれているのは，Uはultra（超える．ultra manでおなじみ）を，Vはviolet（紫）を意味し，紫外線をultra violetというからです．

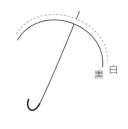 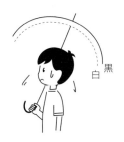

COFFEE BREAK②

μ「ミクロン」

μ（マイクロ）は10^{-6}を表すので，$1\,\mu$mは10^{-6}mですね．しかし長さにおいてはμmをμにおきかえることが許されています．読み方は「ミクロン」で

す．そうすると，

$1\,\mu$m（マイクロメートル）＝？ mμ（ミリミクロン）でしょう？

$1\,\mu$m ＝ $1\,\mu$ ですから，？は1,000になりますね．

34. 放射線のもつ特性と基礎知識

「毒にも薬にもなる」というのは，用い方ひとつで反対の効果を示す意味ですが，その最も顕著な例を医療の分野に求めるならば，それは放射線ではないでしょうか．放射線の恐ろしさについては，私たち日本人は世界のどこの国民よりもよく知っているはずです．

しかし一方で放射線は，診断や治療に画期的な効果をもたらし，助からない生命を数多く救っていることも事実です．

放射線を薬として扱う，すなわち治療や診断として用いるのは，主に医師の領域ですのでここではあまりふれません．看護上必要な知識としては，放射線が毒になる場合が主ですので，毒として扱うときの知識，言い換えれば放射線の防御に重点をおくとともに，知っておいたほうが望ましい基礎知識も加えました．

 電磁波

音波という言葉が示すように，音は波として伝わる（これを波動説といいます）ことを35・36章で学びますが，光はどのようにして伝わるのでしょうか．

もし，電球とスピーカーが取り付けられた高い天井の下に大きいテーブルがあり，あなたがその下に身をひそめた場合，スピーカーからの音は聞こえますが，光はあなたに届きません．

理由は，音は波として伝わるので回折（曲がる）

できるからです．

けれども光はピストルの弾のように直進するからあなたの所まで届かず，テーブルの下に影ができるのです．

このようにピストルの弾のように直進して伝わる方法を波動説に対して粒子説といいます．つまり，音と光の伝わり方は全く異なるように思えます．

ところがテーブルの周囲のあたりの影はぼやけています．光はテーブルの下周辺にも届いています．言い換えれば，光は波動説もあわせもっていることになります．

けれども光の波長はあまりにも短いのでふだんは，光は直進する（粒子説）と考えて十分です（32章 p.260 参照）が，波の性質ももっていることを覚えておきましょう．

ところで，電磁波とは何でしょうか？

振動する磁場は振動する電場を誘導し，さらに振動する電場は振動する磁場を誘導し，これを次々と繰り返しながら光速度で進む波のことを電磁波といいます．けれどもこのような説明で理解していただけるはずはありません．それは当然で，たった数行で電磁波を説明することも理解することも不可能です．

しかし，ここで必要なことは電磁波の仲間に関する知識なので，光にも波の性質があることを思い出すだけでいいでしょう．

電磁波の仲間

こたつや治療に用いられる赤外線, 日常私たちが目にする可視光線, そして日焼けの大敵である紫外線が, 波の性質をもっていることを知っている人は多いと思います. これはテレビやラジオの電波と同じ種類の波で, 電磁波とよばれています. これらの波の違いは単に波長の違いだけで, 波長が短いほどエネルギーが大きいことになります.

図1からもわかるように, 紫外線がこれらのなかで最も波長が短く, したがってエネルギーが最も大きいことになり, そのため日焼けを起こさせたり殺菌作用をもつのです.

ところで, 医療に用いられるX線やγ線も上記の波と同じ仲間で電磁波の一種ですが, 図1に示すように非常に波長が短いことがわかります. 言い換えれば, 非常に大きいエネルギーをもつことになり, その大きいエネルギーが毒にも薬にもなるというわけです. なにしろエネルギーが大きいのですから毒として働いた場合の被害は大きく, できるかぎり避けなければなりません.

放射線一般について述べる前に, X線について考えてみましょう.

X線

X線の性質

1895年レントゲンは高速の電子が金属に衝突したとき, 非常に透過力の強い放射線を発生することを発見し, 正体不明のためX線と名づけました(図2 ⓐ).

そして, X線は

❶直進する.

❷電場や磁場で曲げられない.

❸電離作用(イオン化する働き)をもつ.

❹写真作用をもつ(感光剤にX線を照射するとその強度に応じて黒化させる).

❺蛍光作用をもつ(蛍光物質にX線を照射するとその強度に応じて蛍光を発する).

❻透過作用をもつ.

などの性質を見つけました.

現在, 診断に欠かせないX線は, 主として❹〜❻の性質を利用したものです.

X線診断

X線は, 非常に波長の短い電磁波の一種で, 普通波長0.1nm(ナノメートル;1nm=10^{-9}m)程度のものをいいますが, 短いものから長いものまで幅があります.

X線の透過力が強いという性質が身体の異常を知るうえで利用されるのですが, 短波長のX線ほど透過力が大きく, 長波長のX線ほど透過力が小さくなります. そして, 前者を硬いX線, 後者を軟らかいX線とよんでいます.

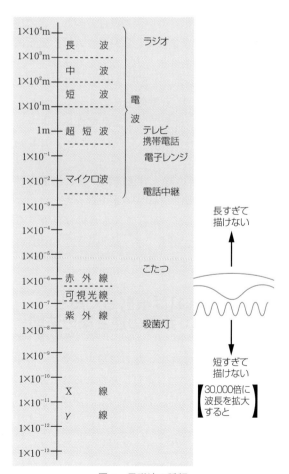

図1 電磁波の種類

ⓐ X線の発生

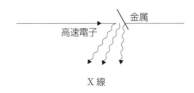

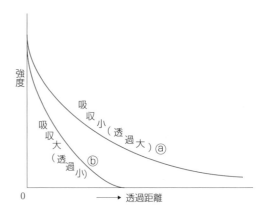

図3 X線の透過

ⓑ コンプトン散乱

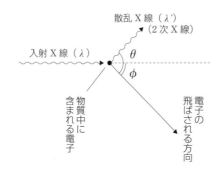

図2 X線の発生と散乱

X線が物質中を透過するとき，透過する距離が多くなるほど，X線の強さは減少しますが，物質を構成している元素の種類やX線の波長によっても異なります．

元素の原子番号が大きいほど，吸収が大きくなり（X線を防ぐために鉛を用いることが多いのはそのためでもあります），短波長のX線ほど透過力が大きいので，吸収率は小さくなります．

だから図3ⓐのように，奥深くまで透過してゆくか，ⓑのように少しの距離しか透過しないかは，透過していく物質や，用いるX線の波長によって決まることになります．

たとえば，胸部X線写真を例にとると，肺の部分には，原子番号も密度も小さい空気を含んでいるので，吸収が少なく，骨は，原子番号の大きいカルシウムやリンを含み，密度も気体より大きいので，吸収も大きくなります．そのため，フィルム上では前者は黒く，後者は白く観察されます．また，血液や水はその中間の濃度で現れ，胃の検診時の造影剤に含まれているバリウムは，重金属なので，骨よりももっと白く観察されます．

X線は，物質中に含まれる電子に当たって散乱されると，入射X線の波長よりも長い波長をもつX線を出します．この散乱をコンプトン散乱（図2ⓑ）といい，散乱X線のことを2次X線ともいいます．

X線透視診断の際，看護師は，常に患者の様子に気を配り，暗所の不安を取り除かなければなりませんが，2次X線をできるだけ受けなくてすむような注意が必要です．透視作業中の操作は手早く行うよう注意しましょう．

遠くなれば被害もぐんと少ない『距離の逆2乗の法則』

「爆心地から離れていたので被害が少なくてすんだ」といいますね．電灯から離れるほど光が届かず暗くなるように，放射線の影響が爆心地から離れるほど小さくなることは容易に想像できますが，それでは距離が2倍，3倍……になると，被害は1/2，1/3……と少なくなるのでしょうか．

図4を見てみましょう．これは電灯（光源とい

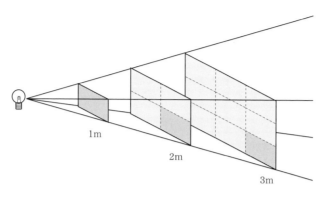

図4　距離の逆2乗の法則

う言葉を用いる)の光がどのように広がっていく
かを示したものです．光源からの距離が2倍，3
倍……となるに従い，光の照らすべき面積が4＝
2^2 倍，9＝3^2 倍……と広がっていきますね．つ
まり，単位面積当たり(ここでは小さい四角形の
1つ当たり)を照らす光の量がしだいに1/4＝
$1/2^2$，1/9＝$1/3^2$……と薄められて減ってきて，
急速に暗くなります(p.268)．

　このように光に照らされる面の明るさ(照度と
いう．光源のもつ明るさは光度)は，距離の2乗
に反比例して変化します．『距離の逆2乗の法則』
という名前で学習した人もいると思います．この
ことは逆に，距離を1/2，1/3……と縮めますと，
$1/(\frac{1}{2})^2＝4$，$1/(\frac{1}{3})^2＝9$(倍)……と急速に明る
さを増すことになり，日常生活においても光源に
少し近づいただけで急に明るく感じるのもこの
ためです．

　以上の話は放射線にもいえることで，距離を2
倍にとれば被曝も1/4ですみ，逆に1m離れた
ところで1/100Gy(グレイ)でも，10cmのとこ
ろでは1Gyにまで増加しますから，必要以上に
線源に近づかないことの重要性を認識すべきで
す．ただし『距離の逆2乗の法則』は，図4から
もわかるように，放射線が点状の線源から放出さ
れていて線源を中心に四方へ一様に広がっている
場合にいえることで，原爆の爆心地付近のような
場合はもう少し複雑なことも考える必要があるで

しょう(Gyについてはp.286参照)．

　距離を遠ざけるということは，手で直接つかむ
よりトングや長いピンセットなどでつかむほうが
被曝量が少なくてすむことも教えています．とき
には遠隔装置(リモートコントロール)も必要にな
ります．

遮蔽物の厚さを見積もる 目安「半価層」

　けれども，距離を遠ざけるには限度があります
ね．そのような場合はどうすればよいのでしょう
か．まっ先に考えつくことは線源と身体のあいだ
に放射線を遮るための遮蔽物を置くことでしょ
う．遮蔽物は放射線を吸収してくれますから，厚
いほうがよいことは想像できますが，厚さだけで
なく，遮蔽物を構成している物質によっても左右
されます．

　放射線技師が鉛(元素記号はPb)の前掛けや手
袋を用いることはよく知られていますが，取り扱
いが安全で安価であり，しかも放射線を多く吸収
するなどの点から，遮蔽物の材料として最良の物
質だからです．しかし，鉛をはじめとして遮蔽物
の厚さを2倍，3倍……にしたら透過量が1/2，
1/3……に減るのではなく，また前述のような逆
2乗の法則で減るのでもありません．

　図5ⓐのように厚さとともに減少しますが，

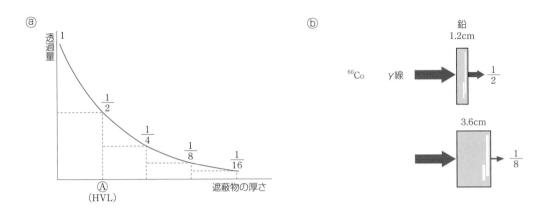

図5　放射線の透過量と遮蔽物の厚さ

このグラフは次のような性質を示しています．遮蔽物の厚さ A のところで放射線が半分に減ったとすると，このときの遮蔽物の厚さ A を半価層（HVL = half value layer）とよびます．そして半価層の2倍，3倍，4倍の厚さなら，放射線量は $1/2^2 = 1/4$，$1/2^3 = 1/8$，$1/2^4 = 1/16$ のように急激に減少してくる特徴をもっているのです．臨床的に用いられる ^{60}Co の γ 線の鉛に対する半価層は 1.2cm ですから，3.6cm の鉛板では $1/2^3$ $=1/8$ に減らすことができ（図5ⓑ），1/1,000 に減らしたければ $1/1,000 \fallingdotseq 1/2^{10}$ ですから，1.2 × 10 = 12cm の厚さがあればよいことになります．

　このように半価層は，X線や γ 線を防御するうえでの遮蔽物の厚さを見積もるのに役立つ1つの目安となり，大切な概念なのでもう1つ例をあげておきます．250kV の医療診察用放射線装置から発生する X 線は，3mm の銅で 1/2 に吸収されますが，半価層の2倍の 6mm ですと，$1/2^2 =$ 1/4 = 25％の透過量になり，9mm の銅を用意すると $1/2^3 = 1/8 = 12.5$％になります．たった 1cm たらずの銅を用意するだけで，X線は1割近くの透過量にまで減らすことができるわけです．

　以上のことから被曝に対する3つの防御対策をまとめますと，

　❶線源からの距離を長くする．

　❷被曝時間をできるだけ短くする．

　❸防御用具を用い，線源が強力なときは遮蔽物を人体とのあいだに置く．必要とする遮蔽物の厚さは，半価層から求められる．

原子核の「崩壊」スピードの目安は「半減期」

　放射線の種類として X 線，γ 線について述べてきましたが，ほかに α 線，β 線という名も聞いたことがあるでしょう．前者の2つが電磁波とよばれる波であることはすでに述べましたが，後者の2つは同じ放射性をもっていても波ではなく粒子なのです（α 線，β 線とよぶより，α 粒子，β 粒子とよんだほうが適当かもしれない）．

　α 線とは陽子2個，中性子2個をもった粒子（ヘリウム原子の原子核と同じ）で，β 線はマイナスの電気をもった粒子（電子）ですが（図6），それらの詳しいことはここでは述べません．しかし，ウランやコバルトなどの放射性元素の原子核が α 線や β 線（ときには γ 線も）の放射線を出すと同時に，ほかの安定した放射線を出さない元素に変化していく，つまり「原子核の崩壊」に関する知識は必要なので述べておこうと思います．

　たとえば，天然にある元素のうち最大の原子量をもつウラン（^{238}U）は，次々と崩壊して（1回の崩壊につき α 線，β 線，γ 線のどれか1つを出す）

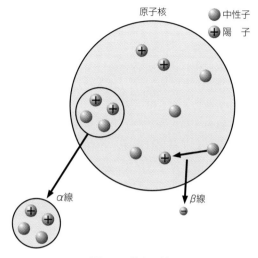

図6　α線とβ線

ラジウム(^{226}Ra)になり，これがさらに崩壊を繰り返すことにより，最後に安定で放射性をもたない鉛(^{206}Pb)に落ち着きます．

このように次々と崩壊を繰り返すことによって，放射性原子の原子核の個数が減ってきますね．減り方のスピードは各元素によってまちまちですが，その目安となるのが半減期という値です．これははじめの量の半分に減るのに要する期間をいい，たとえば前述のウランは4.5×10^9年（なんと45億年！），ラジウムは1,622年という値をもちますが，コバルト(^{60}Co)では5.3年，ラドン(^{215}Rn)になりますとたった10^{-6}秒（100万分の1秒）という短さです．

このような半減期の値は，短いものは1秒に遠く及ばないものから，何10億年という長いものまでありますが，代表的なもののおおよその値を知っておくことは大切です．なぜなら，半減期が非常に長いことは，長期間安定である代わりに放射性をなかなか失わないことになりますし，逆に短いことはすぐ変化してしまう代わりに放射性をもつ期間が短いことを示すからです．

一方，はじめの数のどれだけに減ったかという減り具合を知ることにより，逆に経過時間を知ることもできます．半減期というのは，いま存在する量の半分になるまでに要する時間ですから，たとえば半減期が5年という物質(^{60}Coがこれに近い)があると，5年で1/2に減り，さらに5年経てば（0にはならない）残っている量（1/2）の1/2（$1/2 \times 1/2 = 1/4$）に減ります．さらに5年経てば（合計15年で）残っている量（1/4）の1/2（$1/2 \times 1/2 \times 1/2 = 1/8$）に減って，決して0にならないけれど1/2，1/4，1/8，1/16……としだいに0に近づいていきます．

つまり，半価層の計算同様，半減期の3倍，4倍……の期間に従って$1/2^3$，$1/2^4$……と減少していくわけです（グラフの形は図3と同じようになる）．もしも，はじめの量の3％ ≒ 1/33 ≒ $1/2^5$に減っていたら，半減期の5倍の年月（この場合は半減期が5年だから25年）が経過していることを示しています．

「半減期」を利用して古代遺跡や化石の年代を決定

これを利用したものの1つに古代遺跡や化石などの年代決定があります．看護とは直接関係ありませんが，半減期の解釈を高めるうえでもおもしろい例なので述べておきます．

大気中に含まれる二酸化炭素(CO_2)の炭素原子は（陽子，中性子おのおの6個ずつで質量数が12の）^{12}Cですが，この炭素原子10^{12}個に対し1個の割合で（中性子を余分に2個もった質量数が14の）^{14}Cが含まれています．この特殊な炭素原子^{14}Cでつくられた二酸化炭素も，普通の炭素原子^{12}Cでつくられた二酸化炭素も同じように，植物は呼吸によってその組織内に取り入れて固定してしまいます．

したがって，植物の組織中には^{12}C：^{14}C ＝ 10^{12}：1の割合で，ごくわずかながらも^{14}Cが存在しますが，この炭素は^{12}Cと違って放射性をもちβ線を出しながら崩壊し，普通の窒素^{14}Nに変わっていきます．そして，その半減期が5,700年といわれています．ところが，その植物が死ぬと呼吸をしなくなり，もはや二酸化炭素を取り入

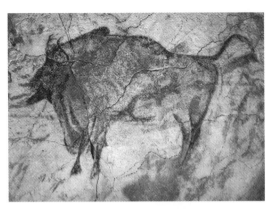

アルタミラ（洞窟壁画）

れることのない反面，いままで組織中に取り入れられていた ^{14}C は崩壊して窒素に変換されるばかりで，減る一方です．

　フランスのある洞穴で見つかった焚き火のあとの炭は，新しい炭に比べて ^{14}C が約 12.5 %（1/8 = $1/2^3$）しか残っていなかったそうです．このことは半減期の 3 倍，約 17,000 年前のものであることを示しています．炭で洞穴の壁に描かれた絵はもちろん，化石や遺跡の年代測定もこのようになされることが理解できたと思います．この年代測定法を放射性炭素法といいます．

　同じような方法で，古代エジプト王の石棺から出てきた木片を調べることにより，何年くらい前に在位していたかという歴史学的な貢献もできるのです．

放射性同位元素

　ちょっと難しく感じられるかもしれませんが，看護で放射線に関する話を述べるとき，放射性同位元素はどうしても避けられませんので，最後につけ加えることにしました．

　原子は原子核と核のまわりに存在する電子から成り立ち，原子核には陽子，中性子が存在します（図 7）が，陽子はプラスの電気をもった粒子ですので，陽子が Z 個あるならマイナスの電気をもった粒子（電子）も Z 個なければいけませんね．この Z の数が異なると化学的性質も異なることになり，Z はその原子特有の値を示すことを意味するので，Z を原子番号といいます．図 7 で示したヘリウムは原子番号が 2 ということになりますね．

　一方，中性子は名前のとおり中性で電気を帯びていませんので，同一の原子でありながら，中性子の数が異なっても化学的性質には影響を及ぼさないことになります．

　酸素を例にとりましょう．酸素原子は，陽子の数（または電子の数）が 8 個，つまり Z（原子番号）= 8 となりますが，8，9，10 個の中性子をもつ 3 種の酸素原子が存在します（図 8）．ここで，

$$Z + （中性子の数）= 質量数（A）$$

といい，A という文字で表示することを覚えておきましょう．つまり酸素には，A = 16，17，

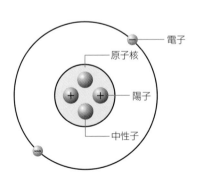

電子

原子核

陽子

中性子

図 7　ヘリウム原子

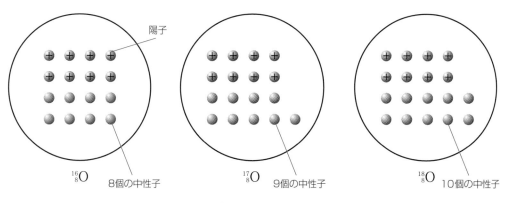

図8　酸素の同位元素 (酸素の原子核には3種ある)

18の3種存在するわけですね. 酸素の元素記号はOですから, $^{16}_{8}O$, $^{17}_{8}O$, $^{18}_{8}O$ と書きます. ただし, 左下の Z の値を省くこともあります. このように Z の値が同じ (つまり化学的性質は全く同じ) だけれど, 中性子の数, したがって質量数が異なる元素を同位元素 (アイソトープ) といいます. 炭素Cは, $Z = 6$ ですが, 6個, 8個の中性子をもつ2種の炭素原子が存在しますので, $^{12}_{6}C$ と $^{14}_{6}C$ は同位元素になります. 同位元素のなかで, とくに放射性をもつものを, 放射性同位元素 (ラジオアイソトープ) といい, 略してRI (アールアイと読む) と書きます. 前述の年代決定に用いる $^{14}_{6}C$ は, RIということになりますね.

 ## 役立つ追跡子 (トレーサー)

これがどうして診断に役立つのでしょうか?

元素のなかには, 身体の特別な臓器や組織に対して親和性をもつものがあり, その1例がヨウ素Iです. ヨウ素は $Z = 53$ で, 自然に存在するヨウ素は中性子が74個, つまり $A = 127 (^{127}_{53}I)$ ですが, 中性子が78個のヨウ素 ($^{131}_{53}I$) は放射性をもつ同位元素です. ヨウ素は甲状腺に対して親和性をもつので, $^{131}_{53}I$ を人体に投与しますと大部分は甲状腺に集まります. そして, 頸部の体表から $^{131}_{53}I$ の放出する放射線を測定すると, $^{131}_{53}I$ の集

積状態がわかり, 異種の細胞発生などに関する手がかりを与えてくれることになります.

これは一例にすぎませんが, RIが人体でどのように吸収, 循環, 沈着, 排泄されていくか, 放射線測定をしながら追跡していく方法を追跡子試験 (トレーサーリサーチ) といい, 用いられるRIを追跡子 (トレーサー) といいます.

トレーサーの応用は, 医療だけではありません. たとえば, リンを肥料として植物に与える場合, もしもリンのRIをそれに加えておき, RIのゆくえを追跡したら何がわかるでしょうか.

追跡によって, もしもリンのRIが多くたまっている場所を見つけたら (たとえば根, または実などに), そこがリンを必要としていることがわかります. これもトレーサーリサーチです.

 ## 放射線 (能)

放射線と放射能が同じように扱われている場合が多いですが, もし厳密に考えるなら, どのような違いがあるのでしょうか.

電球を例にすると, 電球の光を出す能力が放射能, 出す光線が放射線, 出す物体 (ここでは電球) が放射性物質に相当するといえます. 多くの場合, 放射能も放射線も同じように用いられています.

放射線(能)に用いられる単位

ベクレル(Bq)

物質から出る放射線の大きさ(放射能の強さ)の単位. つまり線源強度のことです.

放射性原子核が放射線を出しながら崩壊していくことをp.282「原子核の崩壊」で学びました. 線源強度は, 1秒間にいくつ崩壊するか(崩壊率)のことで, 1Bqは1秒間に1個の崩壊を起こす強さのことをいいます.

$$1\,Bq = 1\,崩壊数 / 秒$$

グレイ(Gy)

吸収線量の単位. つまり物質が吸収した放射線の量のことです.

同じように照射されても物質によって吸収のされ方が違うからで, 1Gyは物質1kgあたり吸収した放射線のエネルギーが1J(ジュール)であるときの吸収線量をいいます.

$$1\,Gy = 1\,J/kg$$

2,000Gyの照射によって, 魚や肉は付着しているバクテリアの大部分を殺菌できるといわれていますが(その結果, 冷凍保存期間が5〜7倍になる), 照射によって魚・肉に吸収されたエネルギーを求めたり, 温度上昇を計算します. この関係は便利です.

$$2,000\,Gy = 2,000\,J/kg$$
$$= 約\,480\,cal/1,000\,g$$

もし, 魚・肉の比熱を水と同じにすると, この照射によって0.5℃弱上昇することになります.

シーベルト(Sv)

人体に与える放射線の強さの単位. 上記に述べた吸収線量は同じでも, 放射線の種類によって人体(生体)に与える影響は異なるからです.

生体に与える影響が放射線の種類によってどのように異なるかを示す値を生物学的効果比といい

ます. 例えばα線の生物学的効果比は10〜20という大きい値なので, 透過は悪くても局所的に大きい影響を与えることになります.

また, ^{60}Coのγ線の生物学的効果比は0.7なので, 1Gyを照射されたとき, 0.7Sv=700mSvの照射になります. Svも吸収線量ではあるのですから, Gyと同じで1Sv = 1J/kgです.

放射線の単位をまとめておきましょう。

(線量)	(単位)
(物資からでる放射線の強さ)	ベクレル(Bq)
(物質が吸収する放射線の強さ)	グレイ(Gy)
(人体に与える影響)	シーベルト(Sv)

放射線の及ぼす影響

放射線というとすぐに許容量が問題になりますが, 自然界からの放射線量(2.1mSv/年, mSvのmはミリ, つまり1/1,000を意味します)と医療目的の被曝を含まない状態で一般人の許容線量は1mSv/年と法令で決められており, 一般人が年間1mSv以上被曝すると健康に害があるとされています(図9).

しかし, 年間数mSvの放射能を長期間浴び続けても, まったく健康に害はない, 50mSvの被曝のリスクはゼロである, というような法的な規制量と大きく異なる報告があります. そして, 過大リスク評価の採用に警告を発しています.

したがって, 1mSv/年の値には異論があり, 今後の議論が待たれるところです. しかし,

・100mSv以下の被曝でのがん発生率は, 自然に発生するがん発生率と区別できないこと

また1回の被曝量として,

・歯科用レントゲン撮影：0.01mSv

・一般胸部X線(直接撮影)：0.4mSv

・胃(バリウム)撮影：3.3mSv

などの知識は役立つかもしれません.

なお, 放射性物質が体外にあり, 体外から被曝した場合(外部被曝), 被曝したことによって放射線を出すということはありません.

法的規制の値が今後論議されることがあるかも

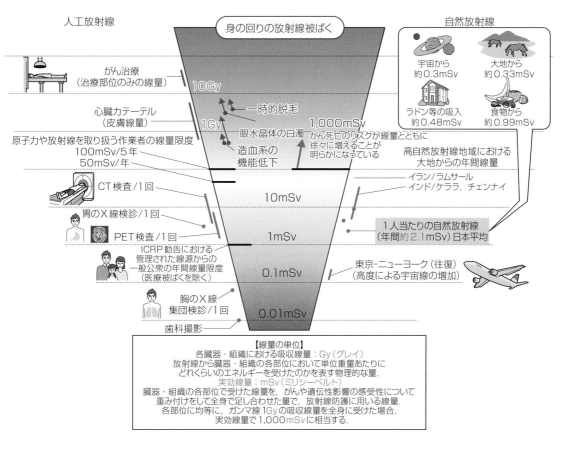

国立研究開発法人 量子科学技術研究開発機構　放射線医学総合研究所：放射線被ばくの早見図.
http://www.nirs.qst.go.jp/data/pdf/hayamizu/j/20160401.pdf より引用

図9　放射線被曝早見図

しれませんが，低線量の被曝でも，長い期間の後，障害を発生することがあるので，慎重にならざるを得ないのでしょう．

　けれども，放射線による恩恵もあります．例えば，農業においては害虫防除や品種改良であり，工業においては材料の強度を高めたり，医療においてはがんの治療や医療器具の滅菌など，放射線は「毒にも薬にもなる」ものの代表かもしれません．

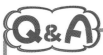

Q 「死の灰」という恐ろしい言葉を聞いたことがありますが…….

A これは放射性物質を含んだ，文字どおり恐ろしい死の灰です.

1954 年に太平洋のビキニ環礁でアメリカによる核爆発実験が行われ，その放射性物質が風によって周辺海域に大量に運ばれてきました.

日本の漁船第五福竜丸の乗組員は，この灰を受けて放射性物質に汚染され，多くの犠牲者が出たばかりでなく，大量の魚の廃棄処分を余儀なくされました.

灰の中には寿命の長いストロンチウム 90 やセシウム 137 も含まれていました. もし，20 歳のとき死の灰を浴びたとすると，その中に含まれるセシウム 137(半減期 30 年)は，80 歳になってやっと 1/4 に減ることになります.

なかなか減らないこと，そして決してゼロにならないこと，恐ろしいですね.

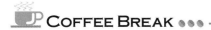

原子核と人間の平均寿命の違い

　原子核が崩壊して半分の数に減るまでの時間「半減期」を示すグラフは図 3 と同じ型であることを述べましたが，人間の「半減期，つまり平均寿命」は全く異なった型で表されます. 複雑で深〜い理由があると思うでしょう？

　そんなことはありません. 単純な理由です.

　原子核の場合，いつ，どの原子核が崩壊するのかは，全くわからない. つまり，どの原子核も崩壊する確率は平等です. だから，グラフを式で表すこともできるのです.

　それに対し人間の崩壊はどうでしょうか？

　人間の場合，崩壊(死亡)する確率は誰も同じ……というわけではありません. 若いころの確率は小さく，老年では大きい. つまり年齢によって大きく変わります.

　グラフの違いは，この崩壊する確率の平等・不平等が原因だったのです.

原子核の生存率

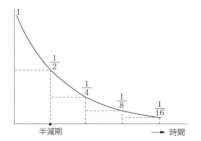

人間の生存率

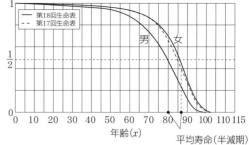

資料　厚生労働省「第18回生命表」

35. 医療に生きる「音波」の不思議

「音波」が医療に用いられている例は多く，その恩恵も大きいのですが，それらについて述べるためには，まず音に関する基礎知識が必要です．

ここでは，なぜ見えない音が波のように表現できるのかという音の本質以外に，なぜ小さい空気の圧力が音として認識できるのか，デシベルやホンという単位はどう使われるのか，まで広げたいと思います．

音は目に見えないのにどうして「波」なのでしょう

図1@のように音叉をたたくと，枝が(i)のほうへ動き，そこに接していた空気は少し圧縮を減らされ「疎」になり，逆に枝が(ii)のほうへ動くと，空気は圧縮され「密」になります．密のときは空気が圧縮されるので平時の大気圧より少し高くなり，疎の部分は空気がややまばらな状態になり，大気圧より少し低くなります．そして，図1のように音叉の振動(@)→空気の疎密を生じる(ⓑ)→圧力変動の波を生じる(ⓒ)，という理由により音が目に見えない波で表されています．ですから音波を疎密波ともいいます．

また，空気の疎密ができなければ音は伝わらないため，空気がなければ音は聞こえません．変動のない状態と比較して，いちばん大きい変化を示したときの振れ幅（波の山の高さまたは谷の深さ）を振幅といい，波の同じ形を繰り返すまでの長さ（山から山，または谷から谷の長さ）を波長といいます．

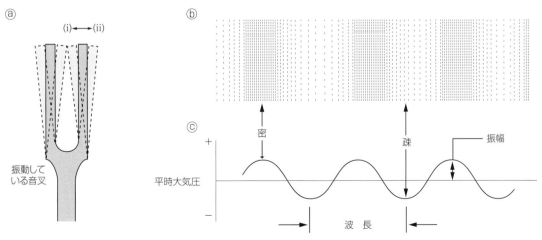

図1　音叉の振動と空気の疎密

そして，1秒間に繰り返す振動の回数を振動数といい，これらは波を語るときに不可欠な言葉です．振動数は絵に描けないので納得しにくいかもしれませんが，ヘルツ（Hz）という単位で表し，人間の聞き取ることのできる振動数は20～20,000Hz（回/s）とされており，振動数が大きいほど高い音になります．

蚊のプーンという音は300～600Hz，人の声は85～1,100Hzくらいです．ピアノの得意な人は中央のC音が262Hzだということをご存じでしょう．

波長と振動数のあいだには大切な関係があります．それは，

$$波長 \times 振動数 = 速度$$

ということです．

音の速度は空気中（15℃）でおよそ340m/sですが，人間の可聴振動数は20～20,000Hzですから，それに対応する波長340/20～340/20,000（m），つまり17m～1.7cmをもつ音波が人間に聞き取れます．20,000Hz以上の振動数をもつ音（超音波）は高すぎて私たちの耳には聞こえません．

コウモリはキッキーという声を出しますが，ほかにも私たちには聞こえない超音波を出していて，（コウモリの種類によっては）90,000～120,000Hzの音まで聞き取れるそうです．同様の計算をすると，波長が2.8mmという短い波長の音もキャッチできることになります．

それには理由があります．コウモリはほとんど目が見えないため，音を発してその音の反射によって食物を見つけたり，障害物を避けます．このとき短い波長の音でなければ，小さい対象物からの反射が起こらないのは，小さいさざ波でないと小石からの反射を起こさないことを考えるとうなずけるでしょう．

私たちは光で物を見ますが，コウモリは音で物を見る（？）のですね．だからコウモリは目隠しをしても平気で飛べますが，耳を覆うと，たちまち壁などにぶつかって落ちてしまうそうです．

波長の短い波ほど反射されやすい例を人間の場合でもみてみましょう．人の頭（直径20cmの球とする）よりずっと波長の長い音は頭の存在にあまり影響を受けず，そのまま頭の周辺を通り過ぎていきますが，20cmよりずっと短い波長をもつ音は頭に当たったとき反射されやすいので，頭の反対側には音が届きにくいことになります．つまり，音源に近いほうの耳では明らかに大きく聞こえるのですから，音源の位置を決めることができます．

片方の耳が遠い人は高い音（波長が短い音）を聞くとき，音源のほうへよいほうの耳を向けなければよく聞こえませんが，低い音ならそのようなことをしなくても聞こえるのはこのような理由からです．つまり，音が反対側の耳にも回り込んでくるからです．

音速は空気中でおよそ340m/sであることはすでに述べましたが，気体よりも液体や固体の中でのほうが一般に音の伝わる速度は速くなります．人体組織や血液中での音速は1,570m/sですから，空気中での速度の4倍以上にもなることを知っておくとよいでしょう．

聴力の不思議

このような空気の疎密波の振動が鼓膜に伝わり，音として聞こえる……といっても，この程度の波の圧力が鼓膜を大きく振動させるとは考えられません．それなのに私たちはどうして音を感じることができるのでしょうか？

周囲が静かなとき，ささやき声はもちろん虫の羽音でも聞こえることがあります．これは音波が耳の中で増幅されているからですが，どこでどのように増幅されるのでしょうか．

ところで，図2⃣は耳（右）を表していますが，外耳・中耳・内耳と区別されます．外耳道を伝わってきた音波が鼓膜を振動させ，中耳にある小さい3個の骨の働きで振動を内耳の前庭窓に伝えます．この間に，音波は450～900倍にも増幅されるといわれている根拠を考えてみましょう．

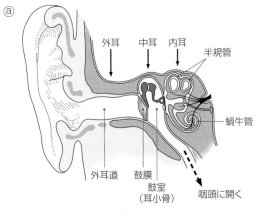

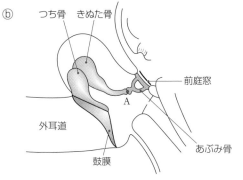

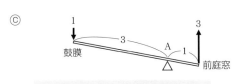

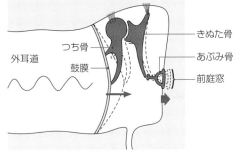

図2　耳における増幅と力学

プの共鳴にたとえる記述もあります.

　次に, 鼓膜に届いた振動が中耳にある小さい3個の骨(つち骨・きぬた骨・あぶみ骨)の互いの連絡によって, 内耳の前庭窓に伝わります(図2ⓑ)が, ここでさらに45〜90倍に増幅すると考えられています. その理由は以下のとおりです(図2ⓒ).

　中耳では3個の骨がA(きぬた骨とあぶみ骨の連絡部)を支点とする「てこ」のような働きをします. ところが, Aから鼓膜:Aから前庭窓までの距離が, 約3:1ですから, トルクを考えると前庭窓の伝わる音の圧力は鼓膜に伝わる圧力の3倍に増えます.

　また, 忘れてはならないことに鼓膜と前庭窓の面積の違いがあります. 前者を1とすると後者は1/15〜1/30という狭さです. 圧力＝力／面積ですから, 面積が1/15〜1/30に狭くなると, 音の圧力は15〜30倍に増えることがわかります.

　以上をまとめますと,

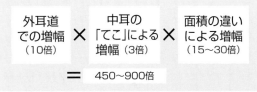

外耳道での増幅 (10倍)	×	中耳の「てこ」による増幅 (3倍)	×	面積の違いによる増幅 (15〜30倍)
		= 450〜900倍		

となります.

　このように増幅された振動が内耳の前庭窓に伝わり, これが内耳の蝸牛の中の液体に伝わって, 液体の圧力の変化が末梢神経を興奮させて脳に信号を送ることになり, 私たちの聞く音となります. 内耳でのこまかい働きについては省きます.

　ともあれ, ここで述べた「耳における増幅と力学」, うまくできているものですね.

音が「波」であることのおもしろさ

　音にかぎらず波は境界面で反射をしますが, やってきた波(入射波)と振幅も速度も等しい波を逆向きに反射するとどうなるでしょうか.

　図3ⓐはある瞬間における入射波(実線)と反射

　空気で伝えられる音波が, まず外耳道を通り鼓膜に伝わりますが, 外耳道は片方(鼓膜側)が閉じた一種の管ですから, 共鳴する空気の柱を生じる結果, 鼓膜の場所での音の圧力は, 外耳に入ってきた音の圧力の10倍くらいに増幅されると考えられています. なかには, パイプオルガンのパイ

ⓐ 合成波

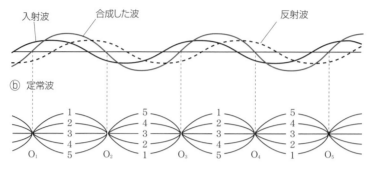

ⓑ 定常波

図3　合成波と定常波

ⓐ 閉管内の気柱の定常波

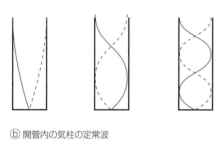

ⓑ 開管内の気柱の定常波

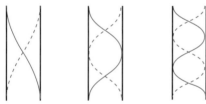

図4　閉管内・開管内の定常波

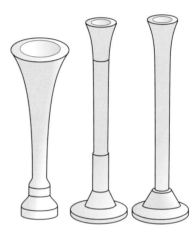

図5　トラウベ(杆状聴診器)

波(点線)の両方を描いたもので,両者が重なり合った結果(合成波)が赤色で表した実線の波になります.この合成波だけを描いたのが図3ⓑの1の波で,次の瞬間の入射波と反射波の合成した波が図3ⓑの2になり,3→4→5→4→3→2→1と繰り返します.つまり合成した波の静止しているところ(O_1, O_2……)はいつも静止しており(節という),振動のいちばん激しいところ(腹という)はいつも同じで,一見波は右にも左にも進行せずにとまっているように見えます.

このように,入射波と反射波が重なり合った結果できる波を定常波とよび,節から節(または腹から腹)までの長さが,波長の半分に等しいことがわかります.

笛を吹くと音が出るのは,口から出された空気が管の中へ送られて中の空気をかき乱し,管の中の空気柱を振動させることによって起こるのです.管は一端が閉じているもの(閉管)と両端が開いているもの(開管)がありますが,いずれの場合も端のところで,送られてきた振動の反射を起こします.その結果,入ってきた波と反射された波が重なり合い,図4の定常波が管の中に生じます.閉じた端では空気が動かないので節になり(図4ⓐ),開管では腹になります(図4ⓑ).

開管の場合を考えてみましょう.図4ⓑでは管の2倍,1倍,2/3倍の長さに相当する波長をもつ波ができていることがわかります.こんなと

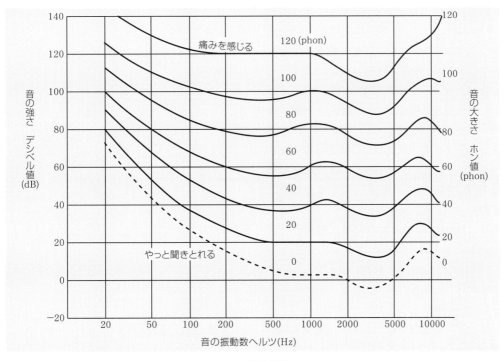

図6 等感曲線

き，外からこれらの波長をもつ音が入ってきますと共鳴して音が大きく聞こえます.

　妊産婦の腹部聴診でトラウベを用いて胎児心音を直接聞きますね．トラウベは簡単な構造（図5）ですが，胎児の心音や母体の大動脈音などがトラウベ内を通るとき，ちょうどその音の腹が両端に来るように（送られてくる音が管で共鳴するように）トラウベの長さが決められているのだろうと考えられます．そのため大きく聞こえるのでしょう．もちろん，管を通ることによってエネルギーが四方へ散らばるのを防ぎますから，音はあまり減衰せず，他端に到達できるのも大きい理由です．簡単な構造で心音検査に役立つなんておもしろいですね.

　子供たちがよくジュースのびんの口を横から吹いて音を出しますが，これも共鳴現象です．びんの口を吹くことにより，いろいろな振動数をもつ音（言い換えればいろいろな波長をもつ音）が生じるのですが，そのなかからびんの空洞と共鳴できる波長をもった音が強調されて大きく聞こえているのです.

「音の強さ」と「音の大きさ」はどう違う？

　音の強さというのは，音波が運んでくる単位面積当たりのエネルギーの量によって決まる値で，デシベル（dB）という単位で示します．そして音の大きさ（やかましさ）はホン（phon）＊を用います．音の強さとやかましさは必ずしも一致しません．なぜなら前者は物理的な，後者は人間の感覚をとおした音の大きさであるからです.

　そこで1,000Hzの振動数をもつ音のとき，dBとphonが同じ値になるように決め，ほかの振動数領域では同じ大きさに聞こえる部分同士をグラフ上の曲線で結んでphonを定義します．それが等感曲線（図6）とよばれるものですが，看護系の本にもしばしば出てくる曲線ですからご覧になった方も多いでしょう.

　この曲線の見方をわかりやすく書くと次のよう

になります．1,000Hz の音（ソプラノで出せる最高音）では，phon と dB が同じ値になっていますね．たとえば 60phon の曲線を見ると，たしかに 1,000Hz のとき 60dB を示しています．しかし 500Hz（テノールで出せる最高音）では 60phon が 55dB になり，もっと低音の 20Hz（人間の聞けるギリギリの低い音）では，約 100dB 近くになります．また，35Hz では 70dB の強さの音なのに 20phon に，75Hz では 60dB の強さの音なのに 40phon に感覚的にとらえることになります．

つまり，100Hz 以下の低音では，物理的な大きさの dB より人間の感覚をとおした大きさの phon のほうがどの曲線も小さい値を示しています．日常生活でも低音のほうがあまり耳障りにならないことから納得できます．

けれども，この図からわかるように極端な低振動数や高振動数の音でなければ，dB と phon の値はほぼ一致していますから，そう神経質になる必要はありません．

最後に dB の値の定義を記しておきます．

$$\text{dB の値} = 10 \log \frac{I}{I_0}$$

（I は音の強さ，I_0 は聞き取れる最小音の強さを意味する）

また，音の強さ I をもつラジオは $10 \log \frac{I}{I_0}$ dB ですが，2台鳴らすと，

$$\text{dBの値} = 10 \log \frac{2I}{I_0} = 10 \log 2 + 10 \log \frac{I}{I_0}$$
$$= 3 + 10 \log \frac{I}{I_0}$$

となり，強さが2倍になっても約 3dB しか増加しないことがわかります（強さが2倍，4倍，8倍となったとき，3dB ずつ等差的に変化する）．

たとえば，ショッピングカートの衝突音は 80dB で，病院の廊下の騒音は 50dB ですが，この 30dB の差は音のエネルギーでいえば，1,000 倍の差があることになります．

* phon，騒音レベルの表現には「ホン」，音の大きさのレベルの表現には「フォン」というように使い分けることもあります．

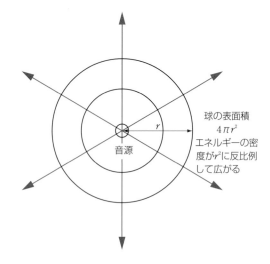

図7　音のエネルギーの広がり方

球の表面積
$4\pi r^2$
エネルギーの密度が r^2 に反比例して広がる

音源

音の骨伝導

骨は低音の振動に対して，空気よりも音をよく伝える傾向があり，これを骨伝導といいます（これに対し，鼓膜を通じて聞く音を空気伝導という）．たとえばピーナツをかじっているとき，歯や骨を伝わって聞こえる音がそうです．また，パイロットがレシーバを耳からはずして，耳のうしろにかけているのをよく見かけますが，骨を伝わって音が聞こえるからです．

ところで，音を高音部と低音部に分けたとき，高音部は華やかさを，低音部は落ち着き，豊かさを強調しますね．

自分の声を自分で聞くとき，とくに低音部は骨を伝わってきますから，ほかの人には聞こえない低音部が自分には強く聞こえ，豊かな声に感じられます．けれども実際には，他人には自分で聞いているような声には聞こえず，もっと貧弱に聞こえているはずで，その証拠に自分の声を録音し，その再生音があまりにも自分の声だけ違って聞こえ，がっかりすることをしばしば経験するはずです．残念ながら上質のテープに録音された声が，他人に伝わっている自分の声なのです．

なぜならテープで聞く声は一度外へ出た声が空気

を伝わって鼓膜を振動させるのですが，自分のしゃべる声は骨からの直接音が加わっているからです．

騒音の防止

病院ではとくに防音が問題になることが多いと思われます．それには音の発生をなくすことがいちばん大切ですが，避けられない場合はどうしたらよいのでしょうか．

まず，音源との距離をなるべく遠ざけることです．音のエネルギーは遠くへ行けば行くほど広がってしまいますから，単位面積当たりに運ばれてくるエネルギーはしだいに小さくなり（図7），音源からの距離の2乗に反比例しつつ急減します．音源からの距離を2倍にすれば音の強さは1/4に減ってしまいます．ですから，音が気になるときは音源から遠ざかることが第一といえます．

しかし，そうはいかない場合もしばしばありますね．音源をなくすことも，音源から遠ざかることもできないとき，音を防ぐには音を遮る方法（遮音）と，音を吸収する方法（吸音）がありますが，これを上手に組み合わせる工夫が必要です．

たとえば，多孔板を取りつけた軽量コンクリートブロックは，「防音ブロック」として効果的ですが，多孔板によって音が吸収されるとともに，コンクリートは振動しにくいので音を遮ることになるからです．台所の流し台（シンクタンク）の裏をのぞいてみたことがありますか？　白い厚手の塗料が吹きつけてあります．これは塗料が音を吸収するとともに，塗料が吹きつけられた流し自体も振動しにくくなって，音を減衰させるための防音塗料です．そして，吸音すると音のエネルギーは熱のエネルギーに変わるので，音を吸収した物体は少し温度が高くなります．

カーテン（とくに厚地）がかなり役立つのは，音のエネルギーをある程度吸収することと，壁と異なり多くの不規則性をもっていますから，あらゆる方向に四散させ反射音を生じないからです．穴のたくさんあいたベニヤ板も吸音効果をもっています．

高い音のほうが多く吸収されることを知っておくと役に立つかもしれません．

超低周波

人間の可聴音は，振動数にして 20 ～ 20,000Hz くらいだとすでに述べました．しかし，こんなに広領域の音を聞くことのできる人は1%くらいで，半数の人はせいぜい 50 ～ 10,000Hz しか聞き取れません．可聴音より振動数の大きい音は超音波とよばれ，医療にも大きく貢献しています．

また，可聴音より小さい振動数の音を超低周波音といい，低すぎて耳には聞こえませんが，最近問題とされることが多くなりました．

この振動数は，たとえば動いている車の中で経験することができます．密閉された空気が，車体の振動によって低周波音を身体に伝えるためだともいわれており，不眠の原因になったりします．車酔いの一因にもなるかもしれません．また，飛行場の近くや高速自動車道上でも似たような振動を経験します．

低振動は空気の圧力変化がゆっくりなので，肺胸の動きがそれについていくことになります．身体の組織の一部が振動させられ，擦れ合うと，振動が弱いときはめまいや吐き気を催す程度ですみますが，内出血などが起こる場合もあるそうです．まだ詳しくはわからず憶測の域を出ないところもあるでしょうが，問題となっていることは確かです．騒音が苦痛であることはもっともですが，このように，低周波のため音として聞こえない振動でも油断ならないのですね．

世の中には目に見えなくても危険なもの（たとえば放射線）もあるかと思えば，耳に聞こえなくても危険なものもあって，安閑としてはいられない気持ちですね．

音を目でとらえた「心音図」

心音や心雑音の聴診は主観的要素が強く，個人の熟達度や聞く力によって異なりますから，心音

を記録することにより，客観的な聴診を可能にしたのが心音図です．

心音は心臓，肺などを経て胸壁表面に達するまでに著しく減衰しますから，振動をマイクロホンをとおして電気的エネルギーに変換，増幅して記録しなければなりません．しかし，ここでは心音計の詳細や心音図の解釈についてふれるのではなく，従来，聴覚でとらえていたものを視角でとらえようとするときに，聴診したものと同じ感覚で図のうえに表現しなければならないため，どのような工夫がなされているかを述べてみようと思います．

心音は比較的エネルギーの大きい低音成分とエネルギーの小さい高音成分から成り立っています．ところが人間の聴覚が，図6からもわかるように低音においては感度が悪く，高音においては感度がよいという傾向があります．もし，低音部も高音部も一様に電気的に増幅したらどうなるでしょうか．

心音図は，低音部にも高音部にも人間の聴覚が同じ感度をもっている場合に聴診した音を示すことになっています．しかし，人間の聴覚は低音部で悪く高音部でよいのですから，実際に聴診したら低音部の心音は聞き取りにくく，高音部は聞き取りやすいはずです．ですから，聴診で得られたこのような心音の様子を図に表現するためには，実際に発する心音の低音部を減衰させ，高音部を強調するような濾波器（フィルタ）が，増幅器に用いられるという工夫がなされています．

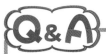

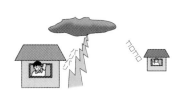

Q 雷鳴は雷雲が近くにあるときと，遠くにあるときでは，違って聞こえるように思いますが，どうしてでしょうか？

A 近くに雷雲があるとき，バリバリと聞こえます．ところが，雷雲が遠ざかっていくと，雷鳴の聞こえ方がしだいに変わってきてゴロゴロと聞こえますね．音も低くなっています．

これは，空気の（音の）吸収のしかたが一様でなく，高い音のほうを多く吸収する傾向があるからで，雷雲が遠ざかっていくとともに，（その間の）空気が高い音を吸収し，低い音が残るためです．つまり，バリバリと聞こえる雷鳴から高い音が吸収され，残った低い雷鳴がゴロゴロと聞こえるのです．

ちなみに音速は常温で340m/sですから，稲光があって3秒後にゴロゴロと聞こえたら雷雲は約1km向こうにあることを意味します．

☕ COFFEE BREAK ●●●

巧みなカムフラージュ

右図の淑女を見て，「おしゃれなヘアスタイル！」と思いませんでしたか？　また紳士を見て，「素敵なステッキを持って誰を待っているのかしら」と思いませんでしたか？

実は，これは19世紀末に流行した補聴器だそうです．当時の人たちは補聴器をできるだけ隠したがるので，何のための物かわからないように工夫してつくられました．小型のラッパ形の補聴器は当時流行した髪型でカムフラージュでき，人待ち顔の紳士が手にしているしゃれたステッキの先には，実は補聴器が仕組まれていて，さり気ないふりをしながらちゃんと聴力を補っているのです．

これらに比べると，電気エネルギーの増幅を利用した現代の補聴器は非常に進歩していることになります．

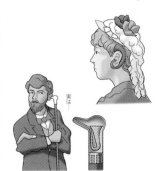

36. 乳児の心拍検査と救急車のサイレンとの関係

皆さんは看護に携わっておられる関係上，救急車に接する機会が一般の人たちに比べてずっと多いはずです．夜間はもちろんのこと，昼間でもあのサイレンは快くありませんが，ここでは救急車のサイレンの話から，さらに「超音波」による赤ちゃんの心拍検査の話をはじめ，超音波が医学にどのように役立っているかを具体的に述べてみようと思います．

音速を表す基本の式が使えれば，あとはそんなに難しくありませんが，全く式を用いなくても，超音波がなぜ，どのように役立つかも大筋として理解できるはずです．

ドップラー効果とは？

救急車のサイレンというと，もうお気づきでしょうが，音の高さの変化ですね．

サイレンを鳴らしつつ車が近づいてきますと音は高くなり，逆に遠ざかっていくときの音は低く聞こえるでしょう．電車でも警笛を鳴らしつつ近づいてきますと急に高く聞こえて驚くことがありますが，この現象を音のドップラー効果とよびます．

ドップラー効果とは，音源(たとえば救急車)が観測者に近づいてくるとき，あるいは観測者が音源に近づくとき音が高く聞こえ，逆に，遠ざかるとき低く聞こえる現象をいいます．

テレビやラジオで私たちは音波という言葉を耳にしますが，音はピストルの弾丸のように伝わってくるのではなく，波のように伝わるからです．音は波であるから塀の向こうの音も聞こえますが，もし弾丸のように伝わってくるものなら，遮蔽物に遮られて聞こえるはずはありません．

ドップラー効果とは，音源や観測者の位置が近づいたり遠ざかったりすることによって生じる音

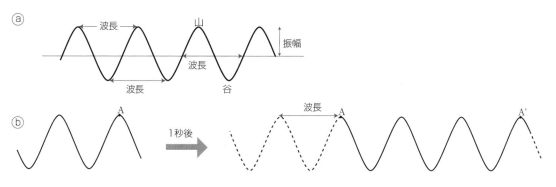

図1　波形

の高さの変化をいいます．これは音が波であるから生じる現象です．それを学ぶためには，音波に関するいくつかの言葉と簡単な式をはじめに記しておかなければなりません．

「音が波である」といっても，波形は一般に簡単な形ではありませんが，図1ⓐのような簡単な形で考えてみましょう．これから述べることは音波にかぎらず，水面の波でも光の波でも共通のことがらで，波に関する基本事項といえます．

p.289で述べたように波の山から山，あるいは谷から谷(つまり同じ形を繰り返すところ)までの距離を波長，波の揺れ幅を振幅といいます．

私たちが1秒間に10m走れば，秒速10mの速度である，といいますが，波の伝わる速度も，たとえばある1つの波形の山に目をつけて(図1ⓑ)，それが1秒間に移動した距離で表します．図の例でいうなら，1秒後には波は波長の3つぶん移動した，つまり，速度＝3×波長ということになりますが，波が1秒間に振動する数(この例では3回)を振動数とよびます．ですから一般的には，

$$速 度 ＝ 振動数 × 波 長$$

が成立することがわかります．

ここで音の話に戻りましょう．

音速をV，振動数をf，波長をλ(ラムダ)で表すと，$V = f \times \lambda$となりますが，この式を見たことのある人も多いでしょう(振動数をνで表すことも多いが，最近，fで表す場合が多いように思えるのでfで表す)．

私たちが音を聞いたとき，まず音の高低と強弱を意識しますが，音の高低は振動数fで決まり，fが大きいほど高い音，小さいほど低い音に感じられます．また，音の強弱は図1ⓐの振幅の大小で決まりますが，ドップラー効果には関係しませんので，これ以上はふれません．

振動数が大きい音ほど，高く聞こえると述べましたが，音の速度が一定なら波長の短い音ほど高く聞こえるということが，前述の式からいえます．

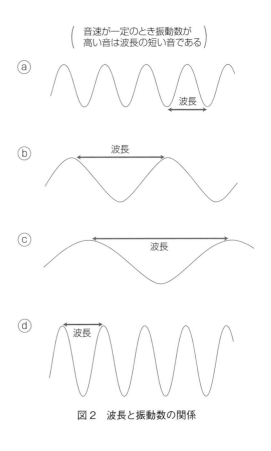

（音速が一定のとき振動数が高い音は波長の短い音である）

図2　波長と振動数の関係

図2のⓐ〜ⓒを見ると納得できるでしょう．ⓐ→ⓒの順に音は高→低になります．ちなみにⓓの波はⓐと波長が同じですが，振幅が大きいので，ⓓはⓐと同じ高さであっても強い音になります．

音源(救急車)が近づいてくると……

ドップラー効果を考えるうえで不可欠な式は，

$$V(音速) ＝ f(振動数) × \lambda(波長)$$

ですが，物体は動いていても静止していても，あらゆる方向に一定の速度Vで音波が広がっていくのですから，以後，音の速度はいつもVと考えると理解しやすいでしょう．

ドップラー効果の式を展開する前に次のことを考えてください．かりに東京から札幌へ手紙が5

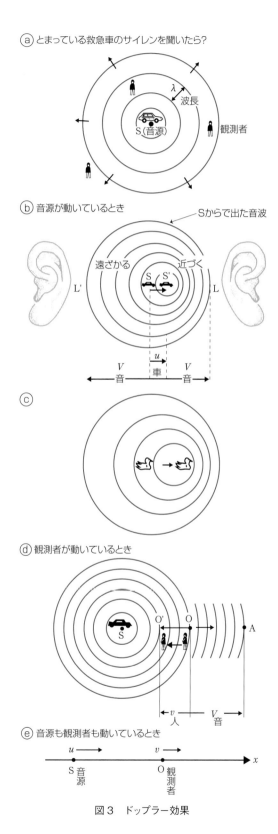

ⓐ とまっている救急車のサイレンを聞いたら？

波長

S（音源）

観測者

ⓑ 音源が動いているとき

Sからでた音波

遠ざかる　近づく

L'　L

u 車

V 音　V 音

ⓒ

ⓓ 観測者が動いているとき

S

O'　O　A

v 人　V 音

ⓔ 音源も観測者も動いているとき

u　v　x

S 音源　O 観測者

図3　ドップラー効果

日かかって到着するとして，あなたが東京から札幌の友人宅へ旅行しつつ24時間ごとに手紙を友人宅へ出したとしましょう．札幌の友人があなたから受け取る手紙は5日かからず，しだいに短くなります．逆に札幌と反対方向へ出す手紙はしだいに受け取る間隔が長く延びます．もし東京にとどまって手紙を出すならば，方向のいかんにかかわらず同じ距離だけ離れたところには同じ日時だけかかって到着するはずです．

　ここで救急車がサイレンを鳴らしながら私たちのほうへ近づいてくる場面を想像してみましょう．もし救急車がとまっているなら，サイレンは四方八方へ同じ波長（つまり同じ振動数）をもった音波として伝わりますね（図3ⓐ）．だから誰が聞いても同じ高さの音に聞こえます．ところが，Sにいた車が観測者のほうへ近づいてくると（ⓑ）どうなるでしょうか．車が近づくことによって観測者との距離が短くなるので，その間隔に同じ個数の波を収め入れるには，どうしても波長が短くならざるをえません．

　音波は目には見えませんので，これだけの説明ではまだ具体的にわからないかもしれませんね．それなら池の水面を泳いでいる水鳥を想像してください．水鳥は波をつくりつつ進みますが，進行方向の波の波長は短くなり，後方では長くなっています（ⓒ）．このような水鳥のつくる波紋を思い浮かべつつⓑを見れば，音源が観測者に近づくとき，音の波長は短く（逆に遠ざかると長く）なることが納得できるでしょう．

　ところで，

$$V（音速）= f（振動数）\times \lambda（波長）$$

において，音速はVですから1秒後に音はⓑのLまで届きます．その間に音源（救急車：速度をuとする）は，S'の位置，つまり距離uだけ進んでいるので，$(V-u)$の間隔にf個の波が押し込まれる（振動数fの音とは，1秒間にf個の波を送り出すことに相当するから）ので，Lの耳に届く音の波長λ_1は，

$$\lambda_1 = \frac{V-u}{f}$$

$$f_1 = \frac{V}{\lambda_1} = f\left(\frac{V}{V-u}\right)$$

$f_1 > f$ ですから，音源が近づいてくると，音が高く聞こえる理由がわかります.

もし，音源が遠ざかる場合は，図の L′ にいる人が聞くのですから，L′ の耳に届く音の波長 $\lambda_1{}'$ は，同様の考え方で，

$$\lambda_1{}' = \frac{V+u}{f} \text{となり}$$

$$f_1{}' = \frac{V}{\lambda_1{}'} = f\left(\frac{V}{V+u}\right)$$

$f_1{}' < f$ ですから，音源が遠ざかっていくと，音が低く聞こえる理由がわかります.

観測者が音源に 近づいていくと……

では，音源が静止していて観測者が音源に近づいていくと音はどう聞こえるでしょうか. ピッチングマシーンでポンポンと打たれてくるボールを，あなたが受けつつ前進する場合を考えます. 単位時間にボールを受ける回数は増えてきますね.

このことから音源に観測者が近づいていくと耳に入ってくる音の波の数が増える→振動数が大きくなる→音が高く聞こえる……という図式が成り立ちます. 結局，音源が観測者に近づいていっても，観測者が音源に近づいていっても音は高く聞こえ，逆に遠ざかりつつあるときは低く聞こえるわけです.

式で表すとどうなるでしょうか.

観測者（あなた）は秒速 v で，音源（静止している）に近づいているので，1 秒間に音源のほうへ距離 v だけ近づき，その間に音は V（＝秒速 V）だけ進んでいるため，あなたは 1 秒間に $(V+v)$ にある波長 λ をすべて受け取った（$\frac{V+v}{\lambda}$ 個）ことになります（図 3 ⓓ）. つまり，あなたの聞く音の振動数 f_2 は，

$$f_2 = \frac{V+v}{\lambda} = \left(\frac{V}{\lambda}\right)\left(1+\frac{v}{V}\right) = f\left(1+\frac{v}{V}\right)$$

となり，$f_2 > f$ ですから，観測者が静止している音源に近づいていくと，音が高く聞こえる理由がわかります.

もし，観測者が v の速度で音源から遠ざかっていく場合は，$(V-v)$ の中にある波長の波を受け取る（$\frac{V-v}{\lambda}$ 個）のですから，あなたの聞く音の振動数 f は，

$$f_2{}' = \frac{V-v}{\lambda} = \left(\frac{V}{\lambda}\right)\left(1-\frac{v}{V}\right) = f\left(1-\frac{v}{V}\right)$$

となり，$f_2{}' < f$ ですから，観測者が，静止している音源から遠ざかっていくと，音が低く聞こえる理由がわかります.

ドップラー効果のまとめ

最後に音源も観測者も動いている場合を考えてみます.

図 3 ⓔの x 方向へ，音源，観測者がそれぞれ u，v の速度で動いている場合，音源は近づいているので，振動数は $f_1 = f\left(\frac{V}{V-u}\right)$ になっており，一方，観測者は遠ざかっているので $\left(1-\frac{v}{V}\right)$ 倍の振動数の音を聞くことになります. したがって，このときの振動数 F は，

$$F = f_1\left(1-\frac{v}{V}\right) = f\left(\frac{V}{V-u}\right)\left(1-\frac{v}{V}\right)$$

$$= f\frac{1-\dfrac{v}{V}}{1-\dfrac{u}{V}}$$

となります.

もし，音源が遠ざかっていったり，観測者が近づいている場合，つまり，$-x$ 方向へ進むときは，u または v を，それぞれ $-u$ および $-v$ に置き換えればよいことになります（図 3 ⓔ）.

したがって，上記の式を覚えておけば，静止している場合（u や v にゼロを入れる）はもとより，近づく・遠ざかる，すべての場合に応用できることがわかります.

かりにあなたがひかり号 A に乗り，ひかり号 B とすれ違ったとき，B の鳴らす警笛を聞いたとしましょう. ひかり号が互いに 200km/h で走って

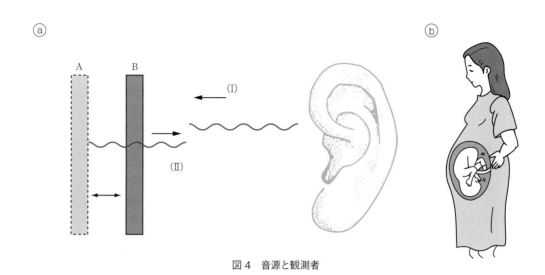

図 4　音源と観測者

いるなら，すれ違ったとき音源 B は 200km/h で観測者 A に近づいたあと遠ざかり，さらに，観測者も音源に 200km/h で近づいたあと遠ざかるのですから，音はかなり低く聞こえます．計算は省きますが，すれ違う前後で振動数は約半分になり，音楽でいえば 1 オクターブ下の音に聞こえるはずです．

超音波とは

超音波とは，私たちの耳に感じない振動数の大きい音波を意味しますが，通常 16kHz（16,000Hz）以上の音波をいい，超音波診断に用いられるのは 1 〜 15MHz（1MHz ＝ 1 メガヘルツ ＝ 100 万ヘルツ）程度といわれています．

超音波は振動数が大きいので指向性がよい，すなわち一定の方向に進むという特徴があり，振動数が大きいほど指向性がよいのですが，組織の中へ伝わるにつれて減衰が大きくなります．

だから，深部の組織の診断にはあまり大きい振動数の超音波は使えず，産婦人科領域や腹部には 1 〜 3MHz が使用され，眼球のように体表近い部分には 7 〜 15MHz の超音波が使用されることが多いのです．

超音波の性質として，「指向性がよいこと」，また「異なる媒質（物質と考えてもよい）に出合う

と境界面で反射すること」があげられ，これを医療に応用したのが超音波診断です．

けれども，この性質は医療以外にも役立ち，海の深さや魚群の場所の推定にも使われます．音響測探機，魚群探知機とよばれるのがそれです．ほかにも，レールや車輪などの金属内部の傷の有無を，金属を壊さずに検査でき（非破壊検査），超音波探傷機とよばれています．

化学的な利用法として，速い振動を液体に与え水と油を完全に混ぜ合わせる（乳化）こともでき，マーガリン製造にも役立っています．

ここでは，ドップラー効果について述べましたので，これが医療でどのように用いられているか，「赤ちゃんの心拍検査」と「血流速度の測定」について考えてみましょう．

さらに，超音波の反射を利用した「パルス反射法」もよく用いられるので，最後に少しふれておきます．

ドップラービートを利用した「心拍検査」と「血流速度測定」

赤ちゃんの心拍検査

まず，図 4 ⓐのように A の板が右方からやってきた音波（Ⅰ）を反射させ，それ（Ⅱ）を私たちが耳で聞く場合を考えてみましょう．

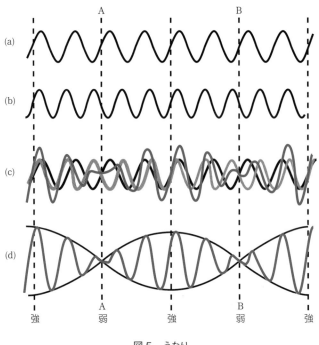

図5　うなり

　Aの板が（Ⅰ）の音波を受けるときは，Aが観測者になり，その後Aの反射音を耳で聞くときは，Aが音源で耳が観測者になります．板がAのところにじっとしていれば，送られてきた波（Ⅰ）と同じ振動数をもった音波をそのまま反射しますが，板がAとBのあいだを往復運動すればどうなるでしょうか．板がA⇄Bのように振動することは，音源が観測者に，あるいは観測者が音源に近づいたり遠ざかったりする効果をもつことになりますね．だから，私たちの耳には送信波と異なった振動数の音が受信されることになります．

　ここで板の振動を赤ちゃんの心拍（図4⒝）に置き換えてみてください．やはり上記の理由で，送信波とは少し振動数の異なった波が受信されますが，心拍による振れはごくごくわずかですから，受信される（送信波との）振動数の違いは微少量にすぎません．このようにごくわずかに振動数が異なるだけで，振幅も進行方向も同じという2つの波が同時にやってくるとどうなるでしょうか．

　図5の⒜，⒝は振動数が少しだけ異なる，つまり波長が少しだけ異なった波を示しています．いま，この2つの波が重なり合う（干渉という）と全体としてどんな波ができるのかを考えてみましょう．2つの波が重なり合うということは，2つの波が互いに加わるのですから，全体の波の様子は⒞または⒟に示した赤色の波になります．⒜の波と⒝の波は波長が少し異なりますから，互いの山や谷の位置が少しずつずれ，加えた結果，赤色の新しい波を生じたわけです．

　この新しく生じた波の特徴は，振幅が一定ではなく，大きくなったり小さくなったりしていることですが，その変わり方は全くでたらめなものではなく，規則的になっています．はじめに少しふれましたが，振幅の大小は音の強弱を示しますので，私たちの耳には音が強まったり弱まったりしつつ周期的に繰り返して届きます．⒟の波を見るとよくわかるでしょう．この現象をうなりといいます．ごくわずか波長の異なる波が重なり合った（干渉した）結果起こるのです．念のために加えておきますと，「2つの波の振動数の差＝うなりの回数」です．

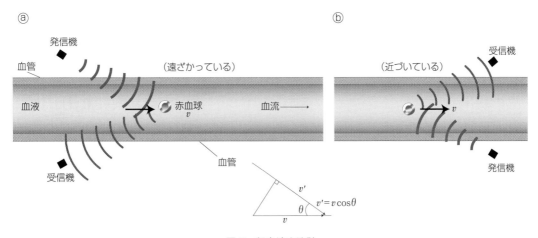

図6　超音波血流計

たとえば，図5のAの瞬間とBの瞬間のあいだに(a)の波は4回，(b)は5回振動しています．そのあいだにうなりが1回生じています．つまり，5－4＝1で前述の式の正しいことがわかります．だから1秒間に生じるうなりの回数から，2つの波の，1秒間における振動数の差がわかることになります．

「赤ちゃんの心拍検査」の概要は，少々難しいかもしれませんので，もう一度復習しておきます．反射体（ここでは赤ちゃんの心臓）が運動しますと，ドップラー効果によって送信波とは波長がわずかに異なった波を反射します．この反射波を送信波に重ね合わせると両者のあいだにうなりを生じるのです．

この原理は，ドップラー効果とうなり（ビート）の現象の組み合わせですから，ドップラービートともよばれます．そして，このうなりの振動数（(d)波の黒い実線の波の波長から決まる）によって，逆に反射物体の運動状態を知ることもできます．

血流計

ドップラービートを利用した超音波血流計の原理（図6）もよく似ていますが，ここでは式を用いて説明してみましょう．図6@の矢印方向に対する血流速度をv，そして血液中での超音波伝播速度をc（1,570m/s），送信波（搬送波とよぶこと

もある）の超音波の振動数をf_0とします．

発信機から出た超音波が赤血球で反射され，それを受信機で受信しますが，図を見ると，矢印の方向へ赤血球が動いていることは発信機（音源）から観測者（赤血球が観測者に相当）が速度v'で遠ざかっていることになりますから，赤血球の受ける音は発信機から出た音よりも振動数が減ります．

静止した音源から観測者が速度v'で遠ざかるときの振動数は$f_0(1-\dfrac{v'}{c})$になることをp.300に戻って確認しましょう．

ところが，この赤血球で反射された音波を受信機が受けるのですから，今度は赤血球が音源に，受信機が観測者になりますね．そして，音源が遠ざかっていく場合に相当し，さらに振動数が減ることがわかります．

静止した観測者から音源が遠ざかるとき，振動数は$(\dfrac{c}{c+v'})$倍になるのですから，

$$f_0(1-\frac{v'}{c})(\frac{c}{c+v'})=f_0(\frac{c-v'}{c+v'})$$
$$=f_0(1-\frac{2v'}{c+v'})$$

となります．これが赤血球で反射されてくる波の振動数f'ですから，送信波の振動数f_0との差（f_d）は，

$$f_d=|f_0-f'|$$
$$=f_0(\frac{2v'}{c+v'})$$

$$= f_0 \left(\frac{2v'}{c} \right) \ (c \gg v' \, \text{だから})$$

ところで，血流速度 v と v' の間には

$$v' = v \cos\theta$$

の関係があるので，

$$f_d = |f_0 - f'| = f_0 \frac{2v\cos\theta}{c}$$

送信波の振動数 f_0 と反射波の振動数 f' の差 (f_d) が小さく，2つの波が重なってうなりを生じるとき，1秒間に聞こえるうなりの回数は，$f_d(=|f_0 - f'|)$ 回であることは述べました．

したがって，うなりの回数を測定すると，

$$f_0 \frac{2v\cos\theta}{c}$$

がわかり，このうち f_0，c，$\cos\theta$ の値は既知ですので，v(血流速度)がわかることになります．また，もし図6ⓑのような位置であっても，f_d の値は同じになることを確かめるとよいでしょう．

このとき反射波の振動数 f' は，

$$f' = f_0 \left(1 + \frac{2v'}{c-v'} \right)$$

ですが，$f_d = |f_0 - f'|$ の値は変わらないからです．

 ## パルス反射法（エコー法）

ここでは，ドップラー効果について取り上げているので，パルス法については簡単にふれておきます．

〔Aモード〕

超音波の生体内でもつ速度が，1,570m/s (37℃)であることがわかっていますので，「エコー(反射)の到達時間からエコーの源(反射物質)の位置を知ることができる」ということを利用しています．図7は超音波パルス反射法の例としてよく出てくる図ですが，上記のことが納得できるでしょう．

〔Bモード〕

Aモードと同様，同一媒質中では直進し，異なった媒質に出合うと反射するという超音波の特徴を利用しています．Aモードは反射波を波として

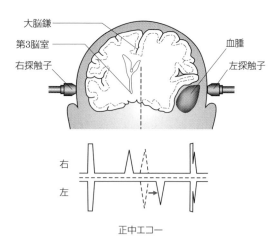

図7　第3脳室エコーの側方偏位検出法の原理

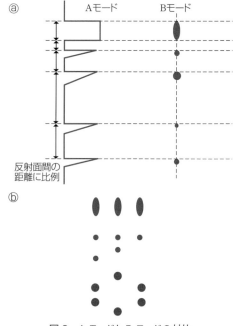

図8　AモードとBモードの対比

とらえるのに対し，反射波を輝点(スポット)としてとらえるのがBモードで，その対比を示したのが図8ⓐです．

このとき，探触子を左右に走査(スキャン)すると，図8ⓑに示したような輝点の列がたくさん並ぶことになり，1つの連続した画面を得られることになります．

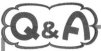

Q 超音波は患者に苦痛も与えませんし，X線撮影のような障害もありません．一見よいことずくめにみえる超音波にも弱点はあるのでしょうか．

A 弱点，それは空気の存在です．空気から液体や固体へ（あるいは逆方向），超音波が垂直に進むと，ほとんど反射されて相手の物質中へ入っていかないこと，および空気中での減衰が大きいことが理由です（ふつうの音波に比べ超音波の波長が，たいへん短いことが原因）．

　そのため，探触子表面または腹壁にグリセリン，オリーブ油，ゼリー，水など（音響伝達媒質という）を十分に塗布して空気を閉め出すわけです．

☕ COFFEE BREAK ●●●

インチキはだめ

　ドップラー効果は音が波であることに基づく現象ですから，波の性質をもつ光でもドップラー効果があり，動いている光源からの色が変わります．それによって星雲の動きを調べるなど，天文学上に大きな貢献をしています．車のヘッドライトが近づいてきても光のドップラー効果が起こらないのは，光速に比べて車の速度が無視できるくらいの遅さだからです．

　ところで，光のドップラー効果でだまそうとしたインチキ教授の話（もちろんつくり話でしょうが）．

　光のドップラー効果によると，遠ざかる光源の光は赤いほうへ，近づく光源の光は青いほうへ変化します．赤信号を無視した教授が捕まり罰金を支払わなければならなくなったとき，彼は信号に近づいていたから青い光に見えたのであって，決して赤信号を無視したのではないことを強調しました．そして，光のドップラー効果の知識をとうとうと述べました．

　困ったのはおまわりさんです．そんな知識は皆無だし，相手は博識な教授です．しかたなく放免しかけたとき，1人の学生が来て，赤信号が青信号に見えるにはとてつもない（絶対不可能な）速さで近づいていなければならないことを示しました．それで，教授のインチキがばれたというおそまつな一件．

　学生はその教授の「光学」の試験に落ちたばかりであった，というオチまでついています．

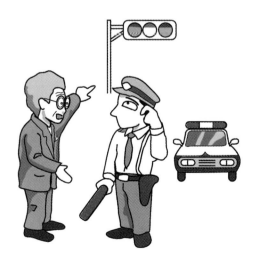

37. 看護と心電図

心電図に関する知識が看護師に求められる場合は少なくありません．ここでは，看護師として知っておかなければならない知識について，わかりやすく述べます．

心電図とは

心臓には心電図に示されるような波形の電流が実際に流れているのですか？　という質問を受けることがありますが，そうではありません．

心電図における波形は，心臓に流れている電流ではなく，「電位」の波形なのです．電位については後述しますが，ひとまず電流を流そうとする働きのようなものと考えてください．

そして，心電図は心臓の(C；cardio)電位図(electrogram)なので，ECG(electrocardiogram)と表します．

「電位」とは

「電位」とは，電流を流そうとする働きのようなものと上述しましたが，電圧が2倍なら電流を流そうとする働きは，2倍になります．

そのため，「電位の大きさ」は「電圧の大きさ」と考えてもいいのです．心電図の波形の縦軸の単位が電流のA(アンペア)でなく電圧のV(ボルト)になっていることが納得できるでしょう(実際の電圧の値は小さいのでmVになっています．心

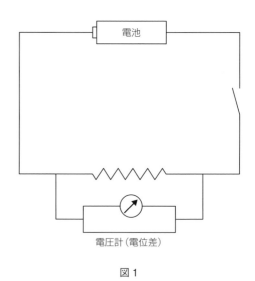

図1

電図用紙の縦軸1cmが1mV，つまり1/1,000Vを表します)．

ちなみに，電位や電圧の大きさというのが難しければ，この場合，「電気的刺激(興奮)の大きさ」と考えてもかまいません．

電位の生じる理由

＋や－の電気を帯びた原子や原子団をイオンといいます．

生体には，Na^+，K^+，Ca_2^+などのイオンがありますが，これらのイオンの濃度差が細胞膜の内外に生じることで，イオンが細胞膜を透過し，電

流が流れます．なぜなら，イオンの移動によって電流が生じるからです．(この過程の詳しいことを知るには，イオンポンプやイオンチャネルを学ばなければなりません).

したがって，心筋細胞に Na^+，K^+，Ca_2^+ のイオンが出入りすると，イオンの濃度差が生じ，心筋細胞の電位が変化し電流が生じることになるのです．

そして電流の発生によって，心筋(心臓の筋肉)が収縮します(これが他書でもみられる「刺激」「興奮」の伝導のことです).

心臓の刺激伝導系のしくみ

心臓は規則正しく収縮と弛緩を繰り返していますが，それは定期的に生じる電気的刺激(興奮)が，心筋内でも刺激を通しやすい部分を通じて心臓全体に伝えられるからです．

そして，心臓全体へ電気的刺激を伝える系統を刺激伝導系とよんでいます．

図2は心臓の刺激伝導系です．

まず，右房にある「洞結節(どうけっせつ)」から，刺激が心房と心室の境目にある「房室結節(ぼうしつけっせつ)」に伝わります．

そして房室結節から「ヒス束」に興奮が届き，その後，左室に向かう「左脚(さきゃく)」と右室に向かう「右脚(うきゃく)」に分かれて伝わります．さ

らに細かく枝分かれした「プルキンエ繊(線)維」を通って心室筋全体に興奮が伝わるのです．

つまり，洞結節→心房筋→房室結節→ヒス束→左脚と右脚→プルキンエ繊(線)維→心室筋に電気が流れて心臓が収縮するのです．したがって，心室の収縮は心房の収縮よりも遅れることになります．

これは，後述しますが，心電図を理解するうえでも必要な知識です．そして，収縮した心臓は弛緩して元に戻ります．

心臓の動きと波形

これらの心筋の一連の電気的刺激は身体の表面にも伝わるので，四肢や胸壁に電極を着けて測定(誘導)すると，上述した心筋の各場所における刺激の大きさと変化が観測されます．これを増幅して記録計に描かせたのが「心電図」なのです．

図3は，心電図の基本的な波形です．小さい山型の波「P波」，次にシャープな背の高い波「R波」，続いてやや大きめの山型の波「T波」の繰り返しといえましょう．

ただし，よく見ると，R波の前後に下向きの小さい波，「Q波」と「S波」がありますね．それらを併せて(R波の代わりに)「QRS波」ということもあります．

それぞれの波を心臓の動きと関連づけて考えてみましょう．

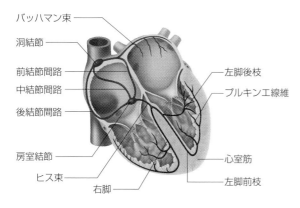

図2　心臓の刺激伝導系

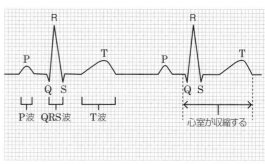

図3　心電図の基本波形

・P 波

　心房壁の興奮によるもの.

・R 波（QRS 波）

　心室壁の興奮によるもの. P 波に遅れて出現することは，すでに述べたとおりです.

・T 波

　心室壁の興奮が終了した後の回復.

　したがって，これらの波の間隔に関し，次のことがわかります.

・PP 間隔

　心房の興奮開始から，次の心房興奮開始までの時間. 正常な状態なら，規則正しく周期的に出現します.

・PQ 間隔

　心室への伝導を反映.

・QRS 間隔

　心室の興奮.

・RR 間隔

　心室の興奮開始から，次の心室興奮開始までの時間.

　この波も周期的に規則正しく出現しますから，（後述するように）この間隔から心拍数を求めることができます.

　ところで，QRS 波は振幅が P 波よりずっと大きいですね. その理由は，血液を静脈から受け取る心房筋に比べ，血液を動脈に送り出す心室筋は容積がずっと大きいからです.

　そして，もし心房の収縮と心室の収縮が同時に起きると血液を送ることができません. また，前述した心房筋が収縮したあとすこし時間が経ってから心室筋の収縮が起きることを波形の現れ方からも知りましょう.

 T 波

　心室筋の興奮が終了した後の回復を意味し，収縮した心臓が元に戻るときにできる波です. 心臓が弛緩するときの波といえましょう.

 心拍数の求め方（図4）

　求め方はいくつかありますが，その根拠は次のとおりです. どの方法でも，自分のやりやすい方法でいいのです.

① RR 間隔から心拍数の求められる理由

　心電図の紙を送る速度は 25mm/ 秒，つまり 0.2 秒で 5mm 進みます. 心電図の紙の大きい 1 目盛りは 5mm なので，0.2 秒で 1 目盛り進み，小さい 1 目盛りは（大きい 1 目盛りに小さい目盛りが 5 個あるので

$$0.2（秒）÷ 5 = 0.04（秒）$$

を表します.

　そのため，RR 間隔が大きい目盛り 4 個と小さい目盛り 4 個だと

$$0.2（秒）× 4 = 0.8（秒）\quad 0.04（秒）× 4 = 0.16（秒）$$
$$合計 0.8（秒）+ 0.16（秒）= 0.96（秒）（1 心拍に 0.96 秒かかる）$$

1 分間では

$$60（秒）÷ 0.96（秒）= 約 63（回）$$

になります.

　つまり，以下のように求められます.

心拍数	=	60（秒）	÷	RR間隔（秒）

② RR 間隔の目盛りの数で求められる理由

　大きい 1 目盛りにかかる時間が 1/5 秒なので RR 間隔が 4.8 目盛り（大きい 1 目盛りは小さい目盛り 5 個分ですから，小さい 1 目盛りは大きい 1 目盛りの 0.2 個に相当します）では，心拍 1 回につき 4.8/5 秒かかります.

　1 分間では

$$60 秒 ÷ 4.8/5 秒 =（60 × 5）÷ 4.8 =$$
$$300 ÷ 4.8 = 約 63（回）$$

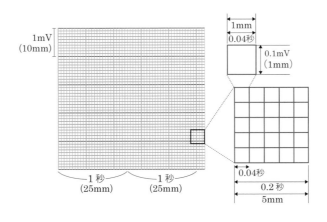

図4　心拍数の求め方

つまり,

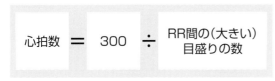

でもいいのです.

③RR 間隔の長さで求められる理由

　上記の方法は, 時間で求めていますが, 長さで求める方法もあります.

　大きい目盛りは0.2秒で5mm 進むのですから, 60 秒で 1,500mm 進むことになります.

　RR 間隔 4.8 目盛りは(5×4.8 =)24mm ですから

　　1 分間では 1,500mm ÷ 24mm ＝約 63(回)

つまり, 以下のようになります.

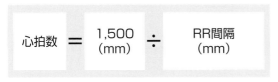

 誘導

　心電図に「誘導」という言葉がしばしば出てきますが,「測定」と理解してもいいのです.

　誘導法にはいろいろありますが, ここには 3 つの電極を着ける(図 5)両極誘導法を図示します. それぞれを第Ⅰ, 第Ⅱ, 第Ⅲ誘導というのですが, 心臓を中心として, 種々の方向から測定するのはどうしてでしょうか.

　それは, 心臓から上下方向, 左右方向に伝導される電位(刺激)が異なるからで, それが心臓の欠陥の有無を調べるのに役立つのです. 6 つの電位を測定する胸部誘導もありますが, それらについては授業や臨床で詳しく学ぶことになるでしょう.

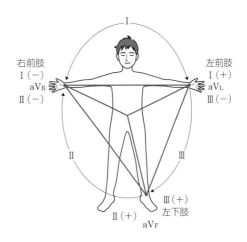

図 5　両極誘導法

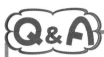

Q 心電図検査の1つである学校心臓検診は，どのように行われている検査ですか？

A 学校保健の目的達成のために実施する健康診断の1つが「学校心臓検診」です．
　1990年代の半ばに制度化されるまでは，大規模データから（年齢・体格によって大きく異なる）各種の基準値を抽出するなどの苦労があったようで，初期にはIBMの技術者などもかかわっていたという歴史があります．しかし，現在の1次スクリーニングでは，ほとんどPC内蔵の心電計の自動計測による判断が主体のようです．
　心臓検診の目的は，心疾患の発見や早期診断をすること，心疾患をもつ児童生徒に適切な治療を受けさせるように指示すること，心疾患児に日常生活の適切な指導を行うこと，心臓突然死を予防することなどです．もちろん，この検診を通して児童生徒に心疾患などに関する健康教育を行うことも考えられています．
　児童・生徒の学内活動中の心臓突然死を防ぐことが目的の1つであると述べましたが，比較的軽症の先天性心疾患やQT延長症候群などの遺伝性疾患のほか，心筋症や小児肥満による問題などもカバーする必要も備えているといわれています．心電図デジタルデータの標準化の問題もいろいろとあるようですが，心電図も単に「計測」だけでなく「デジタルデータ処理」を（院内の身近な）心電計でもできる時代になっているようです．
　検診法には，医学の進歩とともに，技術の進歩が大きく貢献していることがわかりますね．

 COFFEE BREAK ●●●

胸がドキドキするのは？

　「恋をすると胸キュン」といいますが，医学的に説明できるのでしょうか？
　恋をすると，胸がドキドキし精神が高揚しますね．そうすると，ドキドキに見合うだけの血液を心筋に送るべく，冠動脈が拡張しなければなりません．

もしそうならなければ，血液を十分に供給できないので，虚血気味，あるいは軽い狭心症を呈するのではないか，という説なのです．
　本当でしょうか．少々乱暴な結論では，という意見もありますが，恋をしていたら何でも許せそうですね．

38. パルスオキシメーター と酸素解離曲線の意味

近年，患者の体温・血圧測定と同時に酸素飽和度を測定します．つまり酸素飽和度測定に使用されるパルスオキシメーターは，基本的なモニター機器になっています．

ここでは，パルスオキシメーターの原理を学ぶとともに，酸素飽和度を表す酸素解離曲線の意味や読み方についても勉強しましょう．

酸素飽和度とは

私たちの血液が赤く見えるのは，血色素とよばれるヘモグロビンが存在するからですが，ヘモグロビン(図1)は，鉄(Fe)を含むヘムという赤い色素と，グロビンというタンパク質が結合したもので，O_2 分子と結合します．これをオキシヘモグロビン，または酸素ヘモグロビンといい，HbO_2 と表します．

そして，全ヘモグロビンのうち，どれだけが酸素と結合しているか，つまり全ヘモグロビンに対する HbO_2 の割合，「$HbO_2 / (HbO_2 + Hb)$」を酸素飽和

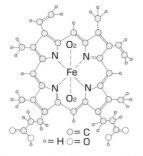

図1　ヘモグロビンのヘムの構造

度といいます．そのため，酸素飽和度は肺での O_2 と CO_2 の交換や空気の入れ換えが上手くできているかどうかの情報を与えてくれることになります．

SaO_2 と SpO_2 の違い

SaO_2 と SpO_2，この記号はよく似ていますが，違いをはっきり知っておく必要があります．

記号に共通する S は，Saturation，つまり飽和度のことです．また O_2 も共通ですから，両方とも酸素飽和度を表すことには違いありません．では，小さい文字の a と p は何を表すのでしょうか．

a は arterial，つまり動脈血であるのに対し，p は percutaneous(pulse oxymeter 由来説もあります)つまり経皮的(パルスオキシメーター)の値を意味します．したがって，SaO_2 は動脈血酸素飽和度であり，SpO_2 は経皮的(パルスオキシメーター)による酸素飽和度ということになります．

具体的な違いは，SaO_2 は動脈血を採血しそれをオキシメーターにかける方法(動脈血液ガス分析)によって求めます．直接採血して測定するので，誤差はありませんし，CO_2 に関する値も同時に得ることができます．しかし，採血するので頻繁に行うことは無理があります．

それに対し，SpO_2 は経皮的に測定できるので，連続的な測定が可能であるだけでなく，採血しないので痛みを伴いません．測定も簡単という長所があります．しかし，末梢循環が悪いときは値が

低くなるという短所があり，指で測定するので正確な値が得られません（後述）．また，O_2 飽和度は測定できても，CO_2 について調べることはできません．

　そのため，両者の間に相関関係は見られても，決して同じものではないのです．ａとｐの違いをはっきり確認しておく必要があります．

吸収と透過

　光が血液に入射したとき，入射した光の一部は吸収され，残りは透過しますが，このとき，

　　吸収が少ない→透過が多い

　　吸収が多い→透過が少ない

となることを頭において，パルスオキシメーターの原理を学びましょう．

　そして，酸素と結合したヘモグロビンを酸化（酸素）ヘモグロビン（HbO_2），結合していないヘモグロビンを還元ヘモグロビン（Hb）ということも同時に覚えておく必要があります．

　後述しますが，パルスオキシメーターの構造は指先をクリップのようにはさむだけの簡単な構造です．

パルスオキシメーターの原理

　図２は，波長が660nm（0.66 μ）の赤色光（可視光線）と940nm（0.94 μ）の赤外光が血液に入射したときの吸収の様子を示しています．上記で学んだことから，「酸化ヘモグロビンは赤色光の透過が多く，還元ヘモグロビンは透過が少ない」ことがわかります．

　赤外光にあまり大きい差はありません．その結果が図３であり，図４のプローブの構造をみると，納得できるでしょう．

　したがって，受光部で受けた赤色光と赤外光の透過光の量の比から HbO_2 と Hb の割合がわかるので，

$$SpO_2 = HbO_2 / (HbO_2 + Hb)$$

を知ることができるのです．

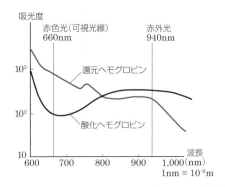

図２　酸化ヘモグロビンと還元ヘモグロビンの吸光特性

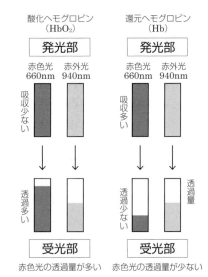

図３　酸化ヘモグロビンと還元ヘモグロビンの透過の差

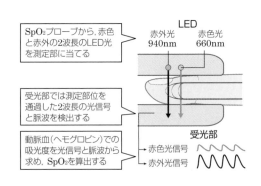

図４　プローブの構造

プローブ装着時の注意

図5の@は，発光部と受光部が対向しているので中央を通る光が測定でき，⑥は動脈血の脈動成分の大きい爪の生え際に装着しているので望ましいのです．一方，©は対向していないので正確な測定ができませんし，⑥は脈動成分の小さい関節部に装着しているので測定に適しません．また，マニキュアなどをしていると，正確な値が得られません．

すでに述べたように，SaO_2 は，動脈血を採血して調べるので誤差はありませんが，経皮的に光の吸収から求める SpO_2 は，いくらかの誤差は免れません（「測定誤差は，数％あります」と明記してあるパルスオキシメーターもあります）．

パルスオキシメーターは手軽にできるので，広く用いられています．しかし，蛍光灯の光が測定部位に当たっても，正しい測定値が得られないという報告もあり，正しい動脈血酸素飽和度ではないという認識は必要でしょう．

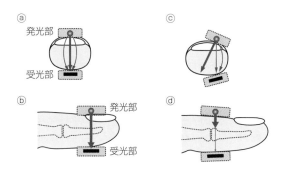

図5　プローブの装着場所

脈拍の同時測定

それでは次に，なぜ，同時に脈拍も測定できるのか考えてみましょう．

受光部で受ける光は，動脈血層・静脈血層・血液以外の組織を透過した光ですが，このうち動脈血だけが拍動とともに変化します．そのため，拍動のある脈波成分から動脈血の SpO_2 を求めることができるだけでなく，脈拍数も求めることができることになります（図6）．

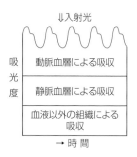

図6　動脈血液層の拍動

もし，静脈血層・組織の厚さに変化を生じると透過量に変化を及ぼしますが，非常に短時間なので厚さは変わらないと考えてよいのです．

一酸化炭素ヘモグロビン(HbCO)

不完全燃焼で生じる一酸化炭素(CO)は，Hbとの結合が O_2 より強く，O_2 の約300倍といわれています．これは，空気中にCOが0.1％存在すると，大部分のヘモグロビンは O_2 よりもCOのほうと結合して HbCO になり，組織に O_2 が運搬されなくなることを意味します．

COが微量の存在でも危険であるといわれる理由は，Hbとの結合力の強さにあるのですね．自動車の排気ガスにも含まれていますから，注意しましょう．

酸素解離曲線とは

酸素解離曲線について一言で言うと，酸素飽和度と酸素分圧の関係を表したグラフです（図7）．

O_2 分圧が高くなると（つまりほかの気体に比べて酸素の占める割合が多いと）酸素飽和度が大きくなることがわかります．

わかりやすくいうなら，肺胞のように O_2 分圧の高いところ（肺胞気の O_2 は100mmHg）では O_2 と結合しやすく，身体の各組織のように O_2 分圧の低いところでは O_2 を離しやすいということになります．

$$Hb \ + \ O_2 \quad \underset{O_2 \ \text{分圧が低い（組織）}}{\overset{O_2 \ \text{分圧が高い（肺胞）}}{\rightleftarrows}} \quad HbO_2$$

グラフは Hb と結びついた酸素の量(HbO_2）を示しているのに，酸素解離（Hb を離している）曲線というのはどうしてでしょうか．

小遣い帳で支出額を知ることは，残高を知ることでもありますが，酸素がどれだけ Hb を解離したか（支出）を知ることは，Hb と結合した酸素（HbO_2）がどれだけ残っているか（残高）を知ることでもあるのです．だから解離曲線という名でも，グラフは飽和度の目盛りで表していることに注意しましょう．

酸素解離曲線の形の意味

解離曲線は，全体として S 字状曲線になっています．そのため，たとえば酸素飽和度が 100 から 80 へたった 20％減少するだけで，O_2 分圧は 120 から 55 へ 65mmHg も減少していることがわかります．

そのため，酸素飽和度の高いところでは，酸素飽和度のわずかな低下が O_2 分圧の大きな低下，つまり呼吸不全を表していることは，皆さんがご存じのとおりです．

胎児と母体の「酸素解離曲線」

図 8 は，同じ CO_2 分圧のときの胎児・母体における酸素解離曲線ですが，同じ O_2 分圧でも，胎児のほうが母体よりも酸素飽和度が高いという特徴にまず気づきます．たとえば，胎盤の組織の O_2 分圧が 40 ～ 50mmHg であるとすると，母体での酸素飽和度は 50％強なのに（①），胎児では約 75％となっています（②）．つまり，同じ O_2 分圧の状況下において，胎児の Hb は O_2 をより多く取り込もうとし，母体の Hb は O_2 をより多く離して胎児に受け取らせようとしているのです．

人間に限らず，哺乳類の胎児は，O_2 を胎盤で母体の血液から得ているのですが，うまく守られているのですね．

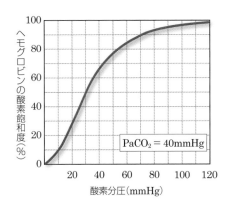

図 7　酸素解離曲線

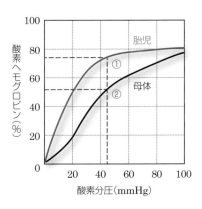

図 8　胎児と母体の酸素解離曲線

☕ COFFEE BREAK ●●●

エビ・タコの血液はなぜ青い？

エビ・カニ（節足動物）やイカ・タコ（軟体動物）の血液は赤色ではなく淡青色をしているのはなぜでしょうか？

これらの動物の血漿にはヘモシアニンが溶けており，これは無色透明なのですが，O_2 と結びつくと銅イオン由来の青色になるからです．

そのため水中から出されたら呼吸ができず酸素不足になって，無色透明の血液になり，捌いていても血液に気づきません．

全部お寿司の中でも好物のネタなんだけどなあ……．だけど，お寿司屋さんでこんな話をしていたら，嫌がられてしまうでしょうね．

参考図書

1) 原島鮮：基礎物理学Ⅰ・Ⅱ．学術図書出版，1984．
2) 石井千頴監訳（J.J.Kane and M.M.Sternheim 著）：ライフサイエンス物理学（第 2 版）．廣川書店，1991．
3) 松原武生・井上章監修（G.B.Benedek and F.M.H.Villars 著）：医系の物理（力学）上．吉岡書店，1979．
4) 砂川重信：精講物理．学生社，1980．
5) タイムライフブックス編集部：タイムライフブックス「人間と科学シリーズ」．タイムライフ，1978．
6) 岩波書店編集部編：岩波科学百科 Science & Technology．岩波書店，1989．
7) 近藤宗平：低線量放射線の健康管理．近畿大学出版局，2005．
8) 吉田みつ子，本庄恵子監：移動の援助．写真でわかる基礎看護技術．p.50-62，インターメディカ，2012．
9) 田中マキ子監：体位変換の変遷．ポジショニング学．p.14-19，中山書店，2013．
10) 医薬品医療機器総合機構：日本薬局方酸素（添付文書）．医薬品医療機器総合機構情報提供ホームページ．
http://www.info.pmda.go.jp/
11) 厚生労働省医薬食品局：輸液セット及び輸血セットの点滴の統一について．医薬品医療機器総合機構情報提供ホームページ．
http://www.info.pmda.go.jp/
12) 藤城敏幸，佐藤幸一：医療系のための物理（第 2 版）．東京数学出版，2018．
13) 木下佳子編：静脈血採血．決定版ビジュアル臨床看護技術．p.22-30，照林社，2011．
14) テルモ株式会社：テルモ体温研究所．テルモホームページ．
http://www.terumo-taion.jp/
15) 平田昌：看護にひそむ「なぜ？」を解剖生理学で解き明かす．月刊ナーシング，39（1）：p.71-83，2019．
16) 竹尾惠子監：持続的吸引（胸腔ドレナージ）．看護技術プラクティス．p.345-349，学研メディカル秀潤社，2009．
17) 日本光電工業株式会社：プローブ装着のポイント．日本光電ホームページ．
http://nihonkohden.co.jp/iryo/point/spo2point/point.html
18) トーイツ株式会社：ドプラ胎児診断装置 FD-390 添付文書（第 6 版）．2009．
19) オリンパス株式会社：消化器内視鏡．オリンパスホームページ．
http://www.olympus.co.jp/jp/medical/gastroenterology/
20) 戸田盛和・田中裕訳（J.Walker 著）：ハテ・なぜだろうの物理学Ⅰ．培風館，1979．

付　録

『ベルヌーイの定理』

　流体の運動を論じることは，大変複雑ですので，ここでは定常流（流体の速度が，時々刻々と変わらず一定）の場合を考えることにし，さらに，流体に粘稠度もなく密度も一定であるとします．

　流体内の各点において，流体の速度の方向が，その点の接線と一致するような曲線を流線といい，1つの閉じた曲線の各点から流線を引けば，流管となります（図1）．定常流でなければ，流線も流管も時々刻々に変わりますが，定常流の場合は時間によらず一定で，流線と流体の運動の経路は一致します．

　いま定常流の中に細い流管（AB）を考えます（図2）．断面 A，B の面積を S_A，S_B とし，そこ

を通過する流体の速度を v_A，v_B とすれば，断面 A を単位時間に通過する流体の体積は $S_A v_A$，質量は $\rho S_A v_A$ であり，断面 B を通過する液体の体積は $S_B v_B$，質量は $\rho S_B v_B$ です．ただし，流体の密度を ρ としています．定常流ですから，単位時間に断面 A を通過する質量は断面 B を通過する質量に等しくなります．

$$\therefore \ \rho S_A v_A = \rho S_B v_B \ \text{より,}$$
$$S_A v_A = S_B v_B$$

が成り立ちます．

　A，B は，1つの流管の任意の2点でよいから，$Sv =$ 一定と書いてもよいでしょう．

　この式は，1つの流管において，任意の場所の〔断面積×流速〕の値は一定であることを意味しています．流体が連続的によどみなく流れるために

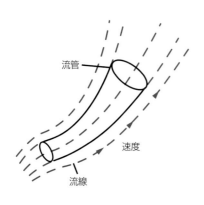

図1　流線と流管

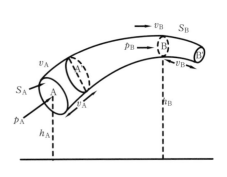

図2　ベルヌーイの定理

は，各点を通過する量が等しくなければいけないということから生まれたのですから，この式は，連続の方程式とよばれ，流体力学において定常流を扱うとき，基本的な式として非常に重要です．

流体の運動力学をもう少し進めましょう．

運動方程式をたてるかわりに，エネルギーの関係式から話を進めていくので，「質量 m の物体が速度 v で運動しているとき，$\frac{1}{2}mv^2$ の運動エネルギーをもっていること，および，基準の位置から h の高さの位置にその物体が存在するなら mgh という位置エネルギーをもっていること」を，心にとどめておいてください．g は重力加速度（980cm/s^2 または 9.8m/s^2）です．

図2において，流体は重力場内にあるとし，A, B の高さを h_A, h_B とします．さらに断面 A, B における圧力を p_A, p_B とします．単位時間に A を通過する流体の全質量は $\rho S_A v_A$ なので，運動エネルギーは，$\frac{1}{2}(\rho S_A v_A)v_A^2$，B では $\frac{1}{2}(\rho S_B v_B)v_B^2$ です．

また A, B での位置のエネルギーは，$(\rho S_A v_A)gh_A$，$(\rho S_B v_B)gh_B$ です．

この流体が単位時間になされた仕事は，面 A については $(p_A S_A)v_A$ であり，面 B については $(p_B S_B)v_B$ です．仕事の量は，面に垂直に働いた力と，面が力の方向に動いた距離との積で表されます．

圧力 p は，単位面積当たりに働く力なので，面積 S を掛けたら (pS)，面に働く力になります．流速が v であることは，単位時間に v だけ面が動くから，pSv が面になされた仕事になります．

図2の AB の流体が，単位時間後，A′B′ になったとすると，A′B の部分は両方に共通なので，AA′ の部分が BB′ の部分になったとみられますから，『エネルギー保存則』より，

$$\frac{1}{2}(\rho S_A v_A)v_A^2 + (\rho S_A v_A)gh_A + (p_A S_A)v_A$$
$$= \frac{1}{2}(\rho S_B v_B)v_B^2 + (\rho S_B v_B)gh_B + (p_B S_B)v_B$$

連続の方程式 $S_A v_A = S_B v_B$ を用いると，

$$\frac{1}{2}\rho v_A^2 + \rho gh_A + p_A$$

$$= \frac{1}{2}\rho v_B^2 + \rho gh_B + p_B$$

すなわち，A においても B においても，

$$\frac{1}{2}\rho v^2 + \rho gh + p$$

になる値が同じであるということは，この値が場所によらず一定であることを意味するので，結局，1つの流線について，

$$\frac{1}{2}\rho v^2 + \rho gh + p = 一定$$

という結果が導かれたことになります．また，これを ρg で割って，

$$\frac{v^2}{2g} + h + \frac{p}{\rho g} = 一定$$

としてもよいでしょう．

以上を『ベルヌーイの定理』といいます．

流体を扱うとき，必ずといってよいほど出てくるこの『ベルヌーイの定理』を注射の場合に使うと，どうなるでしょうか．

外部から針穴のところに加わる圧力を p，内筒のところに加わる圧力を P とする（図3）と，針先における，

$$\frac{1}{2}\rho v^2 + p + \rho gh$$

という量は，内筒の底における，

$$\frac{1}{2}\rho V^2 + P + \rho gH$$

という量に等しくなります．

これが『ベルヌーイの定理』でした．もちろんこの式の ρ は薬液の密度であり，g は重力の加速度であることはいうまでもありません．したがって，

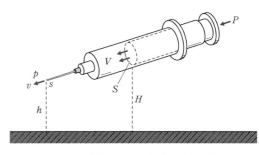

図3　注射針から出る薬液の速度計算

$$\frac{1}{2}\rho v^2 + p + \rho gh = \frac{1}{2}\rho V^2 + P + \rho gH$$

いま，注射器を水平に扱い $h = H$ とし（厳密に水平ではなく，図のように注射器が少々傾いていても，常に近似的に $h = H$ とおいてもよい），また外部から針穴に加わる圧力 p は大気圧の P_0 のみであり，内筒に加わる圧力 P は，大気圧の P_0 と，手で押す圧力 P' の和ですから，『ベルヌーイの定理』は，次のように書きなおすことができます．

$$\frac{1}{2}\rho v^2 + P_0 + \rho gh = \frac{1}{2}\rho V^2 + P_0 + P' + \rho gH$$

$h = H$ とおくと，

$$\frac{1}{2}\rho v^2 = \frac{1}{2}\rho V^2 + P'$$

一方，流体の連続の式（管の断面積×流速＝一定）を用いると，$sv = SV$ ですから，

$$V = \frac{s}{S}v \text{ となります．}$$

ところが，普通，内筒の底の面積 S に比べ，針先の面積 s はずっと小さい（$s \ll S$）ので，上式の s/S という値は非常に小さくなり，V は v に比べて無視できるほど小さくなります．

言い換えれば，薬液が針穴から飛び出る速度 v は内筒の押される速度（内筒の底で薬液が押される速度）V に比べてずっと大きいということです．簡単な例として，内筒の底の直径 1.0cm，針穴の直径 0.2mm とすると，針穴の面積 s と内筒の底の面積 S との比は，$(\pi \times 0.01^2)\text{cm}^2 : (\pi \times 0.5^2)\text{cm}^2$ となって，$s/S = 1/2,500$ だから，$V = \frac{1}{2,500}v$ になってしまうのです．

したがって，V を無視することにより『ベルヌーイの定理』によって導かれた式はますます簡単になって，

$$\frac{1}{2}\rho v^2 = P'$$

となってしまいます．P' は手で内筒を押す圧力ですが，いま力 F で断面積 S の内筒を押しており，圧力＝力／断面積で表されますから，

$$P' = \frac{F}{S}$$

であることはすぐにわかります．だから，

$$\frac{1}{2}\rho v^2 = P' \text{ の式は，}$$

$$\frac{1}{2}\rho v^2 = \frac{F}{S}$$

$$\therefore v^2 = \frac{2F}{S\rho}$$

$$\therefore v = \sqrt{\frac{2F}{S\rho}}$$

これが針穴から出る薬液の速度を与える式です．

具体的な例を考えてみましょう．

いま，力 ＝ 1gw（すでに述べたように，1g の物体を手のひらに載せたとき，手のひらの感じる力だから，非常に小さい力で，具体的には $1\text{g} \times 980\text{cm/s}^2 = 980\text{dyn}$ の力）で，断面積 $S = 2\text{cm}^2$ の内筒（直径が約 1.6cm に相当）を押したとします．薬液の密度 ρ は水と同じ（1g/cm^3）とすると，

$$v = \sqrt{\frac{2F}{S\rho}} = \sqrt{\frac{2 \times 1\text{g} \times 980\text{cm/s}^2}{2\text{cm}^2 \times 1\text{g/cm}^3}}$$

$$= \sqrt{980\text{cm}^2/\text{s}^2}$$

となります．

1gw，つまり 1 円玉（1g と考えてよい）を持ち上げるのに要する力，あるいは 1g の虫が肩にとまったとき肩に感じる力というような非常に小さい力で内筒を押しても，秒速約 30cm で薬液が飛び出すことになるのです．

もちろん実際は薬液の粘稠度，外筒の内壁と内筒の外壁との摩擦，針先の角度や形，血管内の圧力などの影響があるので，こんなに極端な速度で体内に注入されはしません．けれども，小さい力で押してもかなり大きい速度になることは，意識のなかにもっておく必要はあるでしょう．そして注射を行うときは，慎重に患者の様子を観察しつつ，注意をはらう必要性も納得できると思います．

COFFEE BREAK

INDEX

平田　雅子（ひらた　まさこ）

【著者略歴】
1963 年　大阪大学理学部物理学科卒業
1968 年　大阪大学大学院理学研究科博士課程修了
　　　　　理学博士号取得（専門は「半導体の格子欠陥」）
1969 ～ 1970 年
　　　　　米国ボストンカレッジに Post Doctoral Research
　　　　　Associate として勤務
1981 年　神戸市立看護短期大学助教授
1987 年　神戸市看護大学短期大学教授
1996 年　神戸市看護大学・大学院兼任
2005 年 3 月 退職
現在も，多くの看護系大学や看護専門学校で非常勤講師

【主な著書】
1)　看護技術の物理学的考察（共著）．メヂカルフレンド社，1979.
2)　看護学生のための理科系科目に強くなる本．医学書院，1992.
3)　新版看護学全書「物理学」．メヂカルフレンド社，1994.
4)　JJN スペシャル　臨床看護のなるほど！サイエンス．医学書院，1999.
5)　好きになる理科系科目．講談社，2003.
6)　ベッドサイドに活かす単位・量・数式のはなし．学研，2005.
　　　その他

　　　論文多数

[完全版]ベッドサイドを科学する 改訂第4版
——看護に生かす物理学

2000 年 1 月 17 日　　初版第 1 刷発行
2008 年 2 月 25 日　　初版第 17 刷発行
2009 年 4 月 10 日　　完全版第 1 刷発行
2018 年 1 月 10 日　　完全版第 11 刷発行
2018 年 12 月 5 日　　改訂第 3 版 第 1 刷発行
2021 年 1 月 15 日　　改訂第 3 版 第 3 刷発行
2021 年 11 月 5 日　　改訂第 4 版 第 1 刷発行
2024 年 1 月 30 日　　改訂第 4 版 第 3 刷発行

著　　者　　平田　雅子
発 行 人　　土屋　徹
編 集 人　　小袋　朋子
発 行 所　　株式会社Gakken
　　　　　　〒 141-8416　東京都品川区西五反田 2-11-8
印 刷 所　　株式会社シナノ
製 本 所　　株式会社若林製本工場

●この本に関する各種お問い合わせ先
本の内容については，下記サイトのお問い合わせフォームよりお願いします．
https://www.corp-gakken.co.jp/contact/
在庫については　Tel 03-6431-1234（営業）
不良品（落丁，乱丁）については　Tel 0570-000577
　学研業務センター　〒 354-0045 埼玉県入間郡三芳町上富 279-1
上記以外のお問い合わせは　Tel 0570-056-710（学研グループ総合案内）